21世纪医学影像专业教材

医用CT技术及设备

第2版

主　编　姚旭峰

副主编　李占峰　范一峰　于广浩　刘亚洁
　　　　武　杰　殷志杰　李　伟　周晓军
顾　问　廉世俊　黄　颖　郭华伟

复旦大學 出版社

编写委员会

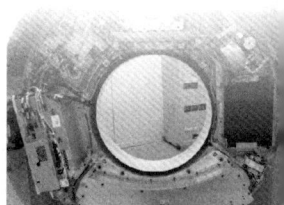

朱家鹏（上海西门子医疗器械有限公司）

叶硕奇（上海西门子医疗器械有限公司）

李占峰（江苏联合职业技术学院南京卫生分院）

杨　蓉（江苏联合职业技术学院南京卫生分院）

王传兵（南京医科大学第一附属医院）

范一峰（杭州医学院）

杨玉龙（杭州医学院附属临安人民医院）

卢佳慧（杭州医学院）

于广浩（牡丹江医科大学）

李永生（牡丹江医科大学）

刘亚洁（大连医科大学）

戚　虹（大连东软信息学院）

武　杰（上海理工大学）

殷志杰（滨州医学院）

周晓军（温州医科大学）

曹国全（温州医科大学）

石　盼（同济大学浙江学院）

何锦涛(同济大学浙江学院)

黄　干(上海交通大学医学院附属仁济医院)

韩志刚(复旦大学附属妇产科医院)

程杰军(同济大学附属妇产科医院)

姚旭峰(上海健康医学院)

李哲旭(上海健康医学院)

杨　涛(上海健康医学院附属周浦医院)

朱　莉(上海健康医学院附属嘉定区中心医院)

唐智贤(上海健康医学院)

潘宇新(上海健康医学院)

李　伟(上海健康医学院)

桑玉亭(上海健康医学院)

前 言

医用 CT 设备是常用的医学影像学检查设备,在临床诊疗中发挥了重要作用。目前,CT 从最初的头部成像拓展到全身成像,突破了传统结构成像的限制,已成为临床检查不可或缺的手段。

本书编写围绕 CT 的原理与结构、图像重建与后处理、临床操作与质控、日常管理与维护几个方面,力求体现"思想性、科学性、启发性及适用性",注重 CT 知识的更新与时效性。编者来自 10 余所高校、医院以及医疗器械公司一线,大多具有丰富的教学与实践经验。

全书共分 10 章,第一章"概论"由姚旭峰、李占峰、杨涛编写;第二章"CT 成像基础及原理"由武杰、何锦涛编写;第三章"CT 结构与控制"由于广浩、石盼、朱家鹏、李永生、李哲旭编写;第四章"CT 图像重建"由范一峰、唐智贤编写;第五章"CT 图像后处理技术"由黄干、唐智贤、姚旭峰编写;第六章"CT 扫描方式"由李占峰、王传兵、程杰军编写;第七章"CT 扫描技术"由刘亚洁、朱莉、戚虹、桑玉亭编写;第八章"CT 设备质量保证和质量控制"由杨蓉、殷志杰、韩志刚、潘宇新、叶硕奇编写;第九章"CT 设备安装与日常保养"由周晓军、杨玉龙、曹国全编写;第十章"CT 维修"由朱家鹏、李伟、卢佳慧编写。此外,研究生郭俏、徐侠、汪文杰、蒋汉旎、张玉蕾参加了本书的筹备与校对工作。

本书既可作为医学影像技术及生物医学工程专业的 CT 教学用书,也可作为 CT 学习的重要参考书。本书出版,离不开复旦大学出版社、上海西门子医疗器械有限公司的大力支持,在此表示诚挚的感谢! 同时,也感谢支持本书出版的同道们!

限于我们的认识和能力,书中难免存在不足之处。在此,恳切希望读者给予批评和指正,以便再版时修订和改进。

姚旭峰

2025 年 6 月

目 录

第一章　概　论

自 1895 年德国物理学家伦琴发现 X 线以来,计算机断层成像(computed tomography, CT)已成为重要的医学成像方法之一,它是医学影像发展史上的一次革命。CT 由于具有较高的密度分辨率与较强的图像后处理能力,对病灶的定位和定性诊断具有一定优势,已成为临床检查不可或缺的手段。

第一节　传统 X 线成像

X 线具有很强的穿透能力,具备使某些物质发出荧光或者使胶片感光的能力。X 线成像能观察物体的内部结构,被广泛应用于医学诊断、工业无损检测等领域。

一、X 线的发现

1895 年 11 月 8 日,伦琴进行阴极射线的实验时,第一次注意到放在射线管附近的氰亚铂酸钡小屏上发出微光。经过几天废寝忘食的研究,确定了荧光屏的发光是由射线管中发出的某种射线所致。由于当时对于这种射线的本质和属性了解得很少,所以称之为"X 线",表示未知的意思。1895 年 12 月 22 日,伦琴拍下了其夫人手指的第一张 X 线照片(图 1-1)。这是人类首次通过非创伤技术直观地看到了人体内部结构,从此开创了利用 X 线进行医学诊断的放射学先河,并奠定了医学影像摄影学的基础。1901 年,伦琴也因 X 线的发现而获得了首届诺贝尔物理学奖。

二、X 线的特性

(一)物理特性

1. 穿透作用　X 线具有波长短、能量大的特点。当其穿过物体时,仅一部分被物质所吸收,绝大部分穿透人体。这是因为 X 线穿透物体的能力与 X 线光子的能量有关,X 线的波长

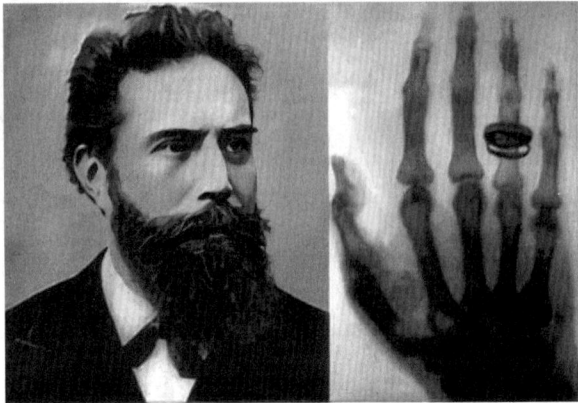

图 1-1　伦琴与第一张 X 线照片

越短,光子的能量越大,穿透力越强;X 线的穿透力也与物体密度有关,利用吸收差异可以把密度不同的物体区分开来。

2. 电离作用　X 线照射物体时,可使核外电子脱离原子轨道产生电离,从而可利用电离电荷的多少测定 X 线的照射量。在电离作用下,不同物体产生不同的反应。如气体不仅能够导电,而且也使某些物质发生化学反应,特别是在有机体内可以诱发各种生物效应。

3. 荧光作用　X 线波长很短,为不可见光。但它照射到某些化合物,如磷、铂氰化钡、硫化锌镉、钨酸钙等物质时,可使物质产生荧光(可见光或紫外线),且荧光的强弱与 X 线量成正比。荧光作用被应用于 X 线透视和摄影。

4. 热作用　物质所吸收的 X 线能大部分被转化成热能,使物体温度升高。

5. 干涉、衍射、反射、折射作用　这些作用在 X 线显微镜、波长测定和物质结构分析中都得到了应用。

（二）化学特性

1. 感光作用　X 线同可见光一样能使胶片感光,其感光的强弱与 X 线量成正比。当 X 线通过人体时,因人体各组织的密度不同,对 X 线的吸收量不同,导致胶片上所获得的感光度不同,从而获得不同对比的 X 线影像。

2. 着色作用　X 线长期照射某些物质,如铂氰化钡、铅玻璃、水晶等,可使其结晶体脱水而改变颜色。

（三）生物特性

X 线照射到生物体时,可使生物细胞受到抑制、破坏,甚至坏死,致使机体发生不同程度的生理、病理和生化等方面的改变。不同的生物细胞,对 X 线有不同的敏感度,这种特性可用于疾病治疗,特别是肿瘤的治疗。在利用 X 线的同时,人们发现 X 线能导致患者脱发、皮肤烧伤,工作人员患视力障碍、白血病等射线伤害的问题。在应用 X 线时,应注意其对正常机体的伤害,采取防护措施。

三、传统 X 线成像

传统 X 线成像经历了从传统的屏胶系统到数字成像的转变。一般地说,早期 X 线成像由射线源发射 X 线穿过物体,然后通过胶片、荧光屏及影像增强器等装置接收。其中,由于 X 线摄影胶片的对比度和空间分辨率较高,在临床中得到广泛普及;X 线透视也可通过激发荧光屏与影像增强器显示被检者影像。20 世纪 80 年代引入的计算机 X 线摄影技术(computer radiography,CR)使 X 线成像技术发生了巨变,实现了从模拟成像到间接数字成像的跨越;20 世纪 90 年代后期数字 X 线摄影(digital radiography,DR)采用数字平板探测器(flat panel detector,FPD)实现了直接数字成像,宣告了数字成像时代的到来。

传统的 X 线成像由于成像原理的原因,存在如下一些难以克服的缺陷:

1. 组织影像重叠　X 线装置是利用透过被照物体的 X 线衰减,将三维受检体显示在二维的胶片或荧光屏等接收装置上。因此,在射线穿过方向上组织与器官的信息必然重叠在一起,造成在影像中难以清晰分辨。如图 1－2 所示,胸部 X 线后前位摄片时,软组织、骨骼、肺组织、纵隔血管等重叠在一起。

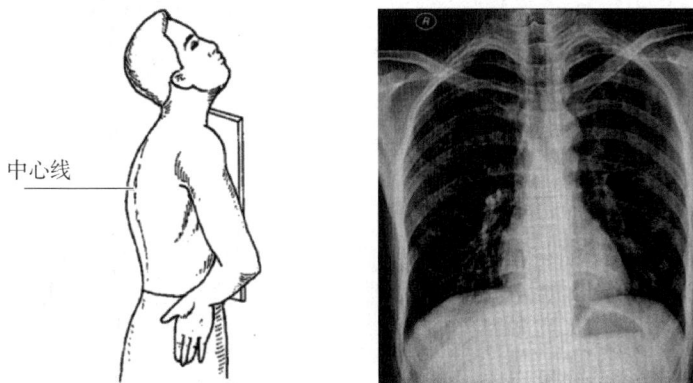

中心线

图 1－2　胸部 X 线后前位摄片

2. 密度分辨率低　传统 X 线装置不能区分密度差异小的软组织,一般只能区分密度差别大的脏器和病灶,对肝、胰等软组织则无法鉴别。为了提高密度分辨率,某些脏器借助不同的对比剂才能显示组织结构密度的差异,从而提升成像质量。

3. 几何放大效应　传统 X 线装置以 X 线管实际焦点为源进行中心投影,射线呈锥形向外辐射,相同的物体因与焦点的距离不同而造成放大率不同,因此在 X 线胶片上成像的大小也不同,从而影响医生对病灶大小的准确判断。

4. 成像存在半影　传统 X 线成像装置产生的影像实际上是由本影(umbra)和半影(penumbra)组成的。由于焦点大小的不同,产生的半影大小不一,最终导致物体边缘模糊,严重时造成误诊和漏诊。不同焦点产生的半影如图 1－3 所示。

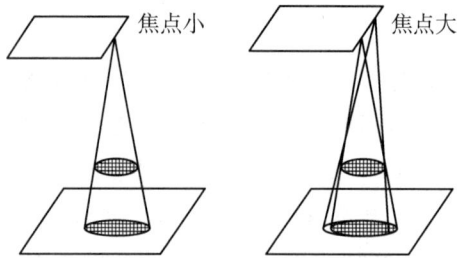

图 1 - 3　X 线成像半影示意图

（姚旭峰　杨　涛　李占峰）

第二节　CT 发展历程

自发现 X 线后,医学上就开始用于探测人体疾病。由于人体内有些器官对 X 线的吸收差别较小,且存在组织重叠等弊端,难以满足临床需求,继常规 X 线体层摄影装置后,科学家们开始研发一种新的计算机成像技术以弥补传统 X 线成像的不足,于是 CT 应运而生。

一、CT 的诞生

CT 的诞生离不开奥地利数学家雷登(Radon)的科学贡献。1917 年,雷登提出了图像重建理论的数学方法,应用于无线电天文学的图像重建。他指出对二维或三维的物体可以从不同的方向进行投影,然后用数学方法重建二维或三维图像。

最初,把投影图像重建应用于医学领域的是无线电天文学家奥顿道夫(Oldendorf)。1961 年,他做了一个称为"旋转-平移"的实验,实现了最早的图像重建。实验中使用碘-131 发出伽马射线平行束,用碘化钠晶体光电倍增管探测器进行检测(图 1 - 4)。这种利用透射型成像的装置第 1 次在医学上实现了真正的断层图像。1963 年,科尔(Kuhl)与爱德华(Edwaras)研制出发射型成像装置,该装置使用类似于反投影的算法进行图像重建,但所得图像不够清晰。

1956 年和 1963 年美国物理学家布雷斯韦尔(Bracewell)与考马克(Cormack)分别提出精确重建投影图像的数学方法。其中,考马克于 1963 年 9 月及 1964 年 10 月在《应用物理学杂志》(*Journal of Applied Physics*)上发表了题为《用其线积分表示函数:在放射学的应用》(*Representation of a Function by Its Line Integrals, with Some Radiological Applications*)系列文章,主要介绍使用图像重建数学方法获得物体不同体素的吸收系数,以及设计出的模拟的 CT 装置(图 1 - 5)。

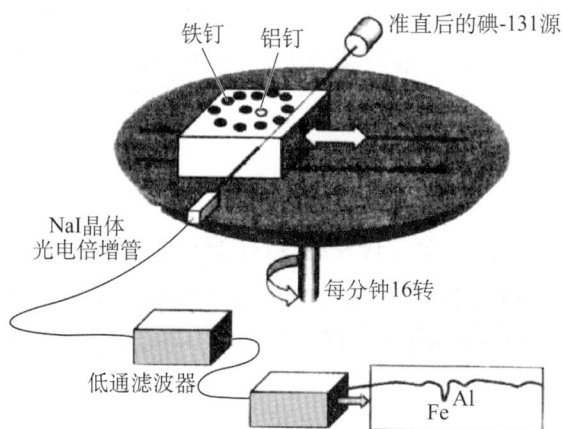

图 1-4 奥顿道夫旋转-平移实验

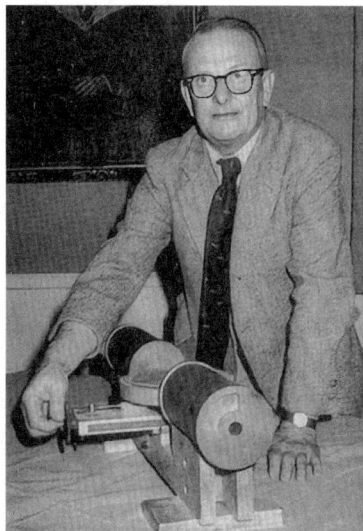

图 1-5 考马克物体吸收系数实验

1967 年,CT 的发明者豪斯菲尔德(Hounsfield)在英国 EMI 公司实验研究中心从事计算机重建技术研究,提出"如果 X 线从不同方向通过一个物体,并且对所有这些衰减的 X 线进行测量,那么就有可能得到这个物体内部的信息"的假设。在图像重建实验中,豪斯菲尔德发现不同方向的 X 线束透过被扫描物体的衰减关系能构成数学上的联立方程式。经过尝试,采用了一个优化数学模型求解方程式,并重建出第 1 幅完整的 CT 图像。1968 年,豪斯菲尔德等人成功研制出 CT 原型机(图 1-6)。

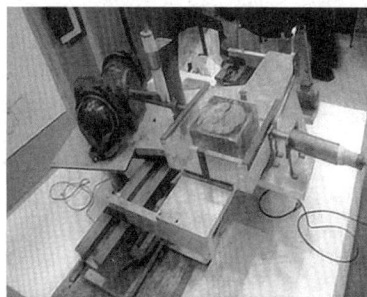

图 1-6 CT 原型机

1971 年,豪斯菲尔德制造了第 1 台用于临床的头部 CT 机,又被称为 EMI 扫描机。同年 9 月,第 1 台头部 CT 机安装在英国伦敦的阿特金森·莫利(Atkinson Morley)医院,并在 10 月 1 日对一例 41 岁的女性脑额部肿瘤患者进行头部 CT 检查(图 1-7)。这次临床验证令人

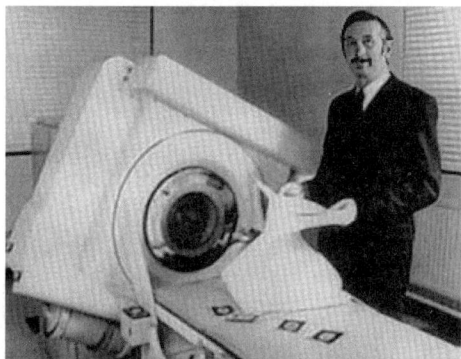

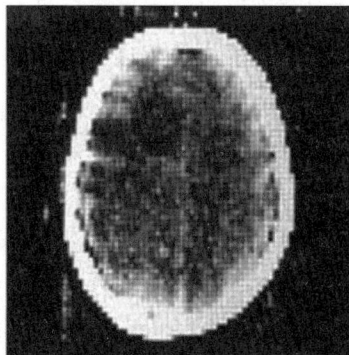

图 1-7 世界上第 1 台 CT 机与其扫描图像

信服地证明,CT 是检查囊性额叶病变的有效方法。

1972 年 4 月,豪斯菲尔德在英国放射学会宣布 CT 的诞生。CT 发明后立即受到了医学界的关注,并震惊了整个医学界。1974 年,美国乔治敦大学(Georgetown University)医学中心的工程师莱德利(Ledley)设计出全身 CT。1979 年,鉴于豪斯菲尔德和考马克在 CT 发明中的卓越贡献,被授予诺贝尔生理学或医学奖。

二、CT 的发展史

1972 年第 1 台头部 CT 问世以来,CT 先后经历了 5 代发展,以螺旋 CT 应用最为广泛,并出现了新型 CT,如方舱 CT、移动 CT、站位扫描 CT 等,使得 CT 设备的家族成员逐步完善;在构造和性能上得到了巨大改进,主要表现在缩短扫描时间、改善图像质量、降低制造费用、设计友好的用户界面等方面。

(一) 第 1 代 CT(平移＋旋转扫描方式)

这类 CT 多属于头部专用机,由一个 X 线管和 2~3 个晶体探测器组成。由于 X 线束被准直成像铅笔芯粗细的线束,故又称笔形扫描束装置。该装置中 X 线管与相对静止的探测器环绕人体做同步平移和旋转运动,其扫描方式如图 1-8 所示。穿过人体头部的 X 线束被对应的 NaI 晶体探测器接收,扫描中可以产生 43 200 个投影数据。当 CT 的成像矩阵大小为 80×80 时,共 6 400 个像素。求解 6 400 个像素点值时,显然可以建立联立方程求解;当矩阵大小为 160×160 时,像素点数为 25 600,也小于 43 200 个投影数,故也能满足方程组求解要求。因此在第 1 代商品化 CT 中,用 160×160 的成像矩阵替代了 80×80 的成像矩阵。

在扫描过程中,受检者的头部需戴上一个充满水的圆形橡胶帽水袋。这样能起到滤过器的作用,使得在水袋中的受检者头部成像干扰比较小。CT 成像过程中,一边扫描一边重建图像。每层扫描需要 3~5 min,重建一幅图像约为 5 min。假设患者需要扫描 6 个层面,则整个过程需要 35 min。第 1 代 CT 的 X 线利用率较低,扫描时间长,运动伪影显著,难以用于全身扫描。

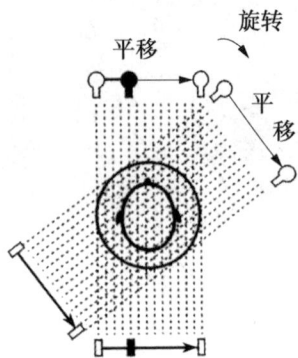

图 1-8 第 1 代 CT 扫描方式

(二) 第 2 代 CT(平移＋旋转扫描方式)

与第 1 代 CT 相比,第 2 代 CT 的 X 线束改为扇形 X 线束,探测器数目也增加到 3~30 个,有效缩短了扫描时间(图 1-9)。每次扫描后的旋转角由 1°提高至 3°~30°。这样旋转 180°时,扫描时间就缩短到 20~90 s,但对腹部器官扫描时仍然不可避免地产生运动伪影。

(三) 第 3 代 CT(旋转＋旋转扫描方式)

第 1 代和第 2 代 CT 都是采用平移＋旋转扫描方式,这种运动方式限制了扫描速度的进一步提高。第 3 代 CT

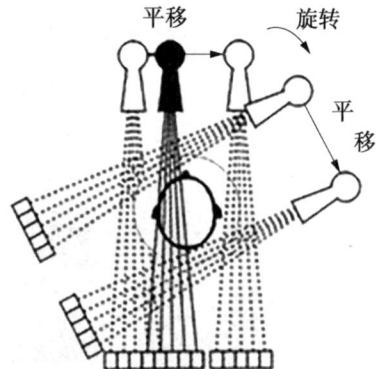

图 1-9 第 2 代 CT 扫描方式

的 X 线管和探测器同时围绕患者做旋转运动(图 1-10),进一步缩短了扫描时间。螺旋 CT 是第 3 代 CT 的代表,利用滑环技术将往复扫描方式改变成了单方向连续扫描方式,配合检查床的同步位移,获得螺旋状的扫描轨迹,再采用图像重建方法重现断面及三维图像。

1975 年,美国通用电气公司(General Electric Company, GE)首先推出了第 3 代 CT,X 线扇形角较宽,达到 30°~45°,可覆盖整个被扫描物体的断层面,与之对应探测器的数目也增加到 300~800 个,全身扫描时间缩短到 2~9 s 或者更短。多层螺旋 CT 的出现,使得第 3 代 CT 在临床中应用最为广泛。

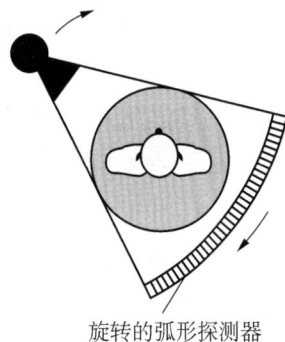

图 1-10 第 3 代 CT 扫描方式

(四) 第 4 代 CT(旋转+静止扫描方式)

第 4 代 CT 的扇形 X 线束角度增大,探测器排列成圆周,数目可达 4800 个(图 1-11)。扫描时 X 线管 360°呈圆周旋转而探测器保持静止不动。第 4 代 CT 设备成本较高,并且环形探测器在扫描过程中没有被充分利用,且存在对散射线极其敏感的缺点。因此,第 4 代 CT 与第 3 代 CT 相比无明显优势。

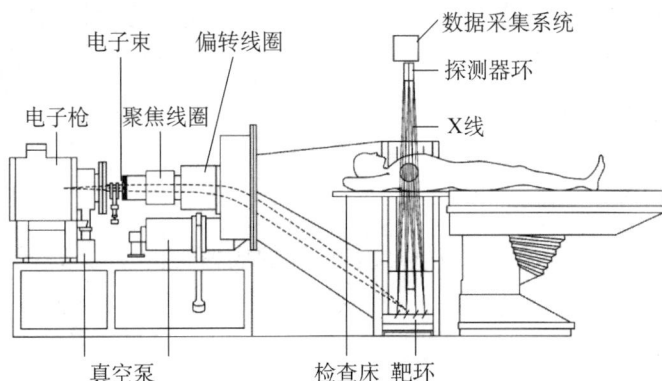

图 1-11 第 4 代 CT 扫描方式

(五) 第 5 代 CT(静止+静止扫描方式)

1972—1976 年,CT 技术有了突飞猛进的发展,出现了第 5 代 CT。主要包括电子束 CT(electron beam CT)和动态空间再现 CT(dynamic spatial re-constructor CT)。

1. 电子束 CT 1977 年提出了电子束 CT 的设想,其目的是提升扫描速度,缩短扫描时间,为心脏等运动器官的检查提供了便利。电子束 CT 的 X 线源产生较为复杂,扫描时由电子枪发射电子束,经聚焦后由偏转线圈控制,使电子束旋转,轰击 4 个平行的钨靶环获得旋转的 X 线源,从而避免扫描过程中的机械运动;另采用双列探测器阵列(864 个探测器被平均分布在两个固定环内)收集扫描数据(图 1-12)。由于有 4 个钨靶环,一次可进行 4 层扫描,获

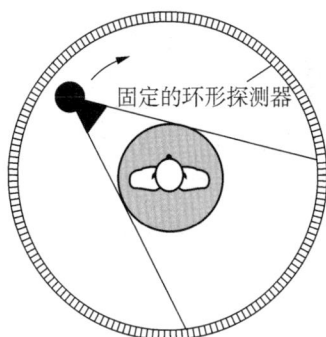

图 1-12 电子束 CT 扫描方式

得 8 幅图像,重建矩阵可达 512×512。一般 216°的局部扫描可在 $50 \sim 100$ ms 内完成,对心脏、冠状动脉及心血管功能的评价有重要价值。由于时间分辨率高,所以具有能够减少运动伪影、提高对比剂的利用率和动态显示等优点,但其价格昂贵、维护复杂。

2. 动态空间再现 CT　它利用普通 CT 技术实现快速容积扫描,利用 28 个 X 线球管和 28 个荧光屏围绕着患者连续旋转(图 1 - 13)。与连续单层扫描不同,它采用的锥形束扫描在一圈旋转中就能覆盖整个容积。美国梅奥诊所(Mayo Clinic)曾安装了一台缩小版的动态空间再现 CT,用于动物生理学实验。它仅使用 14 个球管,同时采集 240 层 0.9 mm 厚的层面,总扫描时间约 1 s。由于需要大量的投入以及面临众多的技术难题,并且其图像质量与多层螺旋 CT 相比尚无明显优势,因此它的研究没能持续下去。尽管并未完全实现预期计划,但也为 CT 发展明确了目标,即在较短时间内,实现对较薄层面进行较大容积扫描(动态容积扫描),得到近似各向同性的空间分辨率。

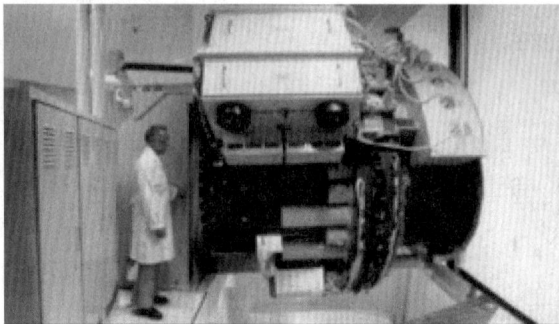

图 1 - 13　动态空间再现 CT

(姚旭峰　李占峰　杨　涛)

第三节　**CT 优缺点与发展方向**

CT 作为一种成像手段,以坚实的数学和物理学理论为支撑,融合计算机、微电子、信息处理等尖端技术,已经在医学、工业等方面得到广泛应用。在医学影像学检查中,多层螺旋 CT 的使用范围已经扩展到全身任何一个部位,并得到临床广泛认可。

一、CT 的优缺点

CT 得以如此快速的发展,是因为其具有良好的成像性能。与常规影像学检查手段相比,CT 技术的特点如下。

(一) CT 的优点

1. 横断面成像　CT 通过准直系统准直,可得到不受层面上下组织结构干扰的横断面图像。与常规 X 线体层摄影相比,CT 定位准确,且能得到高分辨率图像。另外,CT 扫描得到的横断面图像,可通过计算机处理进行图像重建,依据诊断的需要获得任意方位的断面图像(如冠状面、矢状面及斜面)和三维图像,同时回顾性重建图像的层厚也可按照需求设置。

2. **高密度分辨率** 在常规影像学诊断设备中,CT 的密度分辨率最高。一般 CT 能分辨组织间 0.1%～0.5% 的 X 线衰减系数的差异。它的密度分辨率要比常规 X 线检查高 10～20 倍。其原因是:①CT 的 X 线束透过物体到达探测器经过严格的准直,散射线影响少;②CT 采用了高灵敏度、高效率的探测器;③CT 利用计算机软件控制图像灰阶,从而可根据诊断需要,调节适合人眼视觉的观察范围。

3. **准确定量诊断** CT 能够准确地测量各组织的 X 线吸收衰减值,空间分辨力好,通过各种计算,可作定量分析。利用提供的标尺和距离测量等工具,用于人体多个部位的穿刺活检,其准确性也优于常规 X 线透视下的定位穿刺;还有助于放疗计划的制定和治疗效果的评价。利用病变组织的 X 线衰减值和计算软件,能将放射线集中至病变部位并使靶区剂量达到一致,避免周围正常组织受到照射;根据人体组织 X 线的衰减系数不同,利用 CT 值进行 X 线的衰减估算,能对老年骨质疏松症患者测量其体内某一部位的矿物质含量;另通过对心脏冠状动脉钙化的测量,有助于冠心病等心脏疾病的诊断。

4. **回顾性图像重建** 螺旋 CT 扫描后为容积数据,具有一次采集、回顾性重建处理的功能,特点如下:①CT 在信息采集的速度、采集量及成像质量方面均有其独特的优越性,能采集形态学或功能方面的动态信息;②图像处理技术可提供与人体解剖学一致的脏器动态影像,使信息更为直观和清晰;③一次采集所得的信息可以进行回顾性处理,使信息的利用率得以大幅度提升。

(二) CT 的缺点

CT 虽然极大地改善了诊断图像的密度分辨力,但由于受到各种因素的影响,存在以下的局限性和不足之处。

1. **低空间分辨率** CT 的空间分辨率仍未超过常规的 X 线成像。目前,CT 的空间分辨率范围:中档为 7～10 LP/cm,高档为 15～20 LP/cm。X 线的空间分辨率范围:增感屏摄影为 7～10 LP/cm,无屏单面药膜摄影＞30 LP/cm,传统射线摄影(CR)＞20 LP/cm,数字射线摄影(DR)＞40 LP/cm。

2. **部分检查受限** CT 虽然有很广的应用范围,但并不是所有器官都以 CT 检查为首选。如空腔性脏器胃肠道的 CT 扫描效果不如常规 X 线钡餐检查,更难与消化道内镜检查相媲美;对脑组织以及肌肉、肌腱等软组织检查的效果不及 MRI。

3. **定位和定性诊断时有误差** CT 的定位和定性诊断只能相对而言,其准确性受各种因素的影响。在定位方面,CT 有时对于体积较小的病灶容易漏诊;在定性方面,也易受病变的部位、大小、性质、病程的长短、患者的体型和配合检查程度等诸多因素的影响;当体内某些病灶与周围正常组织接近或病理变化不大时,普通 CT 检查难以发现。通过 CT 增强检查,虽能提升其诊断效能,但有时难以明确定性。

4. 有辐射损伤　CT 以 X 线作为信息载体,在扫描过程中会产生大量电离辐射,对人体不可避免地产生伤害。

5. 以结构成像为主　普通 CT 扫描只反映了解剖学方面的情况,是形态学成像,几乎没有脏器功能和生理、生化方面的信息。随着 CT 技术的拓展,CT 在心脏、脑部功能评价等方面得到了应用,也可反映出组织灌注等信息。

二、CT 的发展方向

1985 年,滑环技术应用于 CT 设备,是 CT 发展的一个重要里程碑,使 CT 实现了单方向连续旋转扫描。1989 年,在滑环技术的基础上螺旋扫描方式研发成功,显著缩短了患者的 CT 检查时间,并且使得各种三维后处理更为准确。自投入到临床应用以来,逐步替代了断层 CT。多层螺旋 CT 在扫描速度、图像质量、扫描范围、适用器官等方面取得了新的突破,是 CT 技术迈入新阶段的标志(表 1-1)。目前扫描时间可缩短到数十毫秒以内,并且 CT 心血管成像(CT angiography, CTA)能与数字减影血管造影(digital subtraction angiography, DSA)相媲美,极大地降低了常规 CTA 假阳性的概率,在心脏功能评价与双能量成像方面有了极大的提高。

表 1-1　多层螺旋 CT 发展简史

年　份	大 事 记
1991	单螺旋 CT
1992	2 层螺旋 CT
1998	4 层螺旋 CT
2000	8 层螺旋 CT
2001	16 层螺旋 CT
2003	64 层螺旋 CT
2005	双源螺旋 64 层 CT
2007	128、256、320 层螺旋 CT
2017	光谱 CT
2021	光子计数 CT

早在 2001 年第 87 届北美放射学会(Radiological Society of North America, RSNA)年会上,与会各国专家就对 CT 产品提出了"扫描层数更多,扫描时间更短"的口号。总之,伴随着软、硬件技术的发展,CT 将围绕以下 3 个方面进展。

(一) 更快的采集和重建速度

早期 CT 的 X 线管供电要通过高压电缆和发生器相连,必须做半圆周往复运动。这种运动方式直接限制了扫描速度的提高。20 世纪 80 年代后期,各大生产厂家相继采用滑环和螺旋扫描技术,通过电刷和滑环接触使得 CT 设备架的静止部分和旋转部分得以保持信号传输和馈电的畅通,从而实现单向连续旋转,加上扫描床同步移动就形成了螺旋扫描轨迹,确保

CT 扫描的连续性;后采用改进机架驱动模式,减轻机架重量等方式确保了扫描速度的提升;同时伴随计算机技术的升级,高效的重建算法显著缩短了图像重建时间。

扫描速度的不断加快、更宽体的探测器的发展和亚毫米的扫描层厚都要求 X 线管具有较高的热容量或散热率。X 线管的发展趋势大致有两个:①大功率高毫安输出 X 线管,已可达 800 mA 高峰值管电流输出,这类 X 线管通常采用大的热容量,可达 7.5 MHU 或 8 MHU;②高散热率 X 线管,散热率最高者可达 4.7 MHU/min,保证长时间扫描而无需 X 线管冷却等待。

纵观 CT 发展进程,CT 性能改进体现在数据采集速度和图像重建速度上。采集速度快,则原始采集数据受位移干扰少;重建速度快,则能实现实时成像,缩短整个扫描周期。

更快的采集和重建速度有着重大意义:①可以减少运动伪影,提高图像质量;②提高机器使用率;③减少对比剂用量,充分发挥对比剂的作用;④拓宽了 CT 的使用范围。

（二）更低的射线剂量和更佳的图像质量

多层螺旋 CT 技术给 CT 注入了新的活力,使得 CT 的临床应用范围进一步扩展,重要性日益增强。目前,在影像学检查中,尽管 CT 检查仅占所有放射检查数量的 3%～5%,但平均每个患者承受的辐射剂量、CT 检查所占的比重明显增加,在一些国家甚至超过 1/3。因此,主要 CT 制造商均通过各种方法及措施,把更低的射线剂量作为 CT 的研究目标。

随着 CT 软、硬件技术的改进,CT 图像质量已有明显提高。X 线管的焦点尺寸和形状、亚毫米的探测器是直接影响图像质量的重要因素。有些 X 线管还运用电子束滤过技术,可滤过无效的低能量电子束,不仅减少了无效电子对阳极靶面的冲击及冲击产生的热量,延长了 X 线管的寿命,而且能提高 X 线质量,减少受检者的辐射剂量。

另外,限制扫描容积、增加辐射光谱的预过滤、调整扫描参数、衰减依赖性管电流调制、采用螺距＞1 的螺旋扫描、自动曝光控制、适当选择图像重建参数、低噪声图像重建法等都确保了极低 CT 扫描剂量下的高质量图像。

目前,多数 CT 的密度分辨率＞0.2%、空间分辨率在 21 Lp/cm 以上、重建矩阵＞1024×1024、探测器单元直径＜0.5 mm,实现了超高空间分辨率、超低噪声成像,图像接近各向同性成为可能,大幅提升了图像质量。

（三）一体化的智能控制与易拓展升级的系统

如今 CT 已实现智能数据获取和扫描自动控制。通过机器视觉和其他非接触感应技术,能安全、实时地完成 360°人体全动态捕捉,自动生成三维图像,智能提取并验证身高、体重等人体信息,精准推送扫描所需参数,并一键自动完成 CT 扫描任务。同时,结合使用智能毫安、智能球管电压和智能扫描时间控制技术,显著减少患者受照剂量和控制扫描时间,大幅减轻操作人员的工作强度,确保图像质量,为临床提供智能化的辅助诊断。

目前,CT 系统在软、硬件上易于升级和拓展,能够很好地实现交互。软件设计成可扩充式,分为通用操作系统和可选软件包,其中后者可根据实际临床需求选择;硬件上高性能的工作站配置提升了系统的功能,确保数据处理速度;借助通信标准格式 DICOM 3.0 标准,CT

装置可接入影像存储与传输系统(picture archiving and communication system，PACS)和医院信息系统(hospital information system，HIS)，实现 CT 影像远程传输和会诊。

(姚旭峰　杨　涛)

第四节　CT 临床应用技术

CT 诞生至今，螺旋 CT、双源 CT 等新技术的出现，使得 CT 技术的发展达到了一个新的高度。CT 临床应用技术包括 CT 平扫与增强、图像后处理技术、能谱 CT 等。

一、CT 平扫与增强

CT 平扫是常规检查，无须注入造影剂，而增强扫描通过静脉注入水溶性碘剂后进行(图 1-14)。CT 增强扫描根据扫描目的不同，大致可分为单期增强、多期增强、动态增强及灌注增强几种类型。

单期增强较为常见，用于观察增强后血管和病灶对比强化程度差异；多期增强则可选择不同的期相，用以动态观察脏器或病变内对比剂分布及排泄(如动态增强扫描、血管成像、功能检测)。以腹部增强 CT 为例，其期相可以分为：增强前期、动脉早期、动脉晚期、门静脉期、肝实质期、肾实质期、延迟期。动态增强主要反映病变中造影剂的浓度和消退过程，时间分辨力要求不高。CT 灌注成像(CT tomography perfusion，CTP)反映了组织或病变中造影剂的灌注规律，对病变的血液微循环规律进行观察，可用于评价组织器官的灌注状态，对病变的良性和恶性鉴别有较大的帮助。CTP 在静脉注射对比剂的同时，对选定层面行 CT 动态扫描，利用对比剂在该层面组织器官内的时间-密度曲线来计算不同的灌注参数，如血流量(blood velocity，Bv)、血容量(blood volume，BV)、平均通过时间(mean transition time，MTT)、表面渗透性(permeability surface，PS)等。CTP 由于具备较高的时间和空间分辨率、无创性、简单易普及等优点，已经成为研究组织器官血流动力学最方便有效和实用的工具之一，在脑、肝、肺、胰、肾等脏器检查方面得到广泛应用。脑部 CTP 如图 1-15 所示。

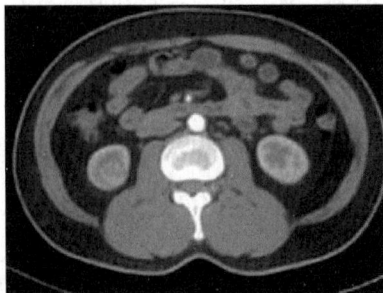

图 1-14　下腹部 CT 增强图像　　　　图 1-15　脑部 CTP 图像

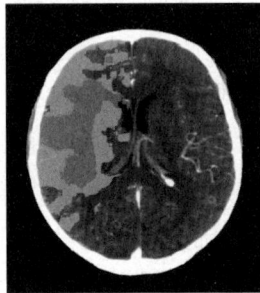

二、图像后处理技术

CT二维和三维图像后处理技术应用广泛,包括多平面重组(multiplanar reformation, MPR)、曲面重组(curved planar reformation,CPR)、最大密度投影(maximum intensity projection,MIP)、最小密度投影(minimum intensity projection,Min - IP)、表面阴影显示(shaded surface display,SSD)、容积再现技术(volume rendered technique,VRT)等。通过图像后处理技术,突出显示感兴趣的器官和组织。其中,腹部MPR如图1 - 16所示,头颈部VRT如图1 - 17所示。

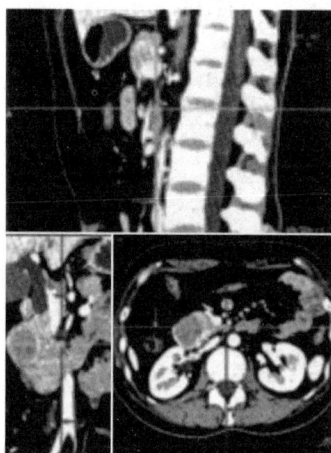

图 1 - 16 腹部 MPR 图像

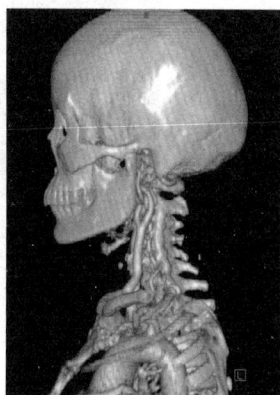

图 1 - 17 头颈部 VRT 图像

三、能谱 CT

能谱CT在临床应用中最广泛的模式是双能CT(dual-energy CT,DECT),也是当前研究最多的能谱技术。双能CT技术分3种:双源CT技术、快速千伏峰值(kVp)切换技术、双层探测器技术。

1. 双源 CT(dual source CT,DSCT)技术 是一种先进的计算机断层扫描技术,它由两套X线的发生装置和两套探测器呈一定角度安装,进行同步扫描采集人体图像。两套X线球管既可发射同样电压的射线,也可发射不同电压的射线,从而实现数据的整合或分离(图1 - 18)。不同的两组数据对同一器官组织的分辨能力不同,通过两组不同能量的数据可以分离普通CT所不能分离或显示的组织结构,即能量成像。通常使用最低电压和最高电压来最大限度地区分不同物质,从而快速获得同一部位的组织结构形态,突破

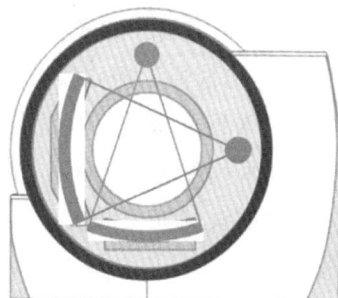

图 1 - 18 DSCT 示意图

普通 CT 的极限。

以经典双源 CT 为例,在 64 排 CT 技术和零兆(straton)球管的基础上,机架内整合了两套 64 层图像数据采集系统,使得整个机架在完成 90°旋转后即可获得图像。机架旋转一周用时 0.33 s,只需完成 90°旋转后即可完成图像采集,所以其时间分辨率达到了 83 ms,极大地提升了图像质量。主要用于心血管、肺结节的辅助检测,体部灌注成像和结肠仿真内镜等。其中,心肌灌注的检测水平已经接近心肌的 MR 灌注成像,可进行自动批量的多相位重组、自动轮廓描记、电影显示、容量/射血分数显示、室壁运动与厚度显示。检查效果甚至可与 DSA 相媲美,极大地降低了常规 CTA 假阳性的概率。双源和单源 CT 冠状动脉成像的对比见图 1 - 19。

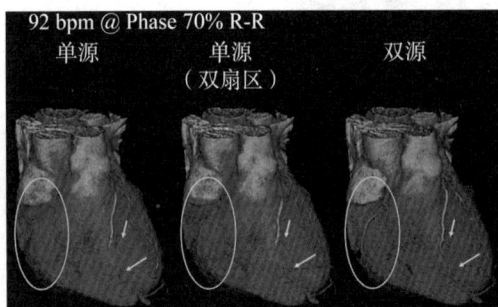

图 1 - 19　单源和双源 CT 冠状动脉成像的对比

2. 快速 kVp 切换技术　通过快速切换 X 线管球发出的管电压(140 kVp、80 kVp),应用能谱栅成像技术获得单能量成像;高压发生器在 0.25 ms 内完成 140 kVp 和 80 kVp 高低能量的周期性切换,并维持稳定的输出电压波形,进行两个能量的数据采集,实现投影数据空间的能谱分析。新型的宝石探测器使用宝石作为探测器闪烁体材料,在宝石分子结构中掺杂稀土元素,探测效率得到提高,使图像质量明显提高。资料显示,其低对比度分辨率可达到类磁共振(MR)软组织成像,空间分辨率高,可显示直径 1 mm 冠状动脉,肝脏血管能显示 7 级。

3. 双层探测器技术　使用立体的双层探测器,分别探测持续单源的管电压发出的一种高能级及低能级 X 线光子,转换成两组能量数据,并重建能量图像,从而实现"同时、同源、同向"的能谱成像。探测器采用双层设计,选择不同材料组合,以使每一层探测器仅对一定能量的 X 线光子产生激发作用。通常上层探测器选择硒化锌(ZnSe)或碘化铯(CsI),底层探测器采用硫氧化钆(Gd_2O_2S)。在两块探测器之间用滤片将射线整形,以减少低能量和高能量射线的能量重叠区,并被分别探测,从而得到高、低能投影数据并进行双能 CT 重建。

四、CT 的其他应用

立体定向放疗(stereotactic radiotherapy, SRT)也是 CT 一个极重要的应用领域。多层螺旋 CT 和三维图像重建技术的兴起,有力推动了立体定向技术的成熟与发展。SRT 是立体定向放射外科(stereotactic radiosurgery,SRS)和分次立体定向放疗(fractionated stereotactic radiatherapy,FSRT)的统称,利用专用设备通过立体定向、定位技术实现小照射野聚焦式的放疗。将 CT 引导和立体定位结合为一体,可使立体定向靶点误差控制在 ±1~1.5 mm 的范围内。这就使 CT 能准确定位原发肿瘤的位置,探检局部转移瘤和淋巴瘤,模拟照射角度,监视放疗的效果,确认肿瘤对放疗的敏感性。操作人员可在 CT 图像上手动或自动勾画肿瘤靶区轮廓,进行正向或逆向计划设计,优化射束方向及数目,计算等剂量曲线及剂量直方图等,使等剂量曲线呈现在横断面、冠状面和矢状面上,并实现等剂量曲线的三维显示(图 1-20)。因此,在临床上可用 CT 引导立体定向技术结合 X 刀、γ 刀等放疗设备对肿瘤进行治疗,以大大降低术后的致残率。

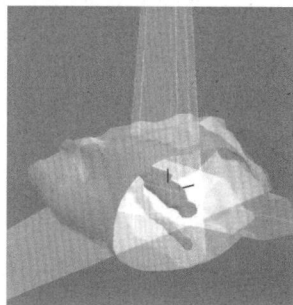

图 1-20　CT 立体定向放疗技术

CT 也因具有图像清晰、实时成像的优点,在介入诊断与治疗中被广泛使用,如 CT 引导肺部穿刺(图 1-21)。一些厂商还自行开发了众多的诊断和检查软件,如肺结节评估软件、肠普查软件、口腔整形软件等。另外,定量 CT(quantitative computed tomography,QCT)使用自动评价软件对骨密度(图 1-22)、冠状动脉钙含量等进行测量,能够提供定量分析结果。

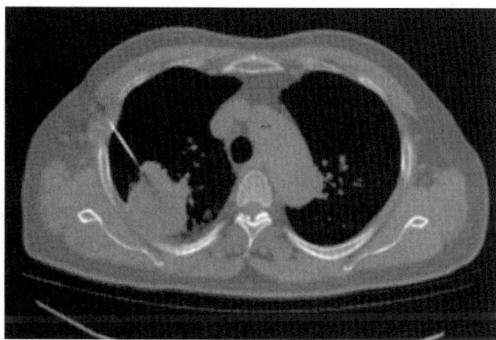

图 1-21　CT 引导肺部穿刺

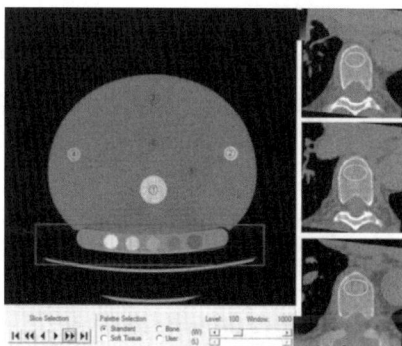

图 1-22　腰椎椎体 QCT 测量

鉴于 CT 在结构成像方面的独特优势,它也分别与单光子发射计算机断层成像(single photon emission computed tomography,SPECT)以及正电子发射体层成像(positron emission tomography,PET)设备相融合,形成了能够提供多种模态成像的一体机(SPECT/CT 或 PET/CT),提供组织结构和代谢等多种成像信息,用于疾病的诊断。

(姚旭峰　李占峰　杨　涛)

思 考 题

1. 简述 CT 的优点和缺点。
2. 简述 CT 的临床应用技术有哪些?
3. 简述 CT 的发展方向。

第二章

CT 成像基础及原理

第一节 **X 线与物质的相互作用**

X线与物质相互作用的主要过程有光电效应（photoelectric effect）、康普顿效应（Compton effect）和电子对效应（electron pair effect），其他次要过程有光核反应（photonuclear reaction）、相干散射（coherent scattering）等。

一、光电效应

入射 X 光子与物质原子的内层轨道电子发生相互作用，将全部能量传递给这个电子，X 光子消失，获得能量的电子挣脱原子束缚成为自由电子，称为光电子；原子的内层电子轨道出现 1 个空位而处于激发态，外层电子向下跃迁填补该空位使原子回到基态，同时发射特征 X 线，如果特征 X 线的光子能量刚好被外层电子全部吸收，电子摆脱原子核束缚而成为俄歇（Auger）电子，这个过程称为光电效应（图 2-1）。

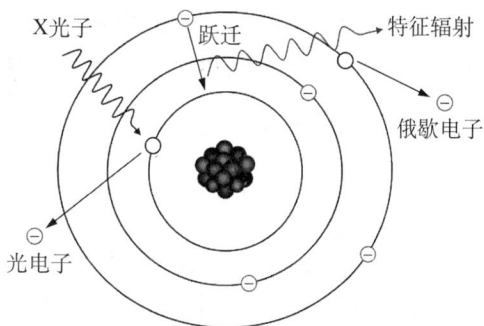

图 2-1　光电效应示意图

光电效应受原子序数和光子能量的影响。具体说来，原子序数越大，光电效应发生的概率迅速增加，与原子序数的三次方成正比；光子能量增加，光电效应发生的概率迅速下降，与光子能量的三次方成反比。另外，光电效应还受到原子边吸收效应（edge absorption effect）的影响。例如铅在 14 keV 和 88 keV 处，光电效应发生的概率突然增加。14 keV 和 88 keV 分别对应铅的 L 壳层和 K 壳层的结合能，说明当入射 X 线的光子能量刚好等于壳层电子结合能时，该壳层的电子更容易发生光电效应，这种现象称为边界吸收限。

在放射诊断中,光电效应存在利弊两个方面。有利的一面:由于不产生散射线,减少了影像的模糊,能产生质量较好的图像;可增加人体不同组织和对比剂对射线的吸收差别,产生高对比度的影像,提高诊断准确性。不利的一面:在光电效应中,射线能量全部被人体吸收,增加了受检者的剂量。从这个角度考虑,应该减少光电效应的发生,可以根据光电效应发生概率与 X 线光子能量三次方的反比关系,选用较高管电压,增加入射 X 线光子能量来减少光电效应。

二、康普顿效应

X 线光子与物质原子的外层轨道电子发生相互作用,X 线光子损失一部分能量,并改变运动方向,电子获得能量而脱离原子,这个过程称为康普顿效应(图 2-2)。在康普顿效应过程中,入射 X 线光子的一部分能量用于克服壳层电子的结合能,这意味着入射光子的能量必须大于壳层电子的结合能。康普顿效应发生的概率与入射 X 线光子的能量有关。即 X 线光子能量较低时,康普顿效应发生的概率与入射 X 线

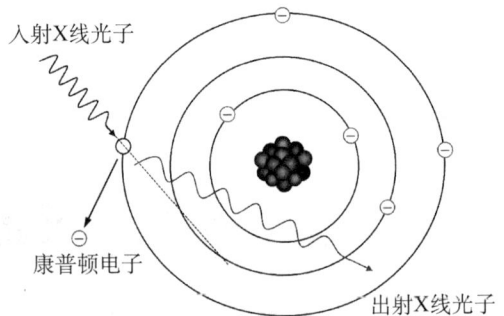

图 2-2 康普顿效应示意图

光子的能量成正比,光子能量越高,发生概率越高;对于中能以上的 X 线,康普顿效应发生的概率与光子能量成反比。另外,康普顿效应发生的概率与原子序数无关,与光电效应形成对比。

康普顿效应所产生的散射线可以较为均匀地分布在整个空间,且散射线的能量与原射线能量相差很小,因此在 X 线检查时应采取必要的辐射防护。在康普顿效应中,受检者只吸收了部分 X 线的能量,但产生的散射线导致影像模糊,显著降低了对比度。为此,需要在患者和探测器之间放置窄的准直器吸收散射光子,从而提高影像质量。

三、电子对效应

入射光子与原子核周围的电场相互作用时,1 个光子的全部能量会转变为具有静止质量的 1 个负电子和 1 个正电子,这一现象被称为电子对效应(图 2-3)。

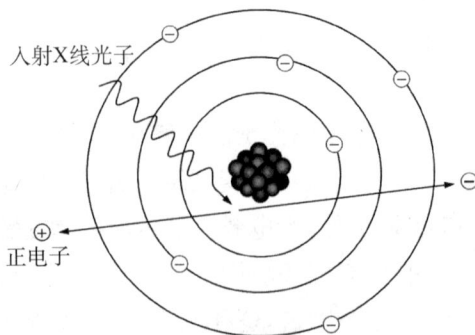

图 2-3 电子对效应示意图

1 个电子的静止质量相当于 0.511 MeV,故电子对效应中的电子总动能为:

$$E_{ke} = h\nu - 1.022\,\text{MeV} \qquad\qquad \text{式}(2-1)$$

式中,h 为普朗克常数,ν 为 X 线光子的频率。可见,能产生电子对效应的光子能量($h\nu$)必须 $>1.022\,\text{MeV}$。

正电子与负电子的静止质量相等,电荷量相等,只是电性相反。一般情况下,它们各自得到总动能 E_{ke} 的一半。当它们通过物质时,会通过电离或激发逐渐丧失其动能。在正电子动能完全丧失时,会与物质中的自由电子复合,两电子消失,产生方向相反、能量各为 $0.511\,\text{MeV}$ 的两个光子,称为电子对的湮灭辐射或湮灭效应。

电子对效应发生的概率与原子序数成正比,原子序数越高,电子对效应发生概率越高。另外,随入射光子能量的增加,电子对效应发生的概率也增大。

四、其他效应

相干散射又称经典散射和瑞利(Rayleigh)散射,入射光子与束缚较牢固的内层轨道电子发生弹性散射。1 个束缚电子吸收入射光子能量而跃迁到高能级,随即又回到原能级,并放出 1 个能量约等于入射光子能量,但运动方向发生改变的散射光子。相干散射发生的概率与原子序数成正比,并与光子能量的二次方成反比。

光核反应是光子与原子核作用而发生的核反应,也是光子从原子核中击出数量不等的中子、质子和 γ 光子的作用过程。对不同物质,只有光子能量大于该物质发生核反应的阈值时,光核反应才会发生,故在诊断 X 线能量范围内不会发生。

五、各种效应发生的概率

通常光子能量在 $0.01 \sim 10\,\text{MeV}$ 范围内,光子与物质相互作用的 4 种形式都存在。只有在 $4.0 \sim 10\,\text{MeV}$ 时,电子对效应才占优势。诊断 X 线的能量范围多在 $20 \sim 100\,\text{keV}$。对于运行在 $120 \sim 140\,\text{kVp}$ 的 CT 扫描机而言,其有效能量通常为 $70 \sim 80\,\text{keV}$,这时 X 线与物质的 3 种作用中光电效应和康普顿效应起主导作用,电子对效应基本不发生;而相干散射在整个诊断 X 线的能量范围内都有产生,不过所占比例很小。

在诊断中,3 种基本作用出现的相对概率随物质的原子序数和光子能量不同而有很大差别。图 2-4 分别显示水、致密骨和碘化钠中 3 种基本作用发生的相对概率。可以看出:①在水中,对低能 X 线,光电效应占主导地位;对高能 X 线,则康普顿效应是主要的;相干散射比重比较小。②软组织对 X 线的吸收与水很相似。③在致密骨中,对低能 X 线,光电效应的比重很大;较高能量时,康普顿效应是主要的;相干散射仍占很小比重。④在碘化钠中,由于原子序数比较高,无论光子能量如何变化,光电效应都占绝对优势,而康普顿效应不如相干散射那么重要,后两者所占比重都很小。在诊断 X 线中,常采用钡剂和碘剂作为对比剂,以提高光电效应发生概率,增大人体组织的对比度。在空气中,每种作用的相对百分数几乎相同。

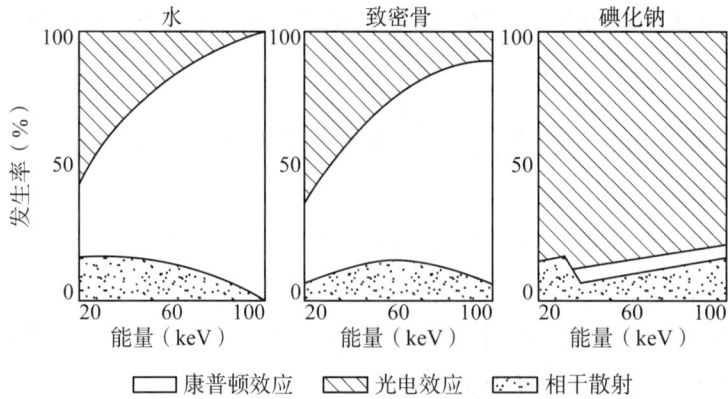

图 2‒4　在诊断 X 线中各种基本作用发生的相对概率

（武　杰　何锦涛）

第二节　物质对 X 线的吸收规律

X 线在传播过程中的强度减弱,包括距离所致的衰减(扩散衰减)和物质所致的衰减(吸收衰减)两个方面。

若不考虑介质的吸收,均匀介质中的 X 线点光源在向空间各个方向辐射时,其情况与普通点光源一样,在半径不同的球面上,X 线强度的衰减遵守与距离的平方成反比的规律。此规律成立的条件是:点光源的球面发射,且在真空中传播。但空气中产生的衰减很少,近似于真空,故在一般 X 线影像中,用改变 X 线管焦点到胶片或探测器的距离来调节 X 线的强度,此谓扩散衰减。

当 X 线通过物质时,X 线光子与物质中的原子发生光电效应、康普顿效应和电子对效应等,在此过程中由于散射和吸收致使入射方向上的 X 线强度减弱,此谓吸收衰减。X 线强度在物质中的吸收衰减规律是 CT 的物理依据。

一、衰减系数

衰减系数即线性衰减系数、质量衰减系数、原子衰减系数和电子衰减系数,简称为吸收系数或散射系数。

截面是描述粒子与物质相互作用概率的物理量,定义为 1 个入射粒子与单位面积上 1 个靶粒子发生相互作用的概率,用符号 σ 表示。如果 1 个入射粒子有多种相互独立的相互作用方式,则相互作用的总截面等于各相互作用截面之和。假设一束单能平行 X 线光子束水平入射到一靶物质中,靶物质单位体积的靶粒子数为 n,密度为 ρ,在厚度 $x=0$ 处与入射 X 光束垂直的单位面积上的光子数为 N_0,在厚度 x 处,单位面积的光子数为 N,穿过 $\mathrm{d}x$ 薄层

时,有 dN 个光子与物质发生了相互作用,因而测量到的光子数目变化就是 $-dN$。由截面定义可得微分方程如下:

$$-dN = \sigma N_n dx \qquad 式(2-2)$$

根据初始条件:$x=0$ 时,$N=N_0$,求解上述微分方程得:

$$N = N_0 e^{-\sigma n x} = N_0 e^{-\mu x} \qquad 式(2-3)$$

$$\mu = \sigma n \qquad 式(2-4)$$

式(2-4)表明,μ 表示 X 线光子与每单位厚度物质发生相互作用的概率,称为线性衰减系数,单位是 m^{-1} 或 cm^{-1}。另外,由式(2-2)和(2-3)可得:

$$\mu = \frac{-dN}{N} \cdot \frac{1}{dx} \qquad 式(2-5)$$

式(2-5)表明线性衰减系数也表示 X 线光子束穿过靶物质时在单位厚度上入射 X 线光子数减少的百分数。

X 线透过物质的量以长度(m)为单位时,X 线的衰减系数被称为线性衰减系数;也即 X 线透过单位厚度(m)的物质层时,其强度减少的分数值。线性衰减系数是光子束能量和靶物质原子序数的函数,与入射光子数无关;线性衰减系数越小,X 线光子的穿透能力越强,式(2-3)说明光子数的变化服从指数衰减规律,但必须满足窄束和单能条件。所谓窄束是指 X 线光子束的照射范围小,足以保证与靶物质相互作用后产生的散射光子照射不到探测器。

将 X 线透过物质的量以质量厚度(kg/m^2)为单位时的 X 线衰减系数,称作质量衰减系数(μ/ρ),也即 X 线在透过质量厚度为 $1\,kg/m^2$ 的物质层后,X 线强度减少的分数值,单位为(m/kg)。质量衰减系数不受吸收物质的密度和物理状态的影响,它与 X 线的波长和吸收物质的原子序数关系式如下:

$$\mu_m = K\lambda^3 Z^4 \qquad 式(2-6)$$

式(2-6)表明,波长 λ 越短,X 线的衰减越少,即穿透力越强;同时吸收物质的原子序数 Z 越高,X 线的衰减越大。K 为常数。

总衰减系数为光电衰减系数 τ、相干散射衰减系数 σ_t、康普顿衰减系数 σ_c 和电子对效应衰减系数 x 的总和,如下式:

$$\mu = \tau + \sigma_t + \sigma_c + x \qquad 式(2-7)$$

若用物质密度 ρ 去除以上线性衰减系数,则得到质量衰减系数。总质量衰减系数等于各相互作用过程的质量衰减系数之和,如下式:

$$\mu/\rho = \tau/\rho + \sigma_t/\rho + \sigma_c/\rho + x/\rho \qquad 式(2-8)$$

至于每一项在总衰减系数中所占的比例,则随光子能量和吸收物质的原子序数而变化。

能量转移系数:在 X 线与物质的 3 个主要作用过程(光电吸收、康普顿效应及电子对效应)中,X 线光子能量都有一部分转化为电子(光电子、反冲电子和正负电子对),另一部分则被一些次级光子(特征 X 线光子、康普顿散射光子及湮灭辐射光子)带走。如此总的衰减系数 μ 可以表示为上述两部分的总和,即:

$$\mu = \mu_{tr} + \mu_p \qquad\qquad 式(2-9)$$

其中,μ_{tr} 表示 X 线能量的电子转移部分;μ_p 表示 X 线能量的辐射转移部分。

对于辐射剂量学而言,重要的是确定 X 线光子能量的电子转移部分,因为最后在物质中被吸收的正是这一部分能量。

二、影响吸收衰减的因素

(一) X 线能量和原子序数对衰减的影响

随着 X 线能量的增加,入射光子的能量变大,穿透力变强,透过的 X 线强度越大,光电效应发生的概率下降,X 线衰减越少;吸收物质的原子序数越大,X 线衰减越大。在 X 线诊断能量范围内,当 X 线能量增加时,光电效应的百分数下降。当物质原子序数高时,光电效应增加。对高原子序数的物质(如碘化钠)在整个 X 线诊断能量范围内主要是光电效应;对于水和骨骼,则随 X 线能量增加,康普顿散射占了主要地位。

根据 X 线穿透物质的透过量随入射 X 线能量增加而增加的规律,低原子序数物质随着 X 线能量增加,衰减减少,透过量增;对高原子序数物质则不然,当 X 线能量增加时,透过量有可能下降。当 X 线能量等于或稍大于吸收物质 K 层电子结合能时,光电效应的概率会发生突变。X 线检查中使用的造影剂中的钡和碘,因为有很理想的 K 结合能,更多的光电效应发生在 K 层,所以可产生更高的影像对比度。

(二) 物质密度对衰减的影响

吸收物质的密度越大,X 线衰减越大。在一定厚度中,组织密度决定着电子的数量,也就决定了组织阻止射线的能力。组织密度对 X 线的衰减是直接关系,如果一种物质的密度加倍,则它对 X 线的衰减也加倍。

(三) 每克电子数对衰减的影响

吸收物质的每克物质的电子数越大,X 线衰减越大。电子数多的物质比电子数少的更容易衰减射线。一定厚度的电子数决定于密度,也就是决定于 $1\,cm^3$ 的电子数。这是临床放射学中影响 X 线衰减的主要因素。

三、X 线在均匀介质中的吸收衰减

由物理学的吸收定律(朗伯定律)可知,当一单色 X 线束通过一个密度均匀的小物体时,X 线被物质吸收的衰减规律可用下式表达:

$$I = I_0 e^{-\mu d} \qquad\qquad 式(2-10)$$

式中：I_0表示入射的X线强度；I表示穿过均匀密度物体后透射的X线强度；μ表示物质对该波长的线性衰减系数；d表示穿过均匀密度物体的路径长度；e表示自然对数底。

由式(2-10)可知，物质对X线的吸收衰减与穿过均匀密度物体的路径长度d和物质对该波长的线性衰减系数μ有关，d和μ越大，吸收衰减程度越高。而影响物质对该波长的线性衰减系数μ的因素有4个，1个是X线本身的性质，其他3个是吸收物质的性质，即物质的密度、原子序数和每千克物质含有的电子数。一般认为，入射X线的能量越高，μ值越低，X线的吸收衰减越少；吸收物质的密度越大、原子序数越高、每千克物质含有的电子数越多，μ值越高，X线的吸收衰减也越高。

四、X线在人体中的吸收衰减

值得注意的是，朗伯定律得出的前提条件是X线束通过物体的密度是均匀的，然而在实际的CT扫描中，所照射的人体是由多种物质组成的，也即每一射线路径中，不同的物质如骨骼、软组织、空气等的衰减系数是不一样的。假设将物体分成若干等长的小段，每段长度为d，且d足够小，从而设想为每段的密度是均匀的，如图2-5所示。

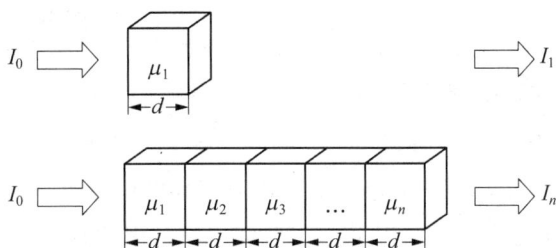

图2-5　衰减系数的定义

对于第一段，入射X线强度为I_0，出射X线强度为I_1，则：

$$I_1 = I_0 e^{-\mu_1 d} \qquad\qquad 式(2-11)$$

对于第二段，入射X线强度为I_1，出射X线强度为I_2，则：

$$I_2 = I_1 e^{-\mu_2 d} = I_0 e^{-(\mu_1 + \mu_2)d} \qquad\qquad 式(2-12)$$

其中，μ_1表示第一小段的衰减系数；μ_2表示第二小段的衰减系数；I_1表示第一小段的出射强度；I_2表示第二小段的出射强度。

以此类推，对于第n段有：

$$I_n = I_0 e^{-(\mu_1 + \mu_2 + \cdots + \mu_n)d} \qquad\qquad 式(2-13)$$

改写上式为：

$$\mu_1 + \mu_2 + \cdots + \mu_n = \frac{1}{d} \ln \frac{I_0}{I_n} \qquad\qquad 式(2-14)$$

上式表明：在X线穿过的路径上，如果已知d、I_0、I_n，则物体的衰减系数总和可以计算出。然而一个方程式不能解出n个未知数，必须作出多方向投影建立多个方程式，才能算出所有的吸收系数。也就是说,CT 图像的重建过程,就是求每个小单元衰减系数的过程。因而上述方程是 CT 图像重建的基本方程之一。

（武　杰　何锦涛）

第三节　CT 的基本概念与成像过程

一、CT 的基本概念

(一) 体素

在 CT 诊断中,被扫描人体的组成是不均匀的,而扫描中将人体划分成很多小块,每一小块近似密度均匀,因此可以满足朗伯定律的使用要求。人体划分出的这些密度近似均匀的小立方体,称为体素。体素是被 CT 扫描的最小体积单元。体素具有 X、Y 和 Z 3 个方向的尺度,X、Y 对应长和宽,Z 对应高度或厚度。通常 CT 中体素的长和宽都为亚毫米级别(具体由矩阵大小决定),高度或层厚常用的有 10、5、3、2、1 mm 等。在这一体积单元中其密度按容积的平均值计算。体素的大小由下式决定：

$$体素＝扫描视野 \times 层厚 / 矩阵 \qquad 式(2-15)$$

其中,扫描视野(field of view, FOV)是决定扫描多少解剖部位的参数,其大小受 X 线束的扇形角的限制。理论上,小扫描野比大扫描野图像质量要好,所以,应尽可能使用小扫描野。但是,无论对什么部位成像,扫描野应该始终大于被检者的周缘,否则将造成被检者扫描图像的缺失。另外,扫描架中心位置图像质量最好,所以在摆位时应尽可能把要观察的解剖部位放在扫描架中心位置。

矩阵与重建后图像质量有关,一般为 512×512、1 024×1 024 等。图像采样范围的大小或图像显示尺寸的大小一经确定,那么矩阵越大像素越多,则像素也就越细小,图像质量就越高。

(二) 层厚

层厚(slice thickness)是扫描时 X 线准直所对应的肢体断面厚度,是体素在 Z 方向的尺度,是影响图像分辨力的一个重要因素。层厚小,图像纵向空间分辨力好,但探测器接收到的 X 线光子数减少,噪声增大;层厚大,密度分辨力提高,但空间分辨力下降。所以要协调好两者之间的关系以取得最佳效果。扫描层厚需根据被检结构的大小和病变的大小确定。检查内耳、内耳道、眼眶、椎间盘等须采取薄层扫描;观察软组织且范围较大时,选择较大的层厚。病变范围过大时,则采用加大层厚、加大层间距的方法。如果需要图像三维重组,一般需要重建薄层图像,以提高重组图像质量。扫描层厚可为 2.0~10.0 mm 不等,64 层螺旋

CT、双源 CT 等扫描厚度可达亚毫米级,如 0.33 mm。

(三) 像素

CT 图像是二维的,构成 CT 图像的最小单元称为像素。而像素的大小由下式决定:

$$像素＝扫描视野／矩阵 \qquad 式(2-16)$$

根据式(2-15)和式(2-16)的对比,像素相对体素缺少了 z 方向的尺度,即高度或者厚度方向,因此,像素是二维的,而体素是三维的(图 2-6)。像素是体素在二维 CT 图像上的表现,它的空间位置与体素的位置相对应,它的灰度与体素的密度值相对应。由于被准直的 X 线是有一定厚度的,所以 CT 中得到的图像实际上反映了人体三维体层的情况,即一张 CT 图像对应相应三维体层的断面。

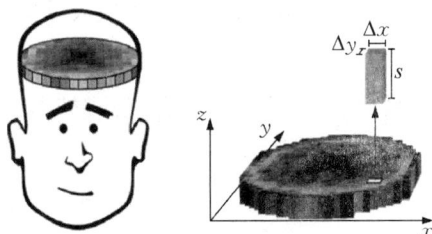

图 2-6　体素和像素的关系

图像清晰度与体素、像素有密切的关系。也就是说,与数据收集系统的原始数据量和所收集到数据的精度,以及图像处理系统的计算机容量有密切的关系。体素、像素越小,图像越清晰。所以,CT 应设法获取更多的原始数据,而原始数据又与采样点数和探测器数目有关。它是根据断层所设置的厚度、矩阵的大小而决定的,具有长、宽、高且能被 CT 扫描成像的最小体积单位(体积元)。通常 CT 中体素的长和宽都由矩阵大小决定,高度由层厚确定。

如果人体的一个三维体层被分割成 $n×m$ 个体素,则在其对应的 CT 图像中就有 $n×m$ 个像素。每个体素被认为是均匀的,吸收系数相同,则 CT 图像中存在 $n×m$ 的未知的吸收系数。根据上述吸收系数方程,要求解 $n×m$ 未知的吸收系数,需要列出 $n×m$ 个独立一次方程。根据联立方程求出各体素的吸收系数后,利用这些数据即可建立体层图像。一般将计算出各体素吸收系数的过程称为图像重建。一幅好的图像至少由几十万到上百万个像素(对应体素)组成,求解的计算量巨大。除联立方程外,还有许多计算方法也可以求出各体素的吸收系数。

(四) 卷积

卷积(convolution)是图像重建运算处理的重要步骤。卷积处理通常需使用滤波函数来修正投影数据,卷积结束后,形成一个新的用于图像重建的投影数据。

(五) 插值

插值(interpolation)是采用数学方法在已知某函数的两端数值,并估计该函数在两端之间任一值的方法。CT 扫描采集的数据是离散的、不连续的,需要从两个相邻的离散值求得其间的数值。目前,很多螺旋 CT 都采用该方法作图像重建的预处理。

(六) 螺距

单层螺旋螺距(pitch)为扫描机架旋转一周检查床运行的距离与射线束宽度的比值。在单层螺旋 CT 扫描中,床运行方向(z 轴)扫描的覆盖率和图像的纵向分辨力与螺距有关。多层螺旋螺距的定义与单层螺旋相同,但实际情况可能有所差别,即扫描旋转架旋转一周检查床运行的距离与全部射线束宽度的比值。但在单层螺旋扫描螺距等于 1 时,只产生 1 幅图像(不考虑回顾性重建设置因素),而多层螺旋扫描螺距等于 1 时,根据不同的 CT 机,可以同时产生 4、8、16 幅或更多的图像。

(七) CT 值

CT 中用吸收系数的数值来计算、存储非常烦琐。豪斯菲尔德(Housfield)定义了一个新概念 CT 值,作为表达组织吸收的统一单位。CT 值规定将受测物质的衰减系数 $\mu_物$ 与水的衰减系数 $\mu_水$ 作为比值计算,公式如下:

$$CT 值 = \frac{\mu_物 - \mu_水}{\mu_水} \times 1000 \qquad 式(2-17)$$

CT 值多以亨氏单位(HU)来表示。水的 CT 值为 $(\mu_水 - \mu_水)/\mu_水 \times 1000$,因此为 0。$\mu_a$ 表示空气的衰减系数,为 0.0013,约等于 0。将上述值代入公式可计算出空气的 CT 值为 -1000。

将人体组织的 CT 值定为 2000 个分度,上界为骨质的 CT 值,即 $+1000\,HU$,下界为空气的 CT 值,即 $-1000\,HU$。近代有些机器为了使 CT 值更为精确,将 CT 值的界限定为 4000 个分度,上界为 $+3000\,HU$,下界为 $-1000\,HU$。

CT 具有高的密度分辨力,人体软组织的吸收系数虽大多数近于水的吸收系数,但 CT 能分辨出吸收系数 0.1%~0.5% 的差异,所以能形成对比而显影。正常人体各组织器官的 CT 值范围如图 2-7 所示。

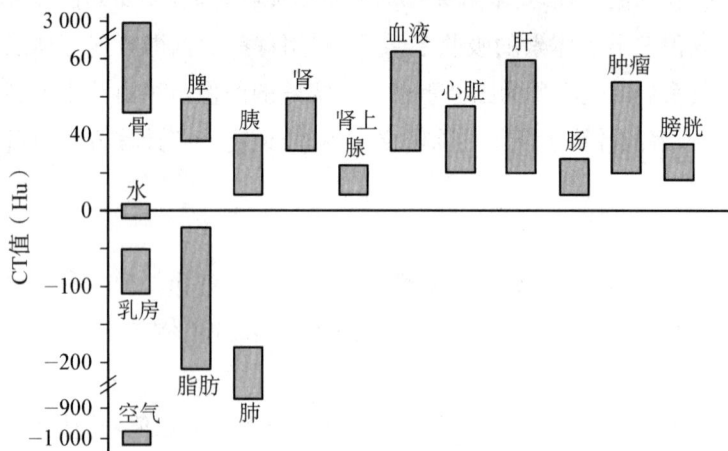

图 2-7　正常人体各组织器官的 CT 值范围

CT 值不是绝对不变的数值,受 X 线管电压、CT 装置、室内环境、扫描条件、邻近组织等许多因素的影响。如 X 线管电压不同产生光子能量就不同,组织对不同能量的光子吸收系数也不同,因而所求得的 CT 值也不同。因此,在组织密度的定量分析时应考虑各种因素的影响。

(八) 窗口技术

CT 值界限范围较大,而人眼的分辨力和显示器显示能力有限。对如此大的组织密度灰阶差,须利用窗口技术分段显示。窗口技术是 CT 检查中用以观察不同密度的正常组织或病变的一种显示技术。根据观察脏器的 CT 值范围来调节窗宽和窗位,呈现最佳的显示状态。

1. 窗宽(width,W)　是指 CT 图像上所选定 CT 值的显示范围。在此 CT 值范围内的组织和病变均以不同的灰度显示。CT 值高于此范围的组织和病变,无论高出程度多少,均以白影显示;反之,低于此范围的组织结构,均以黑影显示。增大窗宽,则图像所示 CT 值范围加大,显示具有不同密度的组织结构增多,但各结构之间的灰度差别减少。

2. 窗位(level,L)　是指窗口的中心位置。同样的窗宽,由于窗位不同,其所包括的 CT 值范围也有差异。例如,窗宽同为 100 HU,当窗位为 0 HU 时,CT 值范围为 −50～+50 HU;当窗位为 +35 HU 时,则 CT 值范围为 −15～+85 HU。通常,欲观察某一组织结构及其发生的病变,应以该组织的 CT 值为窗位。例如观察脑组织及其病变时,选择脑窗。同理,肺野观察用肺窗,纵隔观察用纵隔窗(图 2-8)。

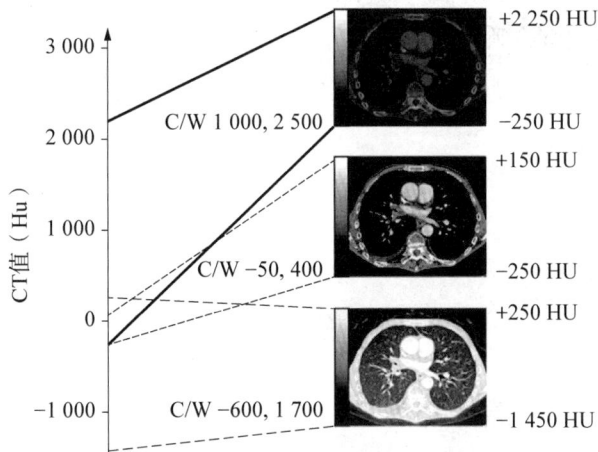

图 2-8　不同窗口技术的胸部 CT 显示效果

二、CT 的成像过程

一幅 CT 图像可以看作是一个 CT 值的矩阵。要完成整个矩阵所有 CT 值的求解工作需要采集足够多的数据来列方程组。数据采集至少需要有能够产生 X 线的 X 线管和测量 X 线强度的探测器。一个角度采集的数据往往不能列出足够多的方程来求解,需要旋转 X 线管和探测器进行扇形扫描,以获取大量数据。因此,整个 CT 工作流程可以划分为 3 个阶段:①数据采集阶段,X 线管产生的 X 线穿过人体后被探测器接收,X 线管和探测器围绕人体做大角度旋转扫描采集数据;②图像重建阶段,采集的数据通过计算机处理计算出各像素的 CT 值,得到一个 CT 值的矩阵;③图像显示阶段,将 CT 值赋予一定的灰度,CT 值的矩阵就转变为一幅黑白的图像。

要完成上述3个阶段的工作,需要硬件系统来支持。X线管产生X线后,首先,经过准直器穿透人体被检测的体层平面,X线束经人体薄层内器官或组织衰减后射出到达探测器。探测器将含有一定体层信息的X线转变为相应的电信号。通过测量电路将电信号放大,再由A/D转换器变为数字信号,送给计算机处理系统处理。其次,计算机系统按照设计好的图像重建方法,对数字信号进行一系列的计算和处理,得出人体体层平面上器官或组织密度数值分布情况,计算出的器官或组织密度值先存入计算机中。最后,依据不同器官或组织的密度表示出不同的灰度,显示人体器官或组织密度断面图像。

（武　杰　何锦涛）

思 考 题

1. 在CT检查中,X线与人体相互作用的效应主要有几种?
2. 简述像素和体素的概念。
3. 简述CT值的计算方法。空气和水的CT值是多少?
4. 简述CT成像的3个阶段。

第三章

CT 结构与控制

第一节 螺旋 CT

一、概述

螺旋 CT 的问世,使 CT 技术在临床应用上又有新的发展,并在临床中得到最广泛的应用。与常规的轴向扫描不同,螺旋扫描是被检者(扫描床面)以匀速运动,通过旋转 X 线管的扫描野来实现的。在扫描过程中,X 线相对运动物体扫描的路径呈螺旋轨迹(图 3-1),所以称为螺旋 CT。

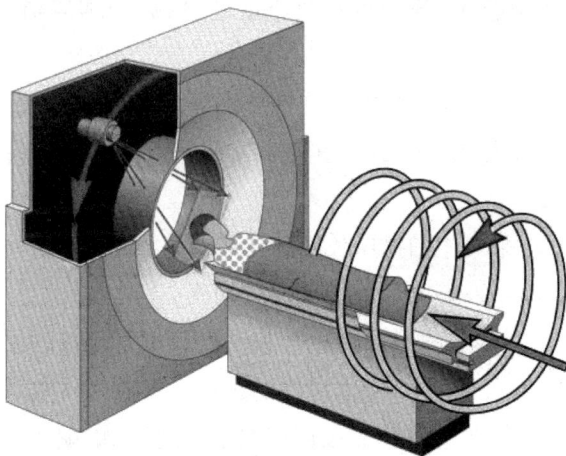

图 3-1　螺旋扫描方式

螺旋 CT 是 20 世纪 80 年代末医学影像领域的一个重大突破。1986 年,螺旋 CT 这个概念首次出现在文献上。1988 年,德国人卡伦德(Kalender)和瑞士人沃克(Vock)开始做螺旋

CT 的研究工作,提出了螺旋 CT 性能的物理测定和临床研究。与此同时,对于螺旋扫描密切相关的插值方法有了更深入的探讨。1989 年,螺旋 CT 的研究及其成果首次出现在北美放射学会(RSNA)年会上。到目前为止,临床使用的 CT 以螺旋 CT 为主。

螺旋 CT 是在计算机、电子技术和电器性能得到快速进步的基础上发展起来的,能有效缩短扫描时间,减少运动伪影。在螺旋扫描中,X 线管和探测器做旋转运动的同时,扫描床带动被检者做匀速运动,扫描轨迹为螺旋线。这种扫描方式使得原始数据获取的时间大大缩短,横断层面可以在呼吸状态保持不变的情况下一次扫描而获得。

(一) 螺旋 CT 的优点

(1) 螺旋 CT 的连续容积扫描,使短时间内的大范围扫描成为可能。临床上可满足绝大部分不同部位的 CT 检查。多数患者可在一次屏气中完成扫描,避免了漏扫和重扫。

(2) 可以避免呼吸运动引起的病灶遗漏,具有在选定位置及间隔上进行回顾性重建的能力,可进行多断面或三维图像重建,且重建图像质量好,减少了部分容积效应的影响,使病灶检出率明显提升。

(3) 螺旋 CT 增强扫描速度快,可使全部扫描在增强高峰期内完成,不但能获得最佳增强效果,而且可减少对比剂用量。

(二) 螺旋 CT 的主要扫描参数

1. 数据采集　指单次螺旋扫描中采集到的整个体积数据。

2. 成像范围(D)　指一次集中成像的第一层面中点与成像最后一层面中点之间的距离。

3. 成像间隔(d)　指连续两张重建图像的层面中心点间的距离,即螺距除以每周成像数;它决定重建图像横断层面之间的重叠模式,与扫描过程无关。当扫描层厚、扫描范围和扫描时间相同时,重建间距越小,部分容积效应就越少,病变越清晰,所获得的影像数目也越多。

4. 回顾性重建　螺旋 CT 的一个重要特性是回顾性重建。也就是说,先收集螺旋原始数据,然后在任何位置上对图像进行断层重建。这样重建出来的图像可以得到比传统扫描好得多的纵向分辨力。

5. 床移动距离　一次采集中扫描床长轴方向移动的距离之和。

6. 周数(N)　一次数据采集中 X 线管的旋转周次。

7. 层厚(a)　由准直器限定的 X 线束的厚度。螺旋 CT 设备的层厚设置随机器生产厂家不同而略有不同,一般为 0.5~10 mm。层厚的选择主要根据成像部位和检查目的。

8. 螺距(P)　X 线管旋转一圈时,扫描床在水平方向移动的距离。螺距因子(P_f):螺距与扫描层厚之比值。可用以下公式表示:

$$P_f = P(\text{mm})/a(\text{mm}) \hspace{3cm} \text{式(3-1)}$$

螺旋 CT 产生的图像数目取决于选择的成像间隔和床的移动。螺旋参数的选择主要包括层厚和螺距。不同于轴向扫描 CT,螺旋 CT 可以进行回顾性重建,因此,图像的数目可以在数据采集前设定,也可以在数据采集后设定。螺旋数据依据选择的成像间隔,可以在一周内重建出一个或多个图像。下式表明螺距(P)、每周成像数(n)和成像间隔(d)之间的转换关系:

$$n = P/d$$

式(3-2)

螺距因子是一个无单位的参数,是螺距与层厚相除得到的因子。当扫描层厚为 10 mm,螺距为 10 mm 时,螺距因子等于 1;螺距为 5 mm 时,螺距因子等于 0.5;螺距 20 mm 时,螺距因子等于 2。螺距 1 表示扫描层面间无间隔亦无重叠,螺距 0.5 表示扫描相邻层面间有 1/2 的重叠,螺距 2 表示相邻图像所覆盖的区域之间有间隔。使用小的螺距,可增加扫描原始数据资料的采集量而提高图像质量,但增加了被检者曝光量和扫描时间。使用大的螺距,可在相同扫描时间内增加扫描范围或者在相同的扫描范围内缩短扫描时间,但扫描层面所获得的数据资料减少,图像质量受影响。

上述各参数的物理意义如图 3-2 所示。

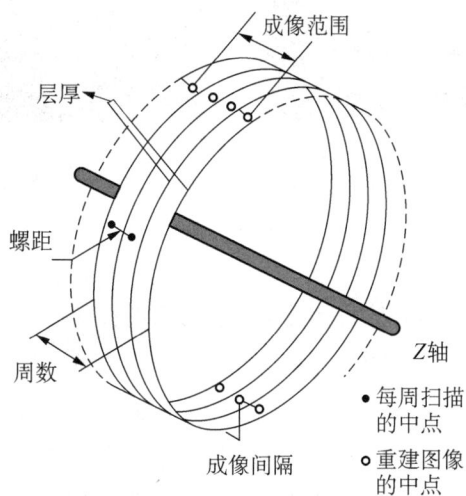

图 3-2 螺旋扫描各参数示意图

(三) 螺旋 CT 的插值算法

图 3-3 显示传统 CT 和螺旋 CT 之间不同的扫描方式。传统 CT 在 360°范围内扫描产生断层,扫描起点和终点闭合(图 3-3A)。螺旋扫描由于扫描过程中床也在运动,扫描的起始点和终结点无法闭合(图 3-3B)。在螺旋扫描中,如果直接用扫描的原始数据重建图像将产生条形伪影(图 3-4A)。为了去除这类伪影,并重建扫描体积内任意位置上的图像,必须从螺旋数据中合成某一闭合断面的数据。合成闭合断面数据最容易的方法是在选定的断面内,针对没有采集数据的位置,利用附近采集的数据加权平均进行补偿,最终得到完整的闭合断面数据,这种方法称为螺旋内插法(图 3-4B)。

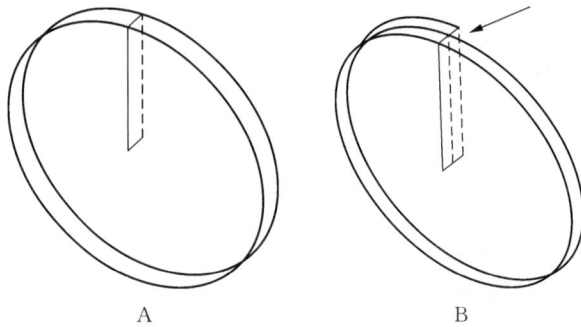

图 3 - 3   传统 CT 和螺旋 CT 不同的扫描方式
A.传统方式;B. 螺旋方式。

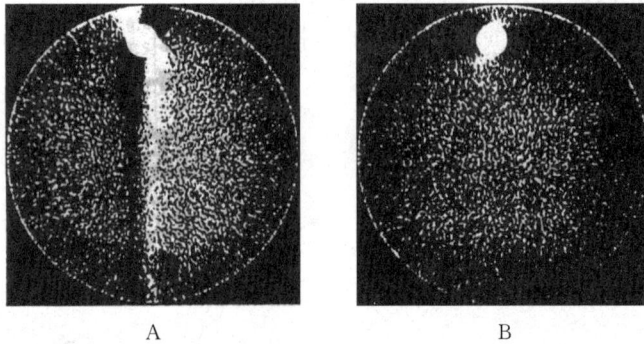

图 3 - 4   运用插值算法前、后图像的改进
A. 插值前;B. 插值后。

在各类螺旋原始投影数据插值技术中,线性插值的使用最为广泛。典型的线性插值技术包括全扫描(full scan, FS)、次扫描(under scan, US)、插值全扫描(full scan with interpolation, FI)、半扫描(half scan, HS)、插值半扫描(half scan with interpolation, HI)、外插法半扫描(half scan with extrapolation, HE)等方法。其中,FS 方法是最简单的插值法,以 360°范围收集原始投影数据,在滤波反投影之前没有经过修正;在 US 和 HS 插值方法中分别要求有一个到 360°和 180°的角度补偿;在 FI 方法中,通过对相邻的原始投影数据以同一方向进行线性插值,可以得到一组 360°的平面投影数据,所以原始数据跨越了一个 360°的角度范围;HI 方法使用了足够的原始扇形数据,在相反的方向对相邻数据进行插值,这样把 FI 方法中所需要的 720°的角度减少为 HI 方法中的 360°加上两个扇形的角度;HE 方法无须像 HI 方法那样要求对重建平面从不同的方向获得投影数据。在 HE 方法中,如果从平面的同一面获得相反的投影数据,则可以通过外插方法估算相应的投影值,否则就采用 HI 方法中的内插方法。在这些线性插值方法中,HI 和 HE 方法被广泛使用,它们有效地利用了原始数据,精确地合成了平面投影,并且生成了比较满意的重建图像。

二、多层螺旋CT

(一) 多层螺旋CT的发展

多层螺旋CT常被称为多层CT,多层的称谓源自X线管旋转一周可以获得多个层面的图像。多层CT是与单层CT相对的概念。多层CT的实现得益于多排探测器阵列的设计。如图3-5所示,排是指CT探测器在Z轴方向的物理排列数目,即有多少排探测器,是CT的硬件结构参数;层是指CT数据采集系统同步获得图像的能力,是同步采集图像的数目。因此,多层反映的是CT采集图像的能力,多排是实现多层的物理基础。排跟层之间有联系也有区别,它们的数目并不是一个简单的相等关系。因为气体探测器较难实现在Z轴方向上的分割,多排探测器基本采用固态的闪烁探测器来实现。在多排探测器阵列的布局上,不同的公司在设计上也有不同。

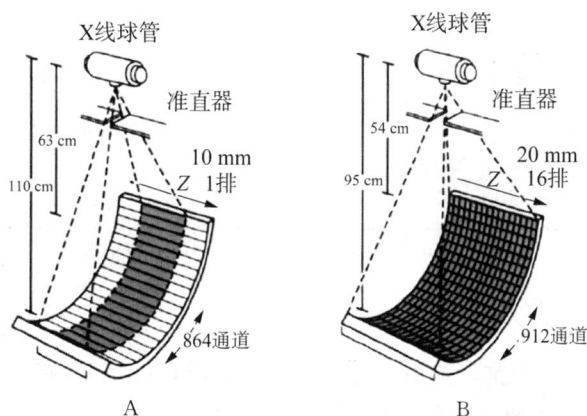

图3-5 单层CT和多层CT的探测器阵列设计示意图
A. 单排;B. 多排。

1989年,在滑环技术日益完善和成熟的基础上,螺旋CT设备投入临床应用。1994年,双层螺旋CT的推出使CT设备进入多层螺旋扫描时代。多层螺旋CT的性能又比单层螺旋CT的性能上了一个台阶,扫描覆盖范围更大、扫描时间缩短、Z轴分辨力更强,可以得到更好的三维重建图像。

之后数年,探测器层数增加成为各CT生产商角逐的热点。而后进行4层图像采集的4层CT设备在1998年北美放射学年会上问世。2001年,又推出了16层螺旋CT。2004年,64层螺旋CT问世,加上三维工作站的应用,为临床医生开辟了新的领域。128层、256层CT也相继出现,心脏扫描得以实现;随着排数的增多,其扫描成功率在不断提高。目前,国产联影天河CT也达到了320排640层,在智能、能谱等方面展现了独特优势。但是,随着探测器排数的增多,探测器在Z轴覆盖的范围也越来越大,如320排探测器阵列,每一排探测器阵列厚度为0.5mm,Z轴覆盖范围为160mm。如此大的覆盖范围在临床上也会带来一些问题,如屋顶效应等。多层螺旋CT的发展见表3-1。

表 3-1　多层螺旋 CT 的发展

生产商	产品型号	排数(D)	层数(M)	生产年
Elscint	Twin	2	2	1994
GE	Lightspeed	16	4	1998
Marconi	Mx8000	8	4	1998
Siemens	Volume Zoom	8	4	1998
Toshiba	Aquilion	34	4	1998
GE	Lightspeed 16	16	16	2001
Philips	IDT 16	24	16	2001
Siemens	Sensation 16	24	16	2001
Toshiba	Aquilion	40	16	2001
GE	VCT 64	64	64	2004
Philips	Brilliance 40	52	40	2004
Siemens	Sensation 64	40	64	2004
Toshiba	Aquilion 64	64	64	2004
Philips	Brilliance iCT	128	256	2007
Siemens	Definition AS	64	128	2007
GE	Discovery CT750HD	64	64	2008
Toshiba	Aquilion ONE	320	320	2008
Siemens	Definition Flash	2×64	2×128	2008

注:Elscint,艾尔萨格;GE,通用电气;Marconi,马可尼;Siemens,西门子;Toshiba,东芝;Philips,飞利浦。

多层 CT 的 X 线束在 Z 轴方向上,从 1 cm 左右的宽度增加到几厘米到十几厘米,使得 X 线束从扇形线束扫描演变到锥形线束扫描。多层 CT 设备的主要特征是探测器在 Z 轴方向上数目大于 1,目前的探测器的数目从几排到上百排不等(见图 3-5),各厂家的高端 CT 技术一改以往在层数发展方向上互相追逐的态势,而向不同的方向发展。

相比于单层 CT,多层 CT 的优点如下:

1. **体积覆盖范围大**　扫描速度在较宽的层厚条件下能够满足大面积的体积覆盖区域。这种特性对必须控制被检者运动的扫描显得尤其重要。在 640 层 CT 中,探测器排数为 320 排,每排探测器厚度为 0.5 mm,扫描一圈可以覆盖 16 cm。在外伤、胸外科、衰老症、儿科等领域一圈扫描即可满足要求,也可利用多层 CT 设备的快速扫描进行心电门控的研究。

2. **薄层扫描**　快速获取大量的薄层图像,有利于三维图像重建,如在 CT 血管造影和仿真内镜等应用时更显其优势。

3. **球管寿命延长**　在球管冷却方面,多层 CT 设备对球管的冷却要求不高,这是因为在一定曝光剂量(mAs)的条件下可以增加扫描覆盖范围。通常在多层扫描时,球管旋转一圈可同时获得多层,因此扫描同样的范围需要的旋转圈数少,缩短球管工作时间,可以延长球管使用寿命。

(二) 多排 CT 探测器

随着 CT 设备的发展,现阶段各大厂家都已推出多排 CT 探测器。探测器的排数是指探

测器在 Z 轴方向上的物理单元数。探测器的排数越多,扫描一周时获得的图像层数也多;每排探测器的宽度越窄获得图像的 Z 轴分辨率越好。例如 64 排探测器,64 排就是 Z 轴方向有 64 个探测单元,每个单元对应等中心的宽度投影,即探测器的 Z 轴分辨率。探测器对应等中心的总投影宽度为:$64×0.625=4$ cm(图 3-6)。不同厂家每排的宽度不等,常见的有 0.5、0.6、0.625 mm 3 种。

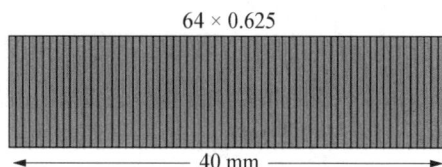

图 3-6 64 排探测器结构图

（于广浩）

第二节 CT 的系统组成

现今,CT 多在螺旋 CT 基础上逐步发展,其间多排、双源等新技术不断涌现,使得 CT 性能不断提升,在临床发挥了巨大作用。通常 CT 设备组成包括硬件和软件。CT 在运行中,通过控制系统协调软、硬件。

一、CT 硬件构成

CT 硬件部分主要有扫描机架和扫描床,其中 CT 扫描机架由旋转部分和静止部分组成。旋转部分包括滑环、X 线管、高压发生器、滤过器、准直器、探测器,以及数据采集系统等部件;静止部分包括配电系统、CT 主控制器、控制台、计算机系统等。通常可将 CT 部件按照所执行的功能划分为 6 个系统:

1. 机械系统 包括扫描机架、扫描床、冷却系统等。

2. 控制系统 包括 CT 主控制器、通信模块、旋转/倾斜电机和驱动器、定位激光灯及环境监控板等。

3. 高压及 X 线系统 包括配电柜、滑环、高压发生器、X 线管、不间断电源等。

4. 数据—影像链系统 包括探测器、数据采集系统、准直器、数据传输系统、图像重建计算机等。

5. 采集工作站系统 包括系统控制计算机、后处理工作站、控制台等。

6. 辅助系统 包括控制面板、手持式遥控器及人工智能(AI)辅助被检者摆位等。

二、CT 软件构成

CT 软件可分为系统软件及图像重建软件,此外还包括用于部件控制的嵌入式软件等。CT 软件系统通常可以分为如下部分:

1. 部件软件 每个部件运行时需要软件支撑,即固件,又称嵌入式软件。

2. **扫描机架控制软件**　它运行于 CT 的主控制器中,负责对扫描机架部件之间、子系统之间进行"调度"和"安排",又称系统固件。

3. **系统软件**　运行于图像控制系统(image control system,ICS)上,负责发送指令、进行参数设置、完成被检者注册登记、选择和修改扫描方案、发送扫描、重建、图像后处理等功能。CT 系统软件还接受用户发送的指令,并将指令"传达"给扫描机架控制软件及图像重建软件,最终完成相关的扫描、重建、显示等任务。除此之外,CT 系统软件还提供图形化的用户界面,便于交互。

4. **图像重建软件**　为了提高图像重建的效率,图像重建工作往往由单独的图像重建计算机来完成。它主要负责采集数据的预处理、图像重建及部分后处理工作。

5. **后处理软件**　在后处理工作站上运行的软件称为后处理软件,主要负责图像的后处理工作。

三、CT 系统的电源分配

CT 系统的电源分配通常包括网电源、配电系统、扫描机架静止部件、滑环、高压发生器、其他旋转部件,以及它们之间的电气连接方式(图 3-7)。典型 CT 系统电源分配描述了外网电源与 CT 扫描机架及 CT 机架内部各个子系统和部件之间的电气接口,并描述了电气参数及其范围。

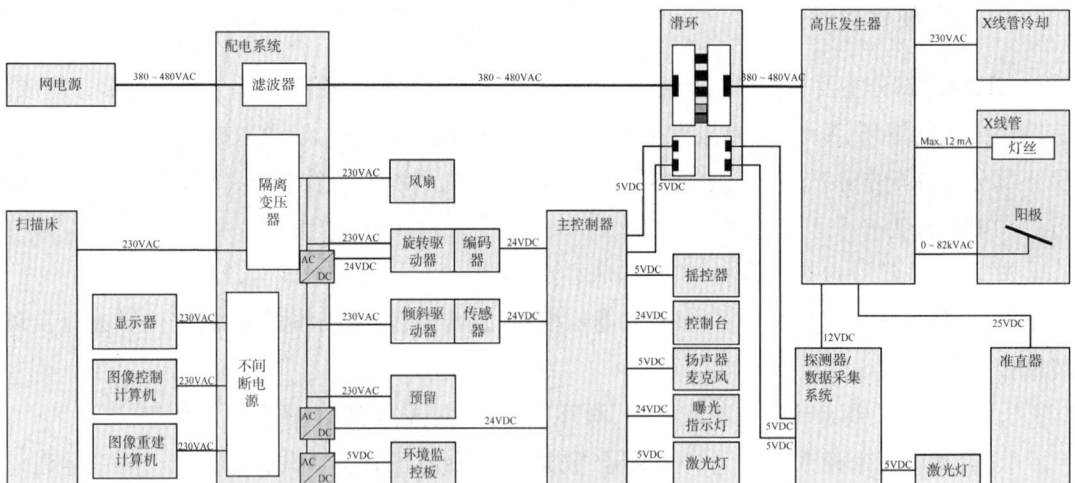

图 3-7　典型 CT 系统电源分配框图

(一) 网电源至配电系统

配电系统主要负责将网电源接入并进行转换,以及输送至各个子系统和部件,同时提供监控和保护功能。配电系统一般包括如下主要器件:①三相电接线端子,主要负责网电源三相电的接入;②主电路保护装置,包括用于提供过载、短路保护的三相断路器,浪涌保护器,以及漏电流保护开关;③隔离变压器,负责将网电源电压 380~480 V 转换成 400 V;④低压电源,为扫描机架的主控制器等低压部件供电;⑤配电控制器,负责与其他子系统和部件的通信。

（二）配电系统至扫描机架静止部分

网电源经过配电系统的隔离变压器后，一部分以交流的形式供给（如扫描床、显示器、图像控制计算机、图像重建计算机、风扇、旋转电机等）；另一部分以直流的形式供给（如主控制板、环境监控板等）。同时，主控制板也以直流的方式为控制面板、控制台、曝光指示灯等部件供电。

（三）滑环至高压发生器、高压发生器至X线管及其他旋转部件

网电源经过滤波后到达滑环，并经由滑环传输给扫描机架旋转部分的高压发生器。该交流电经过整流后，一路经过逆变后再次成为交流电为X线管的阳极、阴极及阳极旋转电机供电；另一路则以直流的方式为旋转部分的其他部件（如准直器、探测器等）供电。

四、CT系统的信号控制

CT系统作为一个复杂且庞大的整体，其功能的实现离不开子系统之间、子系统内部部件之间的协调和配合。主控制器通过运行在其中的软件系统，通过通信协议与子系统及部件进行通信，实现运动的控制、环境的监测、扫描控制等。典型CT系统的信号控制如图3-8所示，通常CT系统的信号控制涵盖如下内容。

（一）主控制器

主控制器一般位于CT机架的静止部分。其主要功能包括与其他部件进行通信、实时信号处理及系统控制。

（二）静止和旋转部分通信接口

为了实现静止和旋转部分无接触的数据和信号传输，需要采用基于滑环系统的高速而

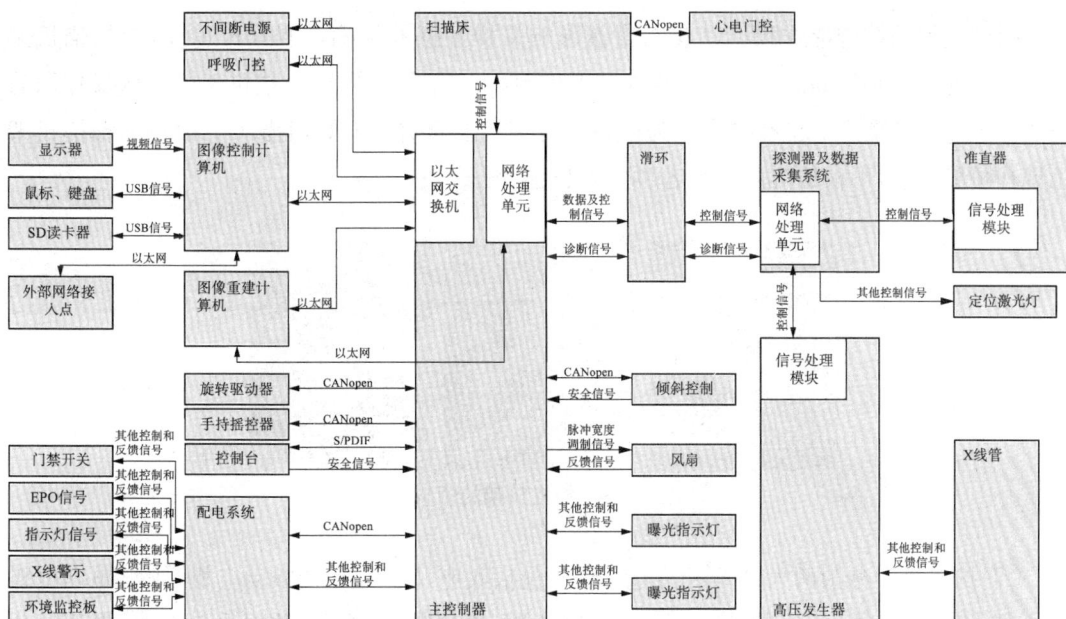

图3-8 典型CT系统的信号控制框图

稳定可靠的传输技术。常用的传输方式包括电容耦合的传输方式(传输速率一般＜10 Gbit/s)及同轴耦合的传输方式(传输速率一般＞10 Gbit/s)。在进行传输前,需要对控制信号及数据信号进行压缩,而在接收端对数据进行解压。

(三) 通信协议

在 CT 系统中,常用的通信协议包括以太网通信协议、控制器局域网总线(controller area network,CAN)及 CANopen 协议等。

EPO 信号全称为 emergency power off,即紧急断电按钮信号;S/PDIF 的全称是 Sony/Philips digital interconnect format,是索尼与飞利浦公司合作开发的一种民用数字音频接口协议。大量的音频数字产品如民用 CD 机、DAT、MD 机、计算机声卡数字口等都支持 S/PDIF,在不少专业设备上也有该标准的接口。

(朱家鹏　于广浩)

第三节　扫描机架的结构与控制

CT 设备的扫描机架是 CT 设备的重要组成部分,扫描机架主要用来完成特定扫描方式,获得被检者扫描层面的原始数据,供计算机系统进行图像处理。CT 设备扫描机架在计算机系统的控制下进行旋转运动和倾斜运动,配合扫描临床的平移完成扫描过程。CT 扫描机架中包含数据采集系统(data acquisition system,DAS)中的重要部件 X 线管、探测器、准直器、滤过器等。

扫描机架的结构形式和运动状态直接影响采样数据的精确性和采样速度,而扫描机架运动在精度上又必须满足 CT 采样要求的平稳性和正确性,同时对扫描机架的临床操作简易性及对环境的低噪声等也有要求。为了便于对某些器官进行 CT 扫描,CT 设备的扫描机架还具有倾斜功能,可根据需要进行各种倾斜扫描(图 3-9)。

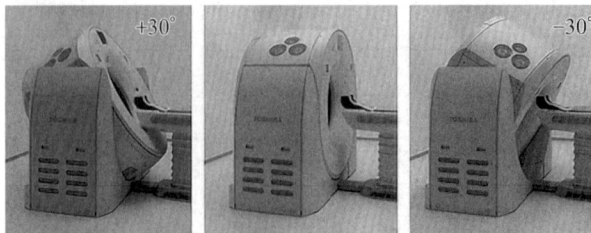

图 3-9　扫描机架的倾斜

CT 扫描机架分为两大部分:①静止部分,包括底座、碳刷、旋转驱动电机、倾斜驱动电机等;②旋转部分,包括 X 线管、高压发生器、准直器、滤过器、探测器、数据采集系统、滑环等相关的部件(图 3-10)。CT 在运行时,X 线管、探测器、高压发生器等部件会产生大量的热量,常在扫描机架顶部安装强力风扇以降低机架温度。

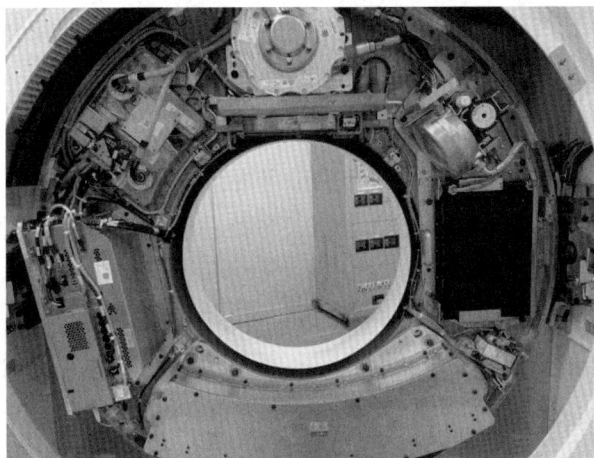

图 3-10　CT 扫描机架结构(正面)

目前,CT 扫描机架的旋转方式主要有:①皮带传动,以电机带动皮带驱动,成本较低,节能节耗。由于皮带驱动的机械摩擦较大,导致皮带使用寿命有限,运动控制精度低(图 3-11A)。此外,皮带驱动的输出功率低,不适合高速扫描。②磁悬浮传动,利用磁场的变化驱动机架旋转部分悬浮和传动,可以避免机械摩擦导致的故障,具有驱动速度快、运行稳定、适合长时间快速扫描的特点(图 3-11B)。③气垫传动,采用气垫轴承技术,用高压空气将转子托举起来,机架在旋转时通过气流层把运动摩擦表面分开,使得机架悬浮在 $5\,\mu m$ 的高度做相对运动,可完全消除物体之间的摩擦。

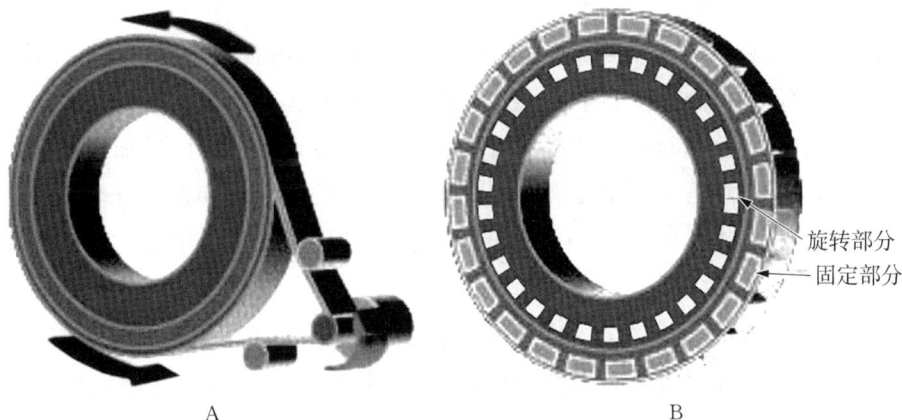

图 3-11　扫描机架旋转驱动方式

A. 皮带传动;B. 磁悬浮传动。

扫描机架的性能要求:大部分 CT 的扫描机架可以倾斜 $25°\sim30°$;扫描机架孔径一般在

70 cm,用于放疗定位的 CT 设备孔径较大,可以达到 85~90 cm;扫描机架旋转一周所需时间为 0.2~1.5 s。由于扫描机架内旋转部件的重量大,可达 400~1 000 kg,如此快的旋转速度需要采用合适的扫描机架驱动方式,来保证扫描机架旋转的速度和均匀性。

一、X线管

(一) X线管的作用

X线管是 CT 中的重要部件,它是成像的信号源。X线管发射出 X线束,穿透人体并携带人体内部结构信息,被探测器阵列接收,经 DAS 处理重建后形成 CT 图像。

(二) X线管的原理和结构

X线管产生 X线的原理是:管内高速运动的电子轰击在靶面上,电子运动骤然受阻,这时就辐射出 X线。因此 X线管必须具备以下 3 个基本部分:①阴极(用以发射电子);②阳极(受电子轰击产生 X线);③X线管壳(使管内保持真空,保证电子运动不受阻挡)。以常用的旋转阳极 X线管为例,结构如图 3-12 所示。

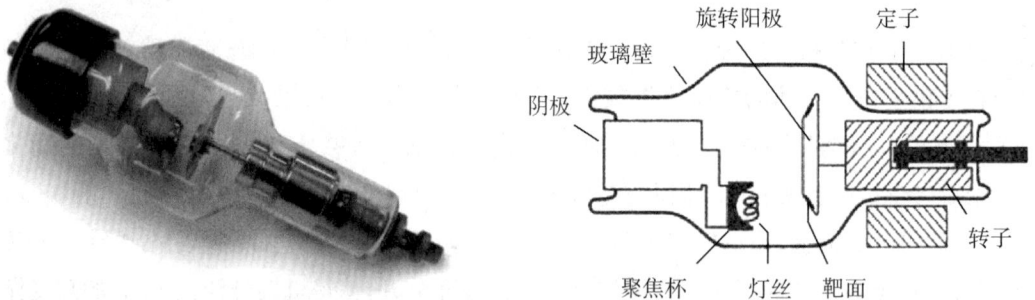

图 3-12 旋转阳极 X线管及其结构示意图

1. 阴极 是指真空电子管的负极,其作用是发射电子,并使电子聚焦去轰击阳极,包括灯丝和聚焦杯两部分。①灯丝:目前 X线管的灯丝几乎都选用钨作为灯丝材料。钨在高温下有一定的发射电子能力,具有高熔点,在高温下不易挥发,延展性好,易加工。在强电场吸引下不易变形,另钨丝中含有微量元素钍,可以增加电子的发射率和延长灯丝的寿命。②聚焦杯:阴极内还有一个韦内电极,其作用是把到达阳极的电子聚焦成窄束。聚焦电极形如碗状,称为聚焦杯。

2. 阳极 又称为靶电极,在 X线管中处于正电位,是真空电子管的正极。在 X线管内,电子被加速到阳极,在阳极受阻,高速运动的电子和阳极靶碰撞,使电子的动能转换为热能和电离辐射能。

阳极对材料的要求:①要求原子序数大。因为辐射的 X线强度与靶面材料的原子序数成正比,原子序数大,辐射的 X线质硬,穿透力就强。②要求阳极靶面的熔点高(3 300℃以上)。因为靶面 X线效率很低,电子打到靶面上,其中只有不到 1% 的能量转变为 X线,其余的都转变为热量,使靶面的温度升高。③冷却措施。虽然使用了高熔点材料做阳极靶,但靶面的冷却也很重要,否则靶面温度过高,使靶面金属熔化而损坏。一般地说,阳极盘靠滚珠与阳极座连接,工作时阳极旋转(电动机的转子),因滚珠与阳极间接触面积小,所以热传导性很差,主要靠阳极盘辐射热量来散热。X线管装入管套,浸在绝缘油中。绝缘油一方面起绝缘作用,另一方面起冷却作用。阳极的热量传到油中后,通过管套金属壁与空气进行热量交换。CT设备中的X线管用油管连接到热交换器的油泵,使油循环流动,管套中的热油送到热交换器,经冷却后的油再送回管套中,再冷却X线管,也有用冷水进行二级冷却,这样冷却效率更高。

3. X线管壳 材质需要耐高温,主要作用:①保证管内真空;②隔热与绝缘。X线管壳类型一般有玻璃外壳和金属陶瓷外壳两种。

(1) 玻璃外壳:主要成分是硼酸盐,具有较好的隔热和绝缘性能。玻璃外壳X线管随着使用时间增长,灯丝和阳极靶面的钨蒸发,会在玻璃壳内壁附着一层钨的沉积物,沉积层与阳极相连形成第二阳极,一部分高速运动的电子轰击玻璃壳使其侵蚀,最终导致玻璃壳击穿。

(2) 金属陶瓷外壳:主要由金属和陶瓷组合而成。与玻璃外壳相比,加大了外壳强度,用陶瓷做电极支座,可以提高绝缘性能。在可靠性和寿命方面,金属外壳优于玻璃外壳,目前CT多采用金属陶瓷外壳。

(三) X线管的发展和新技术

20世纪70年代CT发明初期,所使用的X线管为固定阳极X线管,其结构如图3-13所示。这种X线管结构简单,成本低,在早期CT中起到了重要作用。但是,由于电子束长时间轰击阳极靶的某一点,产生的巨大热量不易扩散,使得X线管不能长时间连续工作,否则会出现阳极靶被烧蚀的现象。

为了能够长时间对人体进行连续扫描,要求X线管能承受更高的热量,且能更快地

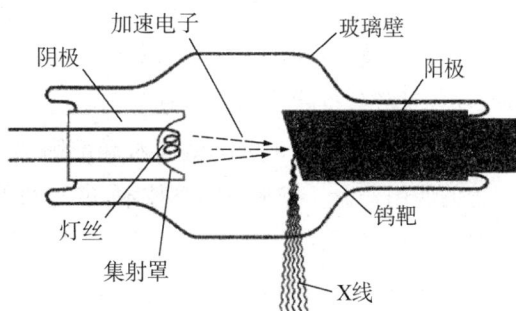

图3-13 固定阳极X线管的结构

散热,于是采用阳极旋转的方法对X线管进行改进。旋转阳极使得阳极被电子束轰击的形状变成一个圆环,电子束轰击产生的热量得以分散,并且旋转的阳极提高了散热速率。通过不断增加阳极靶盘直径和提高阳极转速等方法,以提高X线管的热容量和散热速率;后又选择耐热性更好的铼钨合金制造阳极,代替纯钨阳极,提高热容量,并在阳极背面涂上石墨层,将热量以红外线形式辐射出去,热辐射效率提升,进一步提高散热能力。

如图3-14所示,金属陶瓷X线管采用金属外壳代替玻璃外壳,避免了二次电子击穿管壁的影响,同时提高了X线管的散热速率;并用陶瓷做电极支座,有效提高了绝缘性能。

大靶盘陶瓷(maximus rotalix ceramic, MRC)X线管热容量可达5.2 MHU,适合螺旋CT设备使用。所采用的新技术如下:①透心凉技术。在中空的轴心中,冷却液可以直接进

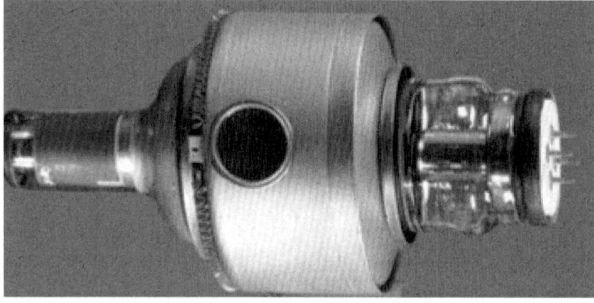

图 3-14　金属陶瓷 X 线管

入阳极轴腔和阳极背面进行冷却,将阳极工作热量带出,从而提高了 X 线管的冷却速率。②用特殊的液态金属代替阳极的轴承,增加热传导面积。改进的热传导率是滚珠轴承的 1 000 倍,大大提高了热冷却能力。③采用液态镓合金作为润滑剂和导热媒介,确保高真空度。由于镓合金在高温下所产生的蒸气压较低,使得管内真空不会被液化金属污染。

在 MRC 基础上推出高冷却大靶盘陶瓷(ice MRC, iMRC)X 线管,即 iMRC 冰球管。它应用不同的技术使得球管效能显著提升,包括:①使用阳极直接水冷却技术,将管壳里的绝缘油由水替换,阳极靶固定轴中空制造,使得管壳里的水在中空轴内进行散热循环。由于水的热容量大于油的热容量,所以散热效果更好。②使用单极高压技术,阳极与管壳接地,阴极加负高压,这样可以防止水在散热过程中放电。③为了提升阳极靶盘轴承的牢固程度,采用了双轴承技术,轴承的两端固定在管芯的金属外壳上,靶盘在中间。这种固定方式使阳极旋转更加稳定,也能使阳极转速提升。④采用节段阳极技术,将球管靶面切割成多个节段,减少热胀冷缩,解决了传统靶面对局部高热量聚集容易导致的阳极变形、龟裂问题,提高了球管的使用寿命。⑤平板阴极技术,球管的阴极从传统的"灯丝"升级为"灯片",使阴极电子发射更稳定,提高射线质量。更重要的是使阴极寿命更长。

飞焦点 X 线管焦点可以漂移,焦点的移动速率可达每秒 600 次以上,称为飞动焦点。在普通 X 线管中,阳极焦点和阴极的相对位置是固定不变的。但在飞焦点 X 线管中,阳极焦点同阴极的相对位置不断变化。飞焦点 X 线管与普通 X 线管一样,只有一套阴极和阳极,只不过利用磁偏转线圈使阴极发射的电子束可以打在阳极靶的不同位置上,从而产生焦点位置不断变化的 X 线束。

Straton 球管为电子束控金属球管(图 3-15)。其原理类似电子束 CT,通过偏转线圈控制电子束到达旋转阳极适当位置,从而改变焦点位置产生 X 线。其冷却系统与传统 X 线管不同,传统 X 线管是将阴极和阳极密闭在真空系统中,阳极旋转,阴极不动,冷却油不与阳极接触。Straton 球管是将旋转 X 线管管体及阳极直接浸入循环油中冷却,X 线管工作时,在马达的带动下整个真空腔体都在旋转,阳极的背面直接与冷却油接触,冷却油通过进出循环直接将热量带走(图 3-16)。冷却速率高达 5 MHU/min,阳极热容量接近 0 MHU,连续扫描不需要冷却等待时间。

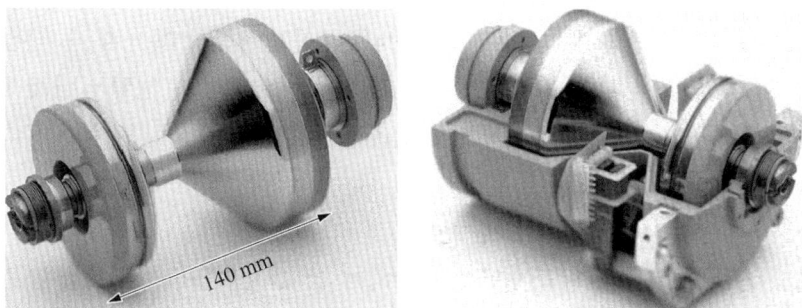

图 3 - 15 Straton 球管

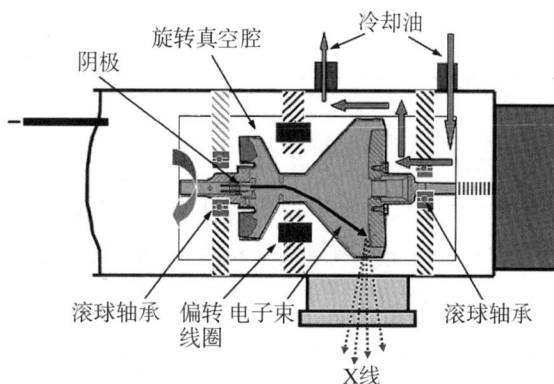

图 3 - 16 Straton 球管的工作原理

(四) X 线管的技术指标

X 线管的技术指标主要包括几何参数、物理参数、电参数 3 个方面。

1. 几何参数 主要包括 X 线管的焦点、靶面倾角等。

(1) 焦点:X 线管焦点直接影响成像质量。焦点有实际焦点和有效焦点之分。实际焦点是指灯丝辐射的热电子在靶面上的轰击面积;有效焦点是指 X 线管的实际焦点在垂直于 X 线管长轴方向上投影的面积。

实际焦点的大小直接影响 X 线管的散热速率和影像的清晰度。实际焦点的面积越大,散热速率越高;但是,图像的清晰度会下降。降低焦点尺寸可以提高图像清晰度,但是小焦点会导致散热速率下降。

大多数 X 线管采用双焦点设计,提供两种焦点尺寸,如 0.8 mm×1.2 mm 和 0.7 mm× 0.9 mm。对于大容积扫描,要使用大焦点;薄层和高分辨力的扫描则选用小焦点。

(2) 靶面倾角:焦点轨迹相对于 CT 设备的扫描平面呈一个 α 角度,这个角度被称为靶面倾角,被投影的焦点长度 h 和实际的焦点长度 L 存在如下关系:

$$h = L\sin\alpha$$

式(3 - 3)

在典型的X线管设计中,α一般选$7°\sim12°$,使得实际的焦点长度比投影的焦点长度大,通常称此为线性聚焦原理。应用线性聚焦原理的优点是能够增大曝光面积,但也存在缺点:①焦点的大小和形状随着所处的位置而改变,焦点的大小和形状随位置不同而改变,从而影响CT设备的空间分辨力;②沿着垂直于CT设备架平面的入射X线强度是不均匀分布,又称倾斜效应。

2. 物理参数　主要包括X线管的最大热容量和冷却速率等。

(1) 最大热容量:曝光时阳极靶面产生大量的热,产热速率一般大于冷却速率,因此阳极会积累热量。X线管处于最大冷却速率,允许承受的最大热量称为热容量,超过此值时阳极靶面有可能损毁。

热容量单位通常用HU(heat unit)表示,在单相全波整流情况下,1 HU等于0.707 J,最大热容量单位常用kHU或MHU表示。热容量的计算方法是管电压(kV)、管电流(mA)和曝光时间(s)三者的乘积。热容量的计算公式如下:

$$1\,HU=1\,kV(峰值)\times1\,mA(平均值)\times1\,s \qquad 式(3-4)$$

在商用CT设备中还采用计算机算法来预估允许的扫描参数,防止对X线管的损坏。例如,当球管处于冷却状态时,一组扫描参数是安全可靠的,而当X线管处于热状态时,采用同样的扫描参数可能造成X线管的损坏。

(2) 冷却速率:冷却速率单位用HU/min表示,但它不是固定值,阳极温度越高,冷却速率越大,反之越小。因此在技术指标中,通常只给出最大冷却速率。分别标明裸X线管和装入管套,以及管套带有风扇时的最大冷却速率,也用生热和冷却曲线表示。

3. 电参数　主要包括X线管的额定功率、最高管电压、最大管电流、灯丝加热电压和电流、阳极转速等。X线管连续负载,考虑到阳极散热问题,其功率较小。X线管瞬时负载能力比连续负载能力大很多倍。最大X线功率取决于扫描持续时间和先前的X线管负荷量。对于长时间螺旋扫描,必须降低功率,避免X线管超负荷运转。多排探测器系统可以减少总扫描时间,降低X线管的负荷,但获取较高的3D分辨力则需要选择较高的功率或薄层扫描。

二、高压发生器

(一) 高压发生器的作用

X线管的高压电源是产生X线的能量来源。一般地说,它除了提供X线管所需的直流高压,还为X线管的旋转阳极提供驱动电流,同时还作为CT扫描机架的其他旋转部件的低压电源。除此之外,它还负责监控输入电压,起到保护X线球管的作用。

(二) 高压发生器的结构

电源为高压发生器提供三相交流电。全波整流器和电容整流器将三相交流电压转换成直流电。直流电通过滑环由扫描机架静止部分传递到扫描机架旋转部分。逆变器将直流电压通过可控硅桥式电路转换为高频交变电流,送到高压变压器的初级电压,经高压变压器升压变压后产生高压,再经过高压整流器整流产生 X 线管所需的直流高压(图 3-17)。它与普通变压器的主要不同之处在于它对绝缘有较高的要求,在设计和制造上应保证有足够的抗电强度。为了提高 X 线管的激发效率,应当采用恒压输入,这一般是通过电容滤波来实现的。利用电容器的充放电作用与整流元件相配合,可以组成各种形式的倍压电路。采用倍压电路可大大降低对高压变压器的要求。滤波器的稳波系数取决于电容对负载的放电时间常数。

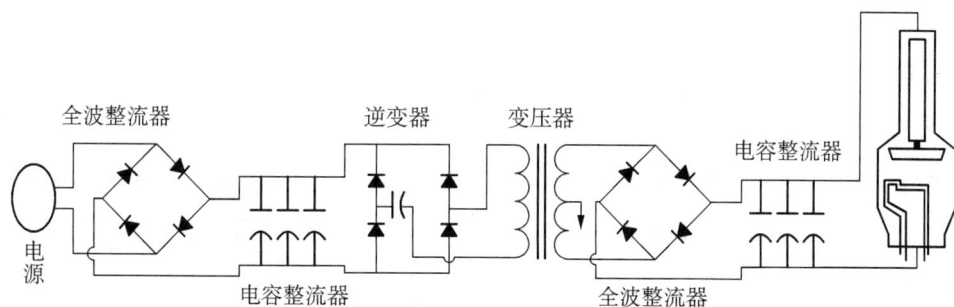

图 3-17　高压发生器的结构示意图

CT 设备中 X 线管的电压和电流的稳定,一般采用闭环控制方法。电压和电流的误差一般<0.05%,甚至可达到 0.01%的水平。其原理为:先自高压负载回路内取得一定的采样电压信号,然后与参比电压进行比较,所得误差经放大器放大,然后经控制电路调整,使输出稳定在设定值。输出的调整是通过改变参比电压或采样电压的数值来达到的。

X 线管电压的采样电压从高压分压电阻的低端取得。高压分压电阻跨接在高压输出回路的两端,其总阻值通常为 $50\sim100\,\mathrm{M\Omega}$,与误差放大器输入回路的阻抗相关。管电流的采样电阻串接在高压回路的近地端,其值可变(因而采样电压可变),故可获得不同的管电流设定值。管电压的设定,一般采用改变参比电压的方法,即将总的参比电压分压成不同的档级。在稳态时,参比电压应与采样电压相等,否则一直调节直到两者之间的误差消失。

参比电压的稳定度是决定整机稳定度的关键之一,特别是影响 CT 图像的噪声和射线硬化误差。一般采用各种类型的高性能稳压电源,因直流电桥对交流干扰信号具有一定的抑制能力,故也被采用。

在 CT 设备中,为进一步提高稳定度,广泛采用调整器件如大功率电子管、晶体管和可控硅等。这类器件的响应速度快、调整精度高,但过载能力差,电源调整范围有限,一般只能用作细调。当用作大范围调整时,通常必须利用伺服马达带动调压器来升降高压。驱动马达的信号电压取自调整管的两端。该电压与参比电压比较,当误差超过一定范围时,驱动马达即升压或降压,直至达到平衡。

部分 CT 设备采用单级高压,高压发生器只输出负高压提供给 X 线管阴极,阳极接地。例如,采用两组高压模块产生二次升压技术,第一组高压变压模块(stacked resonance unit, SRU)SRU-L 将高压升至最高 80 kV,第二组高压变压模块 SRU-H 将高压升至 67 kV,两组串联则将高压最高升至 147 kV。两组高压组件在扫描机架中对称安装,以保证旋转部分的平衡。

(三) CT 高压发生器的性能要求

CT 高压发生器须满足以下性能要求:①根据 CT 设备的使用要求,高压电源输出的高压和灯丝加热电流能在较大的范围内调整;②为了保证 X 线输出强度的稳定,减少 CT 数据中的误差来源,它所产生的高压和电流必须有足够的稳定度;③为了操作安全,对高压电源必须设有一定的安全保护电路。

三、滤过器

(一) 滤过器的作用

CT 滤过器的作用是吸收低能量 X 线,优化射线的能谱,减少被检者的软 X 线剂量,并且使通过滤过器后的 X 线束变成能量分布均匀的硬射线束,减少因 X 线的能量差异而造成的衰减误差。

(二) 滤过器的形状与材料

目前,CT 设备的滤过器由低原子序数的物质组成,包括平板滤过器和异形滤过器(弓形和楔形滤过器)。平板滤过器的组成材料主要是铜或者铝,在设备中放置在 X 线管和被检者之间,如厚度为 0.1~0.4 mm 的铜片,它可以将 X 线光谱转换成能量较高的硬 X 线束。对低能量部分进行有效的过滤,减小其对信号的影响。因此,为了获得高质量的 X 线,不仅需要采用附加滤过器,而且要求 X 线管具有较高的功率。

由于人体截面近似圆形,扇形射线束照射时,中心射线穿透厚度大,边缘穿透厚度小,信号强度相差较大。为了缩小信号动态范围,增设弓形或楔形滤过器。如图 3-18 所示,厚

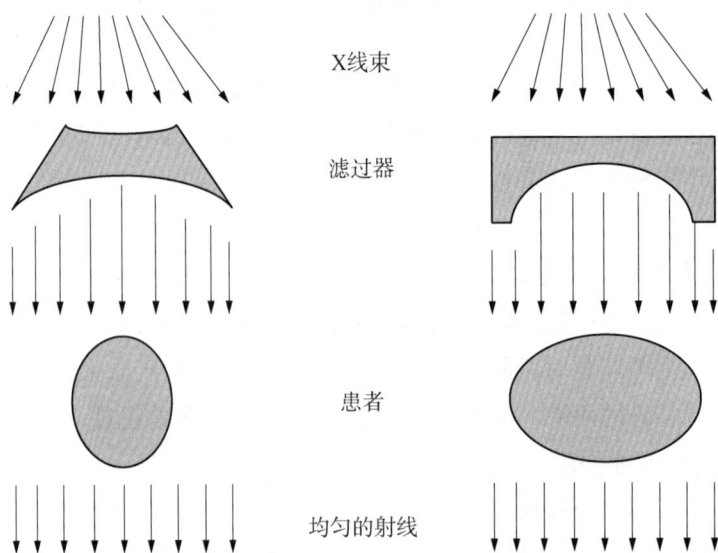

图 3-18　滤过器与扫描野大小的关系

区吸收软射线多,薄区吸收软射线少,使得穿过人体后的出射射线强度较为均匀。异形滤过器采用低原子序数材料,是为了使X线扇形束的中心和外围的光谱和线束硬化程度相差尽可能小。例如特氟隆的密度高而且原子序数相对较低,是一种有效的过滤器材料。随着扫描野大小的变化,滤过器的尺寸也随之变化。

(三)滤过器组的分类与控制

一般地说,CT设备中常用3组滤过器组,分别为头部滤过器、体部滤过器和空气滤过器。当通过操作软件设定扫描部位或进行空气校准时,计算机输出指令给驱动板,驱动板输出信号控制电机调整滤过器的位置,使相应滤过器位于扫描窗口中心位置(图3-19)。

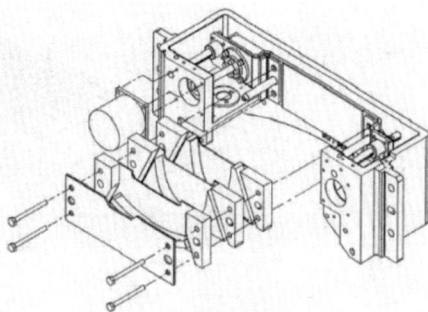

图3-19 滤过器的结构

四、准直器

(一)准直器的作用

准直器是一种辐射衰减物质,用以限制到达探测器组件的放射线角度分布。它的作用是空间定位,即仅局限于某一空间单元的射线进入探测器,而其他部分的射线则被屏蔽而不能进入探测器。因此,单排CT设备中准直器可决定CT扫描的层厚,消除被检者在照射野外的X线剂量和对CT有不良影响的散射线。

(二)准直器的结构

在CT设备中可采用两个准直器。

第一准直器距X线管的焦点非常近,为X线管侧准直器,又称为前准直器(图3-20)。它可以精确地将X线束限定到可用的最大扇形束。CT用准直器一般采用多叶式,其面向被检者的最后一组叶片按扫描层厚可调至10、5、3、1.5 mm等不同宽度,达到控制扫描厚度。

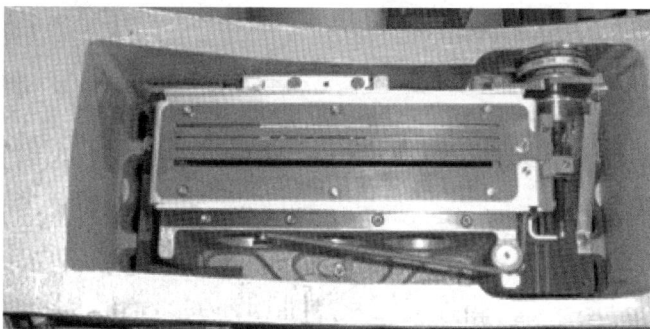

图3-20 前准直器

第二准直器距焦点较远,紧靠探测器,称为探测器侧准直器,又称为后准直器。它的狭缝分别对准每一个探测器,使探测器只接收垂直于探测器方向的射线,尽量减少来自其他方向散射产生的干扰(图 3-21)。为了在剂量不增加的前提下有效地利用 X 线,其探测器孔径宽度要略大于前准直器宽度。CT 设备中也有没有安装后准直器的,这与 X 线管的焦点足够小有关。前后两组准直器要求必须精确地对准,否则会产生条形伪影。

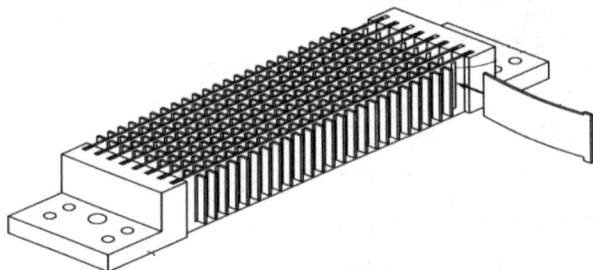

图 3-21　后准直器示意图

(三)准直器的材料

CT 设备中准直器采用高原子序数的金属材料,如金属钨或金属铅。

(四)准直器的控制

CT 设备的准直器有多种调节类型,大部分 CT 准直器是由电机控制带动准直器屏蔽型金属材料移动,改变缝隙宽度以调节扫描范围。准直器移动部分有位置编码器负责检测准直器移动的距离,准直器到位后还会有位置确认传感器来确认准直器的设定宽度与实际宽度是否一致,否则计算机会进行报错。

准直器控制示意如图 3-22 所示,其中:1 为补偿器;2 为控制电机;3、4 为联动齿轮;5、6

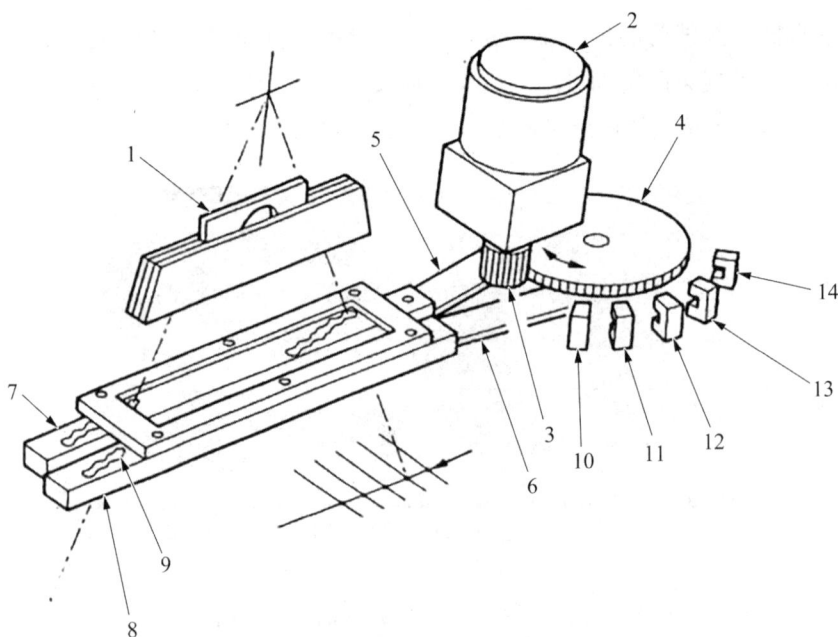

图 3-22　准直器控制示意图

为相连的辅助杆;7、8 为准直器叶片;9 为叶片运行通道的固定锁;10～14 分别为 10、7、5、3
(或 1)、2 mm 的层厚传感器。工作时,控制电机 2 运转带动齿轮 3、4 转动,从而由 5、6 带动
准直器叶片 7、8 沿运行通道的固定锁 9 运动,从而使准直器叶片 7、8 的间距改变。层厚一旦
选好,准直器叶片 7、8 的间距就由相应传感器决定。

五、探测器

探测器是整个 CT 系统中最重要的而且在技术上是最关键的组件之一,它位于扫描机架
内部,位置与 X 线管相对,组装好的 CT 探测器呈弧形(图 3-23)。

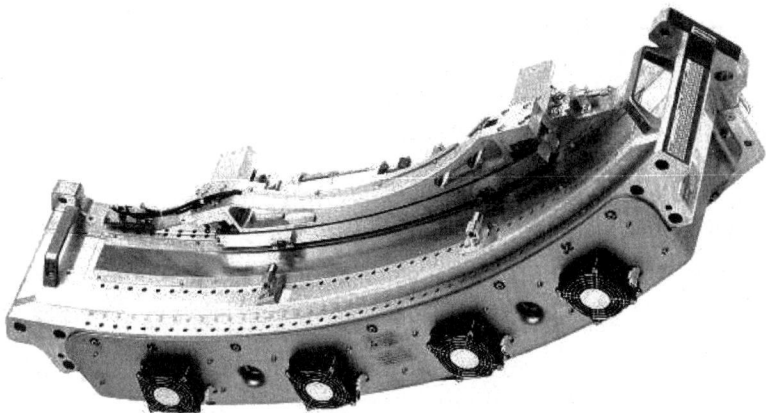

图 3-23 CT 探测器

(一)探测器的作用

CT 设备中探测器是一种将 X 线剂量转换为可供记录的电信号的装置,是由很多小探测
器单元组成的阵列。通过测量接收到的 X 线剂量,然后产生与 X 线剂量成正比的电信号。
一般认为,每个探测器单元测得的是穿过人体断面射入该探测器单元的 X 线剂量。

(二)探测器的种类

探测器主要包括气体探测器、闪烁晶体探测器和半导体固体探测器。气体探测器通常
在高压下充入惰性气体氙气。在 X 线照射下,氙气发生电离产生带正电荷的氙离子和带负
电荷的电子,电离室两侧的电极板上加直流电压,收集产生的电荷,从而产生电信号。固体
探测器是利用闪烁体将 X 线光子的能量吸收,产生能量较低的可见光光子,可见光光子再被
光电转换器件转换成电信号。常用的闪烁晶体有碘化铯、钨酸镉及闪烁陶瓷(如硫氧化钆、
宝石等)。目前临床使用的 CT 中绝大部分使用的都是固体探测器。两种探测器类型及其工
作原理如图 3-24 所示。半导体固体探测器使用新型半导体碲化镉(CdTe)作为光子计数
CT 探测器材料,经过不断改进,最终光子计数 CT 研制成功。

1. 气体探测器　气体探测器是利用气体(一般采用化学性能稳定的惰性气体)电离的原
理,入射的 X 线使气体产生电离,通过测量电流的大小来测得入射 X 线的强度。气体探测器

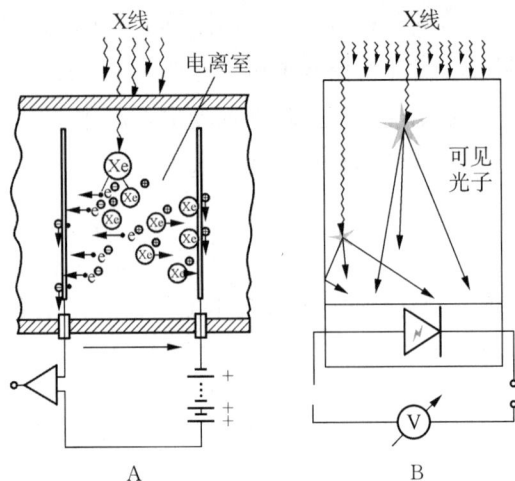

图 3‒24　探测器的工作原理

A. 气体探测器;B. 固体探测器。

的结构如图 3‒25 所示。电离室的上下夹面由陶瓷拼成。每个电离室两侧由薄钨片构成,而 X 线入射面由薄铝板构成,所有隔板相互连通,上加 500 V 直流电压,各个中心收集电极引线连至相应的前置放大器。电离室内充满高压力的氙气,气压可达 25~30 个大气压。

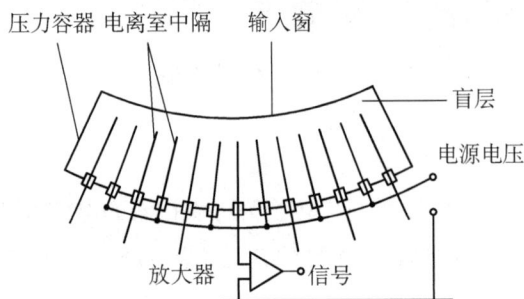

图 3‒25　气体探测器的结构

当入射 X 线进入电离室后使气体电离,正离子由中心收集电极接收,通过前置放大器放大后送入数据采集系统。电离电流产生高温,因而隔板和收集电极均采用钨片。钨片与 X 线入射方向一致,起到后准直器的作用,可防止由被测人体产生的散射线进入电离室。

气体探测器的光子转换效率比固体探测器要低,采用高压氙气可以提高转换效率,但由于钨片机械强度限制,不能采用太高的压力,这就限制了转换效率的提升。气体探测器电离室的间隔为很薄的钨片,其几何利用率可高于固体探测器。实际上这两种探测器的总剂量效率大致是相近的,气体探测器中各个探测器的电离室相互连通,处于同一的气压、密度、纯度、温度条件下,有较好的一致性。

2. 固体探测器

(1)工作原理:当 X 线照射于某些物质上时,这些物质能瞬间发出可见光,这类物质被称为闪烁晶体。早期 CT 利用光电倍增管将这种闪烁荧光转换为电信号,再用电子线路和器件将它放大和存贮下来。把发光物质即闪烁体和光电倍增管组合起来,构成了闪烁计数探测装置。闪烁探测器是利用射线使某些物质闪烁发光的特性来探测射线的装置。由于此种探测器的探测效率高,分辨时间短,能探测出带电粒子、中性粒子,测量粒子的强度、能量,以及鉴别它们的性质,故闪烁探测器在 CT 中得到了广泛应用。

闪烁探测器的工作流程分为两步:首先闪烁晶体吸收 X 线光子的能量,然后释放出能量较低的可见光光子,并经光电转换器件(包括光电倍增管、光电二极管等)将可见光光子转换成电信号。电信号会通过导线引入 DAS 数据采集系统进行存储和处理。

(2) 结构:X 线通过后准直器后到达闪烁体,闪烁晶体吸收 X 线的能量并发射出能量较低的可见光(图 3 - 26)。闪烁体加有反射层,有用涂有白色氧化镁粉末的铝盒,使闪烁体产生的可见光光子能大部分反射到光电阴极上。在闪烁体与光电转换器件之间放置有机玻璃制成的光导,并涂硅油以保证良好的光耦合。

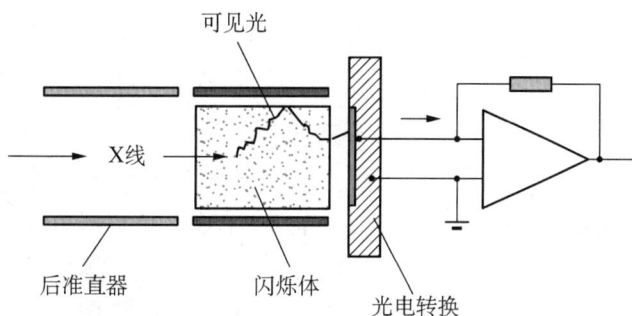

图 3 - 26 固体探测器的结构

闪烁体是将射线粒子能量转换成可见光光能的一种器件。在闪烁体中一般还加有少量的激活剂,作为闪烁体的发光中心。当闪烁体受 X 线照射时,X 线光子的能量被闪烁体吸收从而产生电子-空穴对,电子和空穴分别在闪烁体的导带和价带中迁移,并最终在发光中心复合,电子和空穴消失,其能量转换成可见光子释放出来。

(3) 常用闪烁体材料:使用最普遍的闪烁晶体是铊激活碘化钠晶体,即 NaI(Tl)。这种晶体的密度大,对 γ 线和 X 线有较大的阻止本领,其透明度和发光度都很高。但碘化钠晶体有一个致命的缺点就是极易潮解。晶体一旦潮解,探测效率和能量分辨力均急剧下降,以致完全不能使用。所以在实际应用中,碘化钠晶体被密封在一个铝制外壳内。

另一种适用的闪烁晶体是铊激活碘化铯[CsI(Tl)]晶体。其主要优点是在空气中不易潮解,故不需封装。但它的发光率仅为 NaI(Tl) 的 30%~40%,而且价格昂贵,远不及 NaI(Tl) 普适。闪烁晶体在使用和保存时,应避免强光照射,否则会严重影响其性能。若因强光照射致使晶体变色,用长期避光的方法褪色,晶体的性能即可得到恢复。

另有钨酸镉($CdWO_4$)晶体,其密度大,原子序数高,对 X 线吸收能力强,吸收同样能量的

X 线需要的晶体体积小,可以降低整个探测器的成本。缺点是对湿度敏感、稳定性差、余辉强等。

稀土陶瓷探测器是铈(Ce)和镨(Pr)掺杂的硫氧化钆(Gd_2O_2S)陶瓷材料,是目前应用广泛的探测器材料。与以往的 CT 探测器相比,其光输出效率较高,其光输出效率虽不及碘化钠晶体,但是钨酸镉晶体的 2 倍。其稳定性好,不潮解,余辉效应弱,图像本底少。

宝石探测器是一种基于石榴石结构$[(Lu,Tb)_3Al_5O_{12}]$的陶瓷材料,掺杂适量稀土元素作为发光中心。与稀土陶瓷探测器相比,初始速度更快,余辉更少,能在更短的时间内完成数据读取。这些性能使得宝石探测器能够在超快速能量切换的基础上进行能谱扫描。

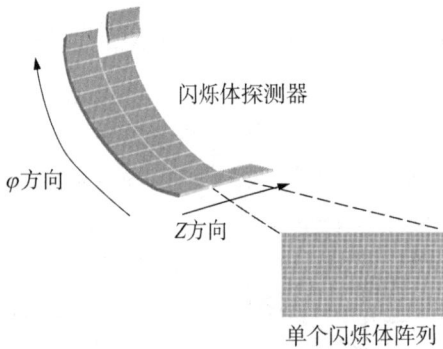

图 3 - 27　闪烁体探测器阵列

(4) 闪烁材料阵列:闪烁体探测器是由性能完全相同的探测器单元排列而成,每个探测器对应一束窄的 X 线,如果有 N 个探测器单元,那么一次就可同时获得 N 个投影数据。以西门子 Definition Edge 系列 CT 为例,探测器在 φ 方向有 736 个通道,在 Z 方向有 64 排,总计探测器单元 47 104 个。

闪烁体被切割成一个平面二维的闪烁体阵列,阵列中有多个探测器单元,这些单元的尺寸直接影响 CT 的空间分辨力。单元的尺寸越小,空间分辨力越高。但是,由于闪烁陶瓷的脆性,在切割时容易碎裂,因此,目前单元的尺寸一般在 0.5~0.625 mm。单个闪烁体阵列虽然是平板状,但是多个闪烁体阵列按照一定的角度排列,可组装成具有一定弧度的闪烁体探测器(图 3 - 27)。探测器对于每个闪烁体阵列的空间位置精度有着很高的要求。

3. 半导体固体探测器　X 线在半导体碲化镉(CdTe)中会产生电子-空穴对,在探测器阴极和像素化阳极端施加高压(800~1000 V)后,电子朝向阳极移动就可以获得电流,从而实现 X 线的直接转换(X 线→电信号)。半导体微电极技术突破了传统探测器的物理工艺极限,像素尺寸只有传统 CT 的 1/16,大幅度提升了空间分辨率。此外,由于探测器单元间没有额外的分隔层,X 线剂量效率在光子计数 CT 中也得到成倍提升。

传统 CT 的探测器响应度在 X 线能量较低时很小,低能光子对于整个信号的贡献度有限;而光子计数 CT 的探测器响应度在整个能量范围内都近似恒定,提升了低能光子的加权比例。低能量的 X 线携带了大部分的对比度信息,特别是在使用碘对比剂的 CT 增强检查中,这种能量加权比例的提升意味着光子计数 CT 相比于从前,有着更高的低对比度分辨力和对比噪声比(contrast to noise ratio,CNR)。

(三) 探测器的性能要求

探测器的特性有很多,最重要的特性是它们的效率、稳定性和响应性(表 3 - 2)。

表 3-2　CT 探测器的特性要求

CT 探测器系统要求	容许值
动态范围高	$10^4 \sim 10^6$
整个动态范围内的线性度高	—
量子吸收效率高	＞90％（理论值 100％）
闪烁探测器的发光效率高	＞10％（理论值 100％）
几何效率高	80％～90％（理论值 100％）
时间响应和衰减高	时间常数＜1 μs
余辉低	＜0.01％,照射后 10 ms
辐射漂移低	≤0.5％,在扫描时间最长的情况下
所有扫描方式下电气噪声比量子噪声低	$\sigma_E \leq 0.5\sigma_Q$
探测器单元之间相互干扰低	＜3％
每个探测器单元的材料均匀性高,使伪影很低	即材料纯度＞99.99％
在同一探测器排内所有探测器单元的响应相同	相差＜0.1％（校正之后）
探测器材料的机械加工方法简单,精度高	±10 μm 公差
单排或多排探测器的可行性	D≥16 排
探测器材料的环境可接受性	低毒性,低回收费用
化学稳定性	耐潮湿
不受环境影响	热膨胀系数＜10^{-5}/℃
降低散射辐射的准直可行性	—
低费用且易于维护	—

1. 效率　是指照射的 X 线束转化成有用信号的百分比。具体计算时,必须校正射线束的非单色性。在实际中,较高能量的光子常透过探测器而未被检测到,导致检测效率下降。其主要评价参数包括:

(1) 几何效率:探测器有效宽度/(探测器有效宽度＋失效的空间)。几何效率是由每个探测器的孔径与每个探测器所占总空间的比来决定的。这个空间包括探测器本身和静止的准直器,或它与下一个探测器之间的间隔。射入间隔的辐射不能被探测器吸收。理想情况是探测器所占的范围要比间隔所占的大。

(2) 吸收效率:当 X 线束入射在晶体上时,所有探测器必须具有超强吸收能力。吸收效率是指辐射进入探测器而被吸收的百分率,这与探测器的材料和材料厚度有关,并在某种程度上与 X 线光子的能量有关。

(3) 总的检测效率:探测器的总效率是几何效率和吸收效率值的乘积。实际的总检测效率为 50％～80％。探测器的效率越高,在一定的图像质量水平前提下就可以减少被检者接受的辐射剂量。

2. 稳定性　是指从某一瞬时到另一瞬时探测器的一致性和还原可能性。探测器须经常进行校准以保证其稳定性。不同 CT 的探测器稳定性能不同,如第 1 代 CT 设备每次线性运行结束后都要校准探测器;第 2 代 CT 设备也是每次线性运动结束时要校准探测器;第 3 代 CT 设备探测器的响应偏离正常情况时,环状伪影在该断层扫描图像中产生;第 4 代 CT 设备在每一次旋转期间对探测器校正 2 次,第 1 次校准是沿着运动的扇形射线束前缘,第 2 次是沿着运动的扇形射线束后缘。

3. 响应性　探测器的响应是指探测器接收、记录和释放一个信号所需的时间。一个探测器应瞬时响应一个信号,然后立即迅速地释放该信号并为响应下一个信号做好准备。对于某些探测器,信号通过以后,余辉(余辉是指一个读数对另一个读数的存贮影响)或磷光是一个严重的问题。因此探测器存在一个响应速度问题。在扫描时间短的 X 线入射到探测器上时,响应的速度越快,就可以消除余辉影响。为了避免余辉造成的干扰,各种校正必不可少。

4. 准确性　由于人体软组织及病理的取样所得衰减系数的变化是很小的,因此,它们对穿过人体的射线束强度也只引起很小的变化。然而,图像重建的过程对衰减测量值的微小差异是十分敏感的。探测器的准确性要求探测系统必须具有如下特点:低电子噪声、线性、各探测器的均匀一致性及瞬时稳定性。

5. 初始速度和余辉　初始速度是闪烁体吸收 X 线光子能量后,受激电子返回基态发出可见光子的时间常数。余辉是部分受激电子由于陷阱作用,较长时间后才返回基态产生"慢发光"。总的说来探测器的初始时间常数和余辉强度越大,这些信号对实际测得的信号的"污染"水平也越高。虽然可以要求生产时间常数更短的闪烁体,但是初始速度和余辉时间的影响可以通过算法减少或消除。

6. 辐射损伤　闪烁体长期暴露在 X 线束流下其发光性能会发生变化,变化大小随照射历史、照射强度、恢复时间和很多其他因素而不同。如果不进行校正可能引起伪影。例如在全身扫描之前做了一系列头部扫描,因头部阻挡了部分 X 线束,所以中心部位的探测器通道受到的影响比外部通道小。如果接着进行全身扫描,不均匀的通道增益变化将导致重建图像出现环形伪影。克服这种类型伪影的最好办法是确保在最坏临床条件下使辐射损伤仍处于不生成伪影的范围内。例如高光(high light)闪烁体掺入稀土元素,能把辐射损伤减少到可以忽略的水平。对于辐射损伤敏感的闪烁材料(例如 $CdWO_4$),常以标定或算法校正用于伪影的补偿。

7. 热稳定性　固态探测器的增益一般随环境温度而变化,在长时间的 CT 扫描过程中,扫描机架内的环境温度可能发生变化。如果探测器增益变化明显或通道之间变化不均匀,也可能引起伪影。为了避免伪影的发生,大多数扫描机都使用温控设备而使环境温度保持在探测器要求的范围内。

8. 空间响应一致性　具体是对通道均匀性的要求。如果探测器响应沿 Z 轴(人体长轴)方向不均匀,特别在被扫描对象沿 Z 轴不均匀时,通道间不均匀性难以处理。第 3 代 CT 使用的探测器性能参数(如增益、余辉、辐射损伤等),通常除了规定其通道间的非均匀性外,还规定其绝对数值。这是因为探测器、X 线源和旋转中心之间的关系是固定的。在任何投影角度下,某一探测器通道和 X 线源之间的连线到旋转中心的距离都是固定的,若某一通道输出总是偏离实际测量值,图像重建过程中反投影会把不正确的探测器信号映射到对于旋转中心的一个同心圆上,形成环形伪影;若所有探测单元特性一致,就可避免环形伪影的产生。

(四) 多排探测器

1. 均匀排列的探测器阵列 图3-28显示的是均匀排列的探测器阵列。以16排探测器阵列为例,每排探测器阵列厚度为1.25 mm,数据采集时,通过合并分别得到1.25 mm×4层、2.5 mm×4层、3.75 mm×4层或5 mm×4层的扫描模式,实现多种层厚的4层扫描。探测器排数一般大于层数,通过DAS电子开关和数据采集通道的控制,可以实现不同扫描层厚的选择。但是,探测器排数并不总是大于层数。如64层CT,探测器阵列40排,为同等厚度均匀排列,在扫描时仅用中间的32排探测器阵列,通过飞焦点配合 Z 轴分时采样技术,实现了同时对64组数据的采集,从而得到64层图像的扫描。通过该技术,目前还可以实现64排128层、128排256层、320排640层的扫描模式。

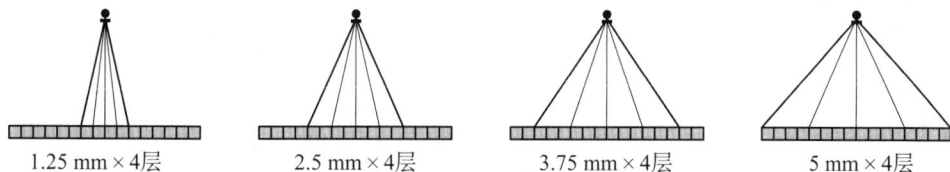

图3-28 均匀排列的探测器阵列

2. 非均匀排列的探测器阵列 与均匀排列的探测器阵列使用的方法相似,力图将盲区减到最小,称为自适应阵列,又称非均匀排列的探测器阵列。如图3-29所示,中心处2排探测器1 mm宽,离中心越远则宽度越大。数据采集时,通过通道合并能够分别得到1 mm×4层、2.5 mm×4层、5 mm×4层的扫描模式。

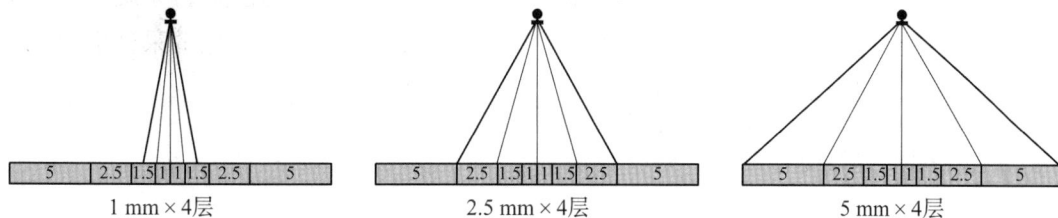

图3-29 非均匀排列的探测器阵列

针对16层CT的探测器,有两种不同的探测器设计。一种是中间有16排探测器厚度为0.75 mm;两侧各有4排厚度为1.5 mm,一共是24排探测器阵列。可以实现0.75 mm×16层和1.5 mm×16层两种扫描模式。另一种是中间有16排探测器阵列厚度为0.5 mm;两侧各有12排厚度为1 mm,总计为40排探测器阵列。可以实现0.5 mm×16层、1 mm×16层、2 mm×16层3种扫描模式。在层数相同的情况下,探测器排数越多,可以提供更多的层厚选择。

(五) 多层螺旋 CT 的参数

单层螺旋 CT 中,螺距因子是 X 线管旋转一圈时,床水平移动的距离除以层厚;多层螺旋 CT 的螺距因子为 X 线管旋转一圈时,床水平移动的距离除以成像层数与每排探测器准直宽度之积。

在单层 CT 设备中,X 线侧准直器对 Z 轴体积覆盖范围和层厚都有影响,层厚越大则体积覆盖范围性能越好,但 Z 轴分辨力就会降低。因此,在应用单层 CT 设备时,选择层厚要综合考虑 Z 轴体积覆盖范围和 Z 轴分辨力,在二者之间有一个权衡。在单层 CT 设备中,探测器侧准直器(后准直器)的作用是过滤散射线,有些 CT 设备甚至取消了探测器侧准直器。

在多层 CT 设备中,由于采用了多排探测器,要求设备必须将总的 X 线束(X 线侧准直器)分成几个子线束(称为探测器侧准直器或探测器排孔径大小)。因此,在多层 CT 设备中,X 线侧准直器仍然决定 Z 轴体积覆盖范围。但与单层 CT 设备不同的是,决定 Z 轴分辨力(层厚)的是探测器侧准直器,而不是 X 线侧准直器。

用 D 和 d 分别代表 X 线侧准直器和探测器侧准直器。假设相邻探测器排的间隙(如死区等)非常小而被忽略,那么探测器排的间距等于探测器排的准直器,也表征为 d。探测器侧准直器(或间距)d 和 X 线测准直器 D 的关系如下:

$$d(\text{mm}) = D(\text{mm})/N \qquad\qquad 式(3-5)$$

式中:N 代表探测器排的数目。由此可知,在单层 CT 中,$d=D$,并且两个参数可以互相替代使用。而在多层 CT 中,探测器测的准直器仅仅是 X 线束侧准直器的 $1/N$,因此多层 CT 设备的 Z 轴体积覆盖范围和 Z 轴分辨力都优于单层 CT 设备。

与单层 CT 设备一样,多层 CT 设备与螺距的关系也是当螺距值增加时,系统性能会发生变化。但不同的是,二者不呈线性关系。在一定螺距值时,由于沿 Z 轴的采样密度不一样,会有一个最优螺距值。

六、数据采集系统

(一) 数据采集系统的作用

数据采集系统的作用是将探测器输出的电信号放大、积分、采样保持后经多路开关混合成若干路,经过 A/D 转换器把相应人体组织的密度信息转变为数字信号送入计算机进行图像重建处理(图 3-30)。数据采集系统的设计因 X 线系统的工作方式(连续工作方式或脉冲工作方式)不同而不同,它与扫描器的几何形状相适应。

数据采集系统紧贴 CT 的探测器。由于探测器输出的与 X 线衰减信息呈相应关系的电信号很弱,故二者之间的电缆连线很短,且处在非常良好的电磁屏蔽环境中,四周用金属壳体封闭,尽量避免受到外界噪声干扰。

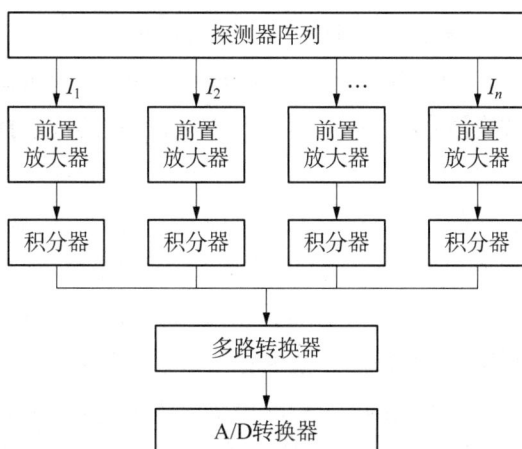

图 3-30 数据采集系统

(二) 数据采集系统的结构

1. 前置放大器 固体探测器和气体探测器的输出阻抗是很高的,输出信号又很小,从探测器接收到的信号首先必须使用高输入阻抗的前置放大器进行放大和阻抗变换。线性衰减系数 μ 与入射人体前后的 X 线强度 I_0、I 有下列的对数函数关系:

$$\ln(I_0/I) = \sum \mu_i d_i \qquad \text{式}(3-6)$$

制造商为了使后面电路工作在一定范围内,在前置放大器后再加一级对数放大器对数据进行对数压缩。前置放大器、对数放大器及其他 DAS 部件都被精密屏蔽并置于探测器的旁边,安置在旋转机架上。

2. 积分器 CT 扫描过程中测量的是每个测量角度下的 X 线光子的总和,因此每次监测采集(在脉冲工作时就是每个脉冲)的信号需积分以计算光子总和。一般地在放大器后接有积分器。在一个脉冲式 X 线系统中,积分器的功能是给出一个输出电压,此电压代表在脉冲间隔区间内接收到的信号的积累。在保持间隔期内,积分器将电荷经过多路转化器移至 A/D 转换器。

3. 多路转换器 各路积分器输出的信号经多路转换器混合变成一路,由同一 A/D 转换器将这些模拟量信号转变成数字信号。由于 CT 设备中要求所采集到的信号精确、大动态范围(一般要 $\geqslant 10^6$),故要求 A/D 转换器的位数必须达到 16 bit 以上。

数字采集系统除采集、转换测量探测器阵列的信号外,还采集来自参考测量探测器的信号。大部分第 3 代 CT 设备的数据采集系统全部安装在旋转架上,数据采集控制系统通常由 DAS 自身的中央控制器(CPU)控制工作。

早期第 3 代 CT 设备在 360°扫描中要发射 360~720 个脉冲,即相邻观测位置间距 0.5°~1°,在 30°~40°弧内设置 300~1 000 个探测器,完成 360°旋转扫描用时在 5 s 左右。

第 4 代 CT 设备在整个圆周上布设探测器的个数可多达几千个。由于扫描过程中只有部分探测器被照射,探测器被电子开关切换轮流接通至数据采集系统。

4. A/D 转换器　A/D 转换器是将时域上连续的模拟信号转变为离散的数字序列。A/D 转换的方法有多种,最常用的有双积分式 A/D 转换器和逐次逼近式 A/D 转换器。

(1) 双积分式 A/D 转换器:又称为斜率 A/D 转换器,它的抗干扰能力比较强,其组成及工作原理如下:

1) 组成:包括积分器、比较器、计数器及控制逻辑 4 部分。①积分器由集成运放和 RC 积分环节组成,积分器是这种转换器的核心部分;②比较器在积分器之后,其输出信号接至时钟控制门(G)的一个输入端,作为关门和开门信号;③计数器担负计数任务,以便把与输入电压均值成正比的时间间隔变成脉冲的个数保存下来,供显示用;④控制逻辑含有具有标准周期(T)的时钟脉冲源,接在时钟控制门(G)的一个输入端,作为测量时间间隔的标准时间,门的另一端接比较器的输出端,以便由比较器的输出信号控制门的打开和关闭。

2) 工作原理:在采样阶段,在转换开始时,开关与输入点接通,在固定时间充电,积分器开始积分;在比较阶段,当时间到时,控制逻辑把开关转到基准电压上,开始令电容器放电,放电期间计数脉冲的多少反映放电时间的长短,从而可以确定输入电压的大小,输入电压高则放电时间长。当比较器判定放电完毕时,便输出信号令计数停止,此后积分进入修正状态,等待下一次测量。

(2) 逐次逼近式 A/D 转换器:将一待转换的模拟输入信号 V_{in} 与一个推测信号 V_1 相比较,根据推测信号是大于还是小于输入信号来决定减小还是增大该推测信号,以便向模拟输入信号逼近。推测信号由 A/D 变换器的输出获得,当推测信号与模拟输入信号相等时,向 A/D 转换器输入的数字即为对应的模拟输入数字。其推测的算法是:使二进制计数器中二进制数的每一位从最高位起依次置 1。每进一位时,都要进行测试。若模拟输入信号 V_{in} 小于推测信号 V_1,则比较器的输出为 0,并使该位置为 0,否则比较器的输出为 1,并使该位保持 1。无论哪种情况,均应继续比较下一位,直到最末位为止。此时在 A/D 转换器的数字输入即为对应于模拟输入信号的数字量,将此数字输出,即完成了 A/D 转换过程。

(3) A/D 转换器的主要指标:转换速度模拟信号先要在时间上进行采样,将连续的信号用其按一定间隔采样的离散值来表示。由采样定理可知,当采样的频率高于连续时间信号最高频率 2 倍以上时,用采样得到的离散时间序列可以完全恢复原来的连续时间信号而不损失任何信息。当采样频率不够高时,信号＞1/2 采样频率的成分会折叠到低频端,从而造成混淆。一般在 A/D 转换器之前的模拟预处理设备中装有抗混淆滤波器,这是一个低通滤波器,可滤去信号中不需要的高频成分。一般采样频率是抗混淆滤波器截止频率的 3～4 倍,这要视抗混淆滤波器截止特性的陡度而定。采样频率就是 A/D 变换器的变换频率。

变换精度和动态范围模拟信号是个连续量,它能表示的动态范围是没有限制的。当然,实际上物理的接收设备由于动态范围和噪声的限制,所收到的模拟量只具有有限的动态范围。而整数数字量的变化是离散的,它的最小变化量是 1。数字位数越多,能表示的数字量变化范围越大。例如,一个 2 位二进制只能表示 0～3 个数。而一个 10 位二进制可表示 0～1023 个数,动态范围是 $2^{10}=1024$。A/D 转换器的精度和动态范围可以用它转换成的二进制数字信号的位数(bit)来表示。

一般地说,A/D转换器的精度(即bit数)应与所转换的模拟信号的信噪比动态范围相适应。有时为了压缩信号动态范围,减少A/D变换器的位数,在模拟预处理装置中有时间增益控制器或对数变换器。例如,在超声诊断仪中普遍有这种装置。A/D变换器一般用8～10 bit。而在CT设备中,要求保持很大的线性动态范围,其A/D变换器的位数在16 bit以上。

在DAS的输出端还有数模转换器。它把最终得到的数字图像变为能驱动图像显示终端的模拟信号。由于显像管的荧光屏亮度变化的动态范围不太大,一般为64～256,所以D/A一般用6～8 bit。

七、滑环技术

(一) 滑环的作用

传统CT采用电缆馈电方式,包括:供给X线管和灯丝的高压电源采用高压电缆从扫描架外的高压发生器上连接;CT设备的主计算机不断将指令参数传给采样系统,也必须采用电缆连接;扫描机架旋转部分的驱动电机供电需用电源电缆;状态监控、数据接收需采用控制电缆。在CT旋转扫描过程中,上面几种类型的电缆相互缠绕,使扫描机架的旋转角度范围很小,且只能进行某一范围的往复运动;在每次旋转扫描之前,必须有启动、加速、稳定、减速、制动等过程,由于连接用的电缆长度是有限的,所以必须再逆过来重复以上各个步骤。这样势必形成电缆绕扭、牵拉、脱落等现象(解决方法是在机架内装有电缆卷取机构)。如此,就会造成扫描周期长、结构笨重复杂、转速均匀困难等问题,限制了CT设备速度的提高。

为了实现连续扫描,改善图像质量,必须克服传统电缆馈电方式存在的诸多问题,于是在20世纪80年代末期采用了滑环技术。滑环技术解决了机架旋转部分与静止部分的馈电和信号传递方式,可以实现连续扫描。滑环技术是用一个多圈滑环和一个碳刷架代替电缆,当电刷沿滑环滑动,则电源经滑环与碳刷而向X线球管供电,X线发生器与探测器所有的部分都安装在一个滑环上,使滑环可单方向连续旋转(图3-31)。

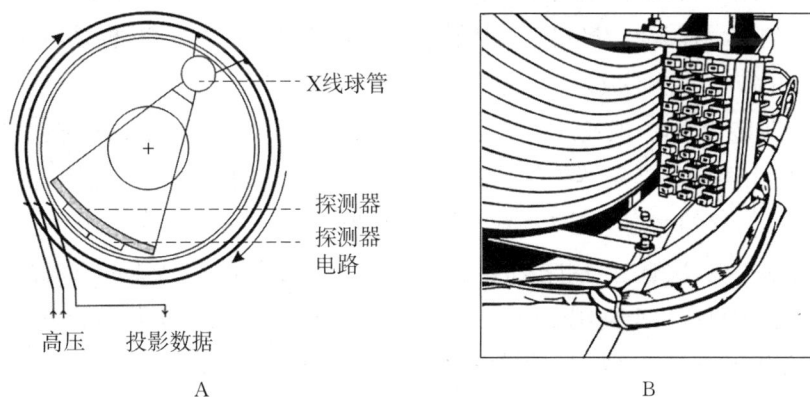

图3-31　滑环的结构
A.示意图;B.滑环与碳刷接触部。

采用滑环技术处理扫描机架中旋转部件和静止部件的馈电信号传输,摆脱了各电缆的缠绕限制,省去了以往扫描时间内启动、加速、匀速、减速、制动等过程所耗用的时间,缩短了旋转周期,增加了单位时间内的扫描层数,使扫描机架可毫无限制地向单方向连续转动扫描,在很大程度上减少了由于被检者运动或不能配合所产生的运动伪影。

(二) 滑环的类型

滑环主要由以下几部分组成:①传导设备操作与控制信号的低压环;②供应 X 线球管与变压器电源的电源环;③向探测器输入、输出数据的数据环。也有螺旋 CT 设备将①、③两个环用一个数据环替代。

依照电源环上的电压不同,又分为低压滑环和高压滑环(图 3-32)。

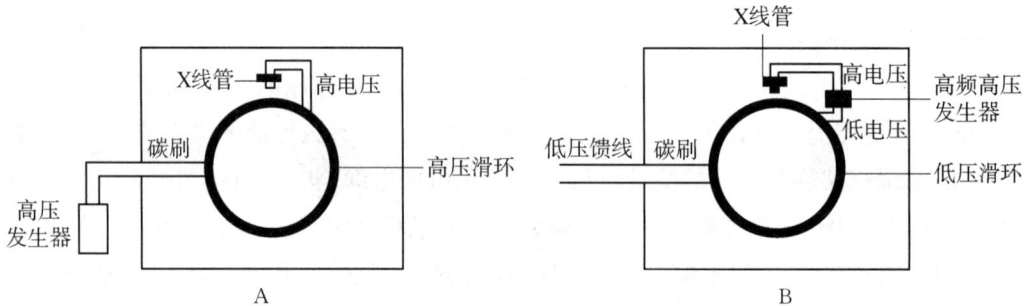

图 3-32　高压滑环和低压滑环结构
A. 高压滑环;B. 低压滑环。

1. 低压滑环　对扫描机架采用低电压馈电的方式称为低压滑环。低压滑环是由外界将数百伏的直流电通过滑环输入到扫描机架内,电压较低,容易实现良好的绝缘,数据的传输性能稳定;但滑环的电流很大,要求碳刷与低压滑环接触电阻非常小,滑环常采用电阻率非常低的材料制作。

由于低压滑环的高压发生器装在机座旋转架上,要求发生器体积小、重量轻、功率大,所以发生器普遍采用中高频逆变技术,它是滑环技术的关键。将 X 线管、高压发生器、逆变器等组合在一起的组合式 X 线发生装置,是制造商经常采用的一种方式,也是当代高频技术在 X 线发生装置中应用的技术成果。

在 X 线发生装置中,一般输入的是 50~500 V 直流电压。组合机头内的逆变器是一个串联振荡电路,它由两组逆变压器组件、高压电容、高压变压器的电感、限流圈、损耗电阻等组成。逆变器将几百伏的直流电压转换成频率很高的交流电压。高压变压器的初级分别由两个单独的逆变器供电,次级与两组倍压整流电路串联,所以供给 X 线管的直流高压是输入交流高压的 4 倍。与只有一个高压变压器的电路比较,每个变压器只需供给管电压的 1/4 就可满足要求,故组合机头式 X 线发生器体积小、功率大、电压高、波形好、X 线源强度高、频谱窄、硬质射束多,X 线的总能量相对有较大的提高。

低压滑环对绝缘要求不高,且安全、稳定、可靠,所以被大多数 CT 厂家所用。低压滑环的不足之处是由于发生器内置,X 线发生器与 X 线管一起旋转,增加了旋转部分的重量、旋转力矩和离心力,给扫描速度的提高带来一定的困难。由于其工艺要求和制作成本相对较低,目前 CT 多采用低压滑环。

2. 高压滑环　利用滑环技术将高压电馈入机架内供给 X 线管产生 X 线。高压滑环的高压是由扫描机架外的高压发生器产生,再经高压滑环传输给 X 线管组件。旋转的高压滑环装在充满绝缘或惰性气体的密闭室内,高压在地面产生 1 万伏高压,经滑环进入机座内旋转架上,高压发生器再产生 120 kV 或 140 kV 电压。

(1) 高压滑环的优点:①高压发生器外置使其不受体积、重量的限制,可使发生器功率做得很大,且不增加旋转机架的重量,扫描速度更快;②由于电压高、电流小,不必担心滑环因触点电流而引起的电弧和温度升高问题。

(2) 高压滑环的缺点:高压滑环容易引起旋转部件和静止部件及接触臂、电刷之间的高压放电,引发高压噪声,影响数据采集。

(李永生　于广浩　李哲旭)

第四节　CT 扫描床

一、扫描床的作用

CT 扫描检查床在设计上一般满足两个要求:①床面要能够升降,此功能是辅助功能,目的是方便被检者上下;②扫描床的水平定位和运行速度要有很高的精度。床的水平运动由计算机控制,其位置精度、位置重复性是床运动的重要指标。这对于螺旋 CT 尤其重要,因为它直接影响图像质量。

二、扫描床的结构

扫描床运动系统一般分为水平运动系统和垂直运动系统。扫描床水平方向的运动配合扫描机架旋转完成扫描,其运动精度与图像质量有直接关系。扫描床水平运动控制主要有两个参数:速度和目标位置。水平运动系统主要由以下部分组成:编码器、控制板、刹车离合系统、驱动系统、伺服系统、供电板。伺服系统控制驱动系统带动位于床头的辊子,依靠摩擦力由辊子带动床板水平运动。在辊子一端装有离合,控制辊子是否跟随驱动系统旋转。扫描检查床由轴编码器反映其速度和位置信息(图 3 - 33)。

扫描检查床的垂直运动目前普遍由三相电机来驱动,液压传动已很少采用;垂直位置传感器则采用光学编码器或多圈电位器。扫描检查床控制面板上的发光二极管数字显示器显示床水平、垂直和扫描机架倾斜等位置数据。除了在操作台通过键盘或鼠标对扫描检查床

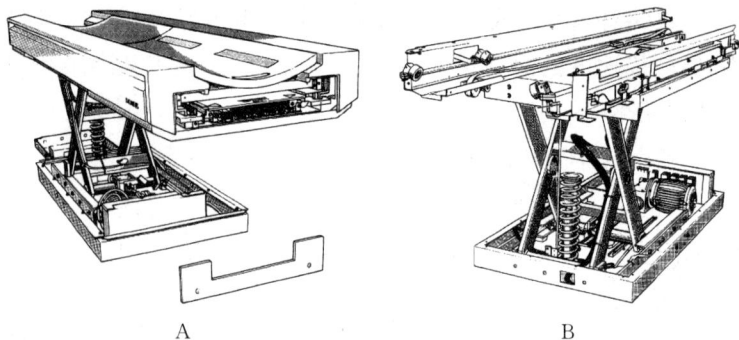

图 3 - 33 CT 设备扫描床的结构
A. 床尾视角;B. 床头视角。

进行运动操作外,也可在床的近旁通过安装在扫描机架上的床控制面板按钮置位被检者。扫描床的高低、水平进出位置和扫描机架的倾斜角度之间还有安全互锁装置,使得扫描机架的倾斜和床的前后运动不至于威胁被检者的安全。

在检查床上还配有多种附件。例如:常规头托架、冠状位头托架,可对头部进行横断面、冠状面的扫描,上颌窦、鞍区病变的检查;三角形膝垫,可使某些腹部脏器的定位更加方便,被检者较易适应;腰部扫描垫的应用,使得腰骶椎扫描检查的定位更加准确。

三、扫描床的性能要求

CT 扫描床的运动是受计算机控制的,计算机发出指令给床驱动板,驱动板将信号放大控制驱动电机,电机经皮带或者齿轮带动床运动,床运动检测由位置编码器完成。另外,在相应的确定位置还设有光电传感器进行确认。CT 扫描检查床的移动精度要求很高,其高度调节的范围至少为扫描机架开口直径的一半,同时床面水平移动范围不得小于 1 000 mm,步进精度误差不超过 0.25 mm。CT 扫描检查床的面板必须密度均匀,材料的 X 线吸收系数低,以免在扫描时影响数据采集的准确性。扫描床的材料为碳素纤维。另外,它必须具有足够的强度和刚性,保证在长距离水平移动时不致发生断裂和形变,防止扫描位置的变化和安全事故的发生。

(李永生 于广浩 李哲旭)

第五节 配电系统

一、配电系统的作用

配电系统一般位于 CT 扫描机架的静止部分,主要负责将电能通过滑环输送给 CT 旋转机架的主要部件,包括高压发生器、X 线管、探测器、准直器等;同时还为 CT 扫描床、不间断电源、主控制器、旋转驱动器、倾斜驱动器、风扇、计算机系统等提供所需的电源。此外,还具有如下功能:①提供监控和保护功能;②负责协调各个子系统和部件,实现系统的开/关机;③提供与 CT 扫描室安全警示部件的电气和通信接口,如门禁开关、X 线警示灯等;④提供与不间断电源 UPS 的电气和通信接口。

二、配电系统的构成

配电系统一般主要由以下部件组成(图 3-34)。

(一) 配电柜

配电柜(power distribution box,PDB)通常包括以下子部件:

(1) 带有电源保护的现场安装电源接入端子。

(2) 断路器、继电器和开关。

(3) 电磁兼容(electromagnetic compatibility,EMC)滤波器。

(4) 低压电源。

(5) 其他带有监控和保护功能的元件。

(二) 隔离变压器

隔离变压器负责将宽范围输入电压(380~480 Vac)转换成系统工作电压(400 Vac),并提供与网电源间的电气隔离功能。

(三) 控制器

控制器负责配电系统的控制功能及通信功能,例如用来控制 X 线警示灯的显示状态,或者通过 CANopen 协议与 CT 扫描机架的主控制板进行通信。

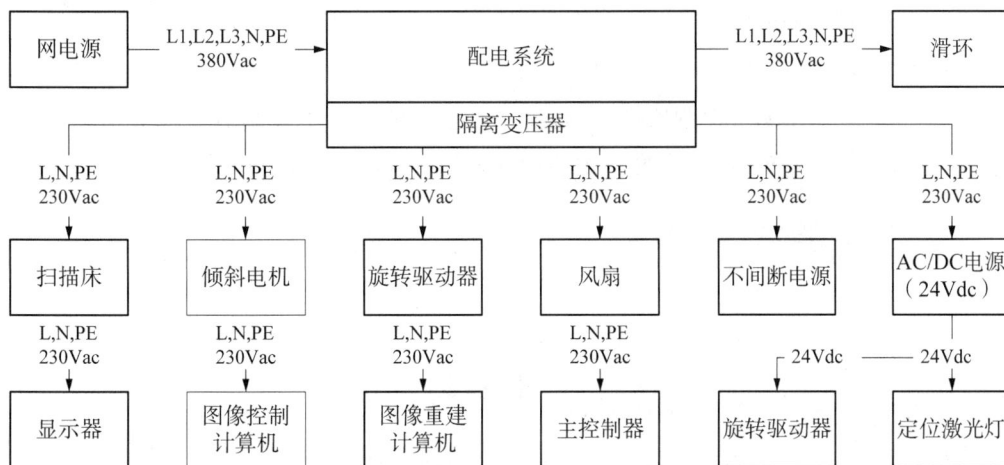

图 3-34 配电系统的主要构成和主要电气接口

三、配电系统的设计要求

配电系统的设计要求通常包括以下内容:

(一) 保护功能

配电系统的主断路器应当设计成在过载或者短路时及时切断电源,以达到对设备和人员的保护目的。配电系统的设计还应当考虑对浪涌和漏电流的监控和保护。此外,由于在CT运行时,配电系统的发热量较大,应当配备温度传感器,以对配电系统的环境温度起监控和过热保护的作用。对于隔离变压器,应当配备热敏开关以防止变压器过载,其中每一组线圈应当配有热敏开关,所有热敏开关应当串联。

(二) 接地以及电磁兼容的要求

配电系统的所有电源以及金属外壳应当保护接地。同时,配电系统还应为高压滑环提供可靠的保护接地。为了符合电磁兼容的要求,配电系统应当采用电磁干扰(electromagnetic interference,EMI)滤波器。

(三) 对网电源的要求

网电源的稳定性是CT系统正常工作的前提。例如,一般要求网电源电压在380 V,电压稳定上下限为$-10\%\sim10\%$。如果考虑线路阻抗带来的压降,以及系统正常工作时的负载,实际的输入电压稳定性下降,达到$-16\%\sim10\%$。

(四) 隔离变压器的性能要求

配电系统考虑到系统峰值功率时的电压降落,隔离变压器应当能够满足电压调节率≤2.5%。满载时输出电压的波动下限为-1%以内,空载时输出电压的上限为$+3\%$以内。

(五) 线缆和接头的选择

在选用配电系统的线缆和接头时,应选用符合特殊易燃性需求的材料。所有的线路连接应当清晰地进行编码和标识,以防止误插。

(六) 通信功能

配电系统主要与CT主控制器进行通信,其通信目的包括主控制器对配电系统的控制、主电源及部件电气状态的读取、主要保护功能的状态获取,以及系统开关电路的控制。

(朱家鹏　于广浩)

第六节　计算机系统

一、计算机系统的作用

计算机为整个CT系统的核心功能部件,根据所承担的信息处理任务不同,CT的计算机系统一般分为系统控制计算机和图像重建计算机。另外,还包括图像显示系统和计算机软件。

二、计算机系统的结构

CT 计算机系统结构见图 3-35。

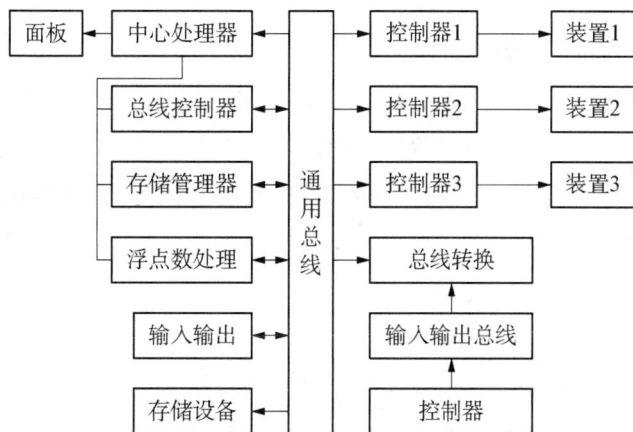

图 3-35 计算机系统方框图

(一)系统控制计算机

1. **处理方式** 现代 CT 中的计算机结构多采用多通道技术,目的是提高处理速度和运算能力。具体分为串行处理方式、并行处理方式和分布式处理方式。

(1)串行处理方式:把每条指令分为若干个顺序的操作,每个操作分别由不同的处理器实施,这样可以同时执行若干条指令。对每个处理器来说,每条指令中的同类操作像流水线一样被连续加工处理,可以提高计算机工作速度和各个处理器的使用效率,易于模块化。

(2)并行处理方式:多由 3 台多任务计算机,通过系统总线耦合成一系统,分别形成扫描处理器、显示处理器和文件处理器,易于规范化。

(3)分布式处理方式:分布式处理系统在结构上由若干台独立的处理器构成,各台处理器可分别处理同一程序的各个子程序,也可以按功能分别处理一道程序的各个阶段。每台处理器都有自己的局部存储器,因而能独立承担分配给它的任务,这些处理器在逻辑上和物理上是连在一起的,可在统一操作系统控制下工作,相互间可以通信。系统具有动态分配任务的能力,能自动进行任务调度和资源分配。其优点是:①模块化设计可靠性较高,易于系统升级和部件更新。当其中一台处理器失效时,对总系统影响不大。②微处理器性价比较高,便于推广。

2. **主要功能** 系统控制计算机为整个 CT 系统的控制中枢,担负整个 CT 设备系统所有功能部件连接和协调运行的重任。主要功能如下:

(1)扫描过程的控制和监视:当操作者完成被检者信息登记、设定扫描模式、选用合适的扫描参数后,系统控制计算机就会对各个功能部件的状态、位置和反馈数据进行监控检测和分析比较,只有在所有状态数据全部正常的情况下控制计算机才会发出启动扫描信号。

(2) 信息的传输和管理:扫描期间数据的通信频繁,机械运动众多、时序关系复杂,这些都是在控制计算机严密的程序控制和精确的实时调度下得以顺利完成的。例如,X 线管的曝光和探测器及 DAS 在时序上的匹配;数据采集传送和图像重建上的衔接;扫描部位和检查床定位一致;X 线管功率和温度实时监控等。

(3) 图像的各种后处理功能:包括图像窗宽、窗位的设定和调整,感兴趣域 CT 值的计算,图像的放大和翻转,区域或距离的测量,轮廓标识的决定及多个图像的比较,图像的直方图显示,图像的三维重建,以及文字图像叠加功能(也有在图像重建计算机)。

(4) 故障诊断及分析:能实时提供操作导航帮助,显示运行故障信息,分析可能存在的故障原因和提出目前可采取的维修方法建议。控制计算机还会对错误的信息输入提出警告。

(5) 信息储存和通信传递　现在的 CT 控制计算机都带有大容量的硬盘驱动器和 CD-R 驱动器,存储大量的扫描数据和图像。随着影像存储与传输系统(PACS)的建立,通过网络发送和接收数据对当前的医学影像设备尤显重要。控制计算机带有通信网卡和接口,可进行网上的信息和图像传递,方便医院的无纸化管理。

(二) 图像重建计算机

图像重建计算机承担图像重建的繁重任务。通常 CT 设备均采用卷积反投影重建法,图像重建计算机要进行下列操作和运算。

1. *数据预处理*　接收来自数据采集系统传输的原始数据,进行译码、归一化校正、空气校正、间隔校正、射线束硬化校正等多项预处理工作,排除各种干扰和误差因素,尽可能地使数据准确和完整。

2. *卷积*　对预处理过的数据和选定的滤波权函数进行数字上的卷积运算。此项工作旨在使重建后的 CT 图像边缘清晰,反映被扫描断层真实情况。它的运算量极大。

3. *反投影*　对完成卷积运算的射线束数据要进行排列、内插、位置权重计算和反投影等多种数据处理。由于图像重建的运算量惊人,且要求在扫描完成后的数秒钟内实时完成,图像重建计算机一般采用阵列处理机(array processor,AP)来执行图像重建和处理的任务。它与主计算机相连,在控制计算机的控制下与之并行工作。

(三) 图像显示系统

将二维数字矩阵(数字图像)中的各像素 CT 值经 D/A 转换为相应的二维模拟矩阵(模拟图像)中的灰阶,CT 值与灰阶的对应由其窗宽和窗位的选择来决定。一幅典型的 CT 图像像素矩阵为 512×512 或 1024×1024,灰阶深度为 $8 \sim 12$ bit;如果灰阶深度为 n bit,则图像灰度显示范围为 $0 \sim (2n-1)$,灰阶深度越大,显示的灰度范围越宽。

三、软件的种类与应用

CT系统软件最重要的功能是将探测器采集到的投影信息进行图像重建。随着计算机技术的不断发展和提高,CT设备的应用软件越来越丰富,自动化程度也越来越高,通用性强、适应面广、灵活简捷的新版软件不断推出,极大地方便了操作人员。CT设备的系统软件和应用软件一般用光盘保存,可通过光驱安装到硬磁盘、外存贮器,或调到主机内存使用。

(一) 系统软件

系统软件是指各类CT均需具有的基本扫描功能、诊断功能、显示和记录功能、图像处理功能及故障诊断功能等软件。系统软件形成了以管理程序为核心,能调度其他相互独立软件的系统。常用的独立软件有预校正、平面扫描、轴向扫描、图像处理、故障诊断、外设传送等。管理程序与各独立软件的联系方式有3种:

1. 人机对话方式 由操作者通过控制台或终端输入信息或命令,操作者可以用键盘对话,也可以用触摸监视屏幕对话。管理程序接到这些指令,便调用相应的功能软件。

2. 条件联系方式 某个程序在运行过程中发出一个命令信息,可以要求管理程序调度相应的软件进行工作。

3. 返回处理方式 某个程序在执行过程中发生错误,则返送信息给管理程序,由其统一处理。

(二) 应用软件

应用软件又称功能软件。当前,这类软件种类很多,具体如下:

1. 动态扫描软件 其工作方式是在选定了扫描的起始位置、终止位置、厚度、层距和其他一切必要的技术参数后,整个扫描过程自动逐层进行。这一功能对被检者注射对比剂后,需在限定时间内完成整个检查,是非常必要的。

2. 快速连续扫描软件 其功能是对某一感兴趣区域自动做多次快速扫描。它可以与心电图配合,用来研究心脏某一部位随时间变化的情况。

3. 定位扫描软件 其功能是在所希望的角度上固定X线管和探测器,然后在被检者检查床自动送入的同时进行曝光,得到扫描定位像。

4. 目标扫描软件 其功能是仅对感兴趣区的层面进行扫描,而对其他区域采取较大厚度、层距和间隔扫描。

5. 平滑过滤软件 其功能是使所有相邻的不同组织界面得到平滑过滤,产生平均CT值,有效地提高相邻区的对比。

6. 三维图像重建软件 其功能是在多层连续重叠扫描或螺旋扫描的基础上重建三维立体图像。

7. 高分辨力软件 用于对肺部弥漫性间质病变的测定。

8. 定量骨密度测定软件 用于对骨矿物质的测定。

(石 盼 于广浩)

第七节　控制台

CT 控制台主要是用来放置监视器、键盘、鼠标、扫描控制器等输入、输出装置,以使操作者完成程序启动、参数输入、扫描操作、图像显示贮存和处理、胶片摄印、系统故障的诊断、联网通信等任务。另外,操作者日常记录等工作也在控制台上完成。控制台主要由工作台、鼠标及扫描控制器、键盘等部分组成。

(一) 工作台

用来放置监视器、键盘、鼠标、操纵杆,以及平板电脑等输入、输出设备,提供操作工作空间。

(二) 鼠标、轨迹球

方便选择程序模式、菜单目录和设定图像窗宽、窗位功能,能便捷地进行各种图像处理和机器运行操作。

(三) 扫描控制器

显示 CT 设备曝光信号,供操作者和被检者的对话通信。利用该装置可告知被检者在扫描中需注意的事项(如屏气、呼气等),同时接收被检者返回的信息,从而保证扫描的图像质量。

(四) 键盘

数据、文本、参数、指令的输入设备,是登记被检者信息和运行系统程序的主要方式,由设定许多功能键完成程序运行、图像处理、X 线曝光等操作。

(石　盼　于广浩　李哲旭)

第四章　CT 图像重建

CT 图像重建的基本原理是球管在任意一个角度的扫描下,X 线通过不同密度组织时衰减的物理规律不同,探测器接收后会根据各个方向上的投影值求解成像层面上的衰减系数分布,然后利用重建算法将这些投影数据信息结合起来以获得人体内部结构分布图像,并以不同的灰度值表示密度差异。求解出的衰减系数一般以矩阵的形式表示,构成数字图像矩阵。数字图像的基本单位为像素,代表了图像的最小单元,而重建的基本单位常以体素表示。将组织划分为密度均匀的小块,每个小块称为体素,体素越小,重建的图像质量也会更好。

第一节　概　述

一、图像重建理论的发展

1917 年奥地利数学家约翰·拉东(Johann Radon)首先提出了投影重建图像的理论,并给出 Radon 变换和 Radon 反变换公式,证明了二维或三维的物体能通过其投影图的无限集合唯一地重建出来,奠定了 CT 图像重建的数学基础。1956 年美国科学家罗纳德·N. 布雷斯韦尔(Ronald N. Bracewell)在射线天文学上运用重建原理对太阳微波发射的图像进行了重建。1963 年和 1964 年美国塔夫茨(Tufts)大学阿兰·麦克莱德·科马克(Allan MacLeod Cormack)在 *Journal of Applied Physics* 上发表了系列文章,提出用数学手段进行图像重建的方法,并应用到一台简易模拟装置上。CT 所获得的是物体横断面图像,构成该断面的图像矩阵是由预先确定了大小的正方体元素组成的,生成的矩阵必须包含需要反映的目标。Radon 解决了从函数的线积分求解出原函数的问题。由物体的一组横断面投影来重建横断图像是一种独特的处理方法,已被广泛应用于放射学、非破坏性工业测试和数据压缩等许多领域,显示了它的重要价值。

CT 是图像重建在医学上获得的最重要的应用之一。20 世纪 70 年代末 80 年代初,图像重建因其能获取被检测人体内部结构而又不对表面造成任何物理伤害的优势,其重建方法研究得到了极大的发展,应用最为广泛的是解析类重建算法(解析法)和迭代类重建算法(迭代法)。迭代法是求解各像素点与投影之间关系的代数方程,从基础值到理论投影值的反复迭代,直至某种最优准则。解析法是指将光源、被检物体和探测器之间利用傅里叶(Fourier)中心切片理论,在线阵上进行反投影到相对几何空间位置。各种重建算法的不断出现,使 CT 在运算复杂度、空间分辨力、时间分辨力、噪声和伪影消除、临床适用性和灵活性等方面得到很大的提高。

二、图像重建的实质

图像重建主要是由计算机来求解图像矩阵。若点 $f(x,y)$ 代表所求重建图像矩阵上的某个像素点位置,则 $f(x,y)$ 所对应的值代表该点的 X 线衰减系数。图像重建的实质就是求解各个点的衰减系数分布。仅采用单一方向的投影难以求得所有位置的衰减系数,因此需要利用多个视角的投影,列出方程组,综合分析计算,并且在求解过程中应满足以下基本要求:①图像重建应不失真地反映原被测人体断面上的图像信息。②图像重建要在尽可能短的时间内完成。由于 CT 的图像重建是经过计算而重新构造图像,这样的计算时间要尽可能短。③图像重建要在理论和技术上可行。图像重建从理论上讲是一个数学问题,在实际应用中要能够具体实现,也就是说不单纯地追求重建图像的完善,而要根据现有的工程技术水平得以实现,以满足临床诊断的要求。

CT 重建问题可以描述为:已知物质的 X 线衰减系数的线积分,如何求解它的射线衰减系数分布? 重建的目标可以认为是求解一个二维分布函数,该函数表示物质的 X 线衰减系数分布。对于断层重建的问题可以这样描述:假定已经测量得到一系列数据,即沿不同角度、与等中心不同距离的衰减系数的线积分,基于这些数据估算扫描物体的衰减系数分布。为避免数据冗余,假定测量按照以下顺序进行:首先沿互相平行且均匀排列的直线进行测量,得到的一组样本称为投影。然后旋转一个微小的角度,重复以上测量便得到另一个投影,反复进行直至完成一圈 360°(理论上只需 180°)扫描,得到一个投影集。在此过程中,相邻投影之间转角增量保持不变,扫描物体静止不动。

CT 成像是采集透射数据并计算最终形成图像的过程。第 1、第 2 代 CT 机 X 线管与探测器被安置在同一直线上做线性水平移动,逐行扫描采集数据,并在扫描进行时存入计算机。这种采集类型称为平行投影。在这类投影下利用线性代数理论求解系数矩阵,但是求解过程困难,适用性差。自第 3 代 CT 机以后采用扇形束扫描并采集数据,提高了整个成像过程速度。螺旋 CT 球管和探测器不间断扫描并采集数据的同时检查床同步移动,形成螺旋的扫描曲线,最后获得范围内全部容积数据,在内插法校正下可重建任意数量的重叠图像,进行多平面或三维重建,重建图像质量大大提高。在 CT 扫描过程中采集到的投影数据是输出射线与输入射线强度比值的对数,在数值上等于沿射线方向上物质的衰减系数线积分。探测器要求可以测量百分之几级别的 X 线吸收系数的变化(相当于脂肪、肌肉和其他组织之间的微小差别)。

CT 图像采集和重建,在数学上的描述分别为 Radon 变换和 Radon 反变换。Radon 变换是用于描述通过 X 线扫描物体形成 CT 图像这个过程的一种数学表示,而 Radon 反变换描述的则是对 CT 投影数据进行重构,还原成物体图像的一种数学方法。

三、图像重建的误差

CT 重建问题不局限于在理想条件下从投影值推导得到图像。对于实际应用中的 CT,由于存在测量误差,在重建之前必须对采集到的投影数据进行预处理。投影数据的测量误差和以下诸多因素有关:

1. X 线束的能谱 在经典重建算法中假设 X 线束是单能的(X 线源发射出来的光子具有同一能量),而在实际应用中 X 线束是连续能谱。X 线球管产生的 X 线具有很宽的能谱,当管电压选择为 120 kV 时,X 线光子能量介于 10~120 keV,而物质的 X 线衰减系数随射线能量的不同而变化。在这种情况下,不进行射线能量校正而直接计算衰减系数显然是不正确的。

2. 散射线 假定所有到达探测器的都是初级 X 线光子,然而实际检测到的信号中有一小部分是由散射线引起的。散射线对吸收系数计算结果的影响相当于低能射线对吸收系数的影响,不但导致重建图像中 CT 值的误差,还会产生不同表现的伪影。虽然从 X 线管出来的射线经过滤过器过滤、准直器准直,但其间产生的散射线不能够被完全消除,因此会被探测器接收,从而导致重建误差。

3. 探测器和数据采集系统的非线性 探测器与所有的电子元件一样,其性能和状态受温度等因素的影响。某些闪烁晶体探测器,如钨酸镉($CdWO_4$),具有明显的滞后现象或辐射损伤现象,使得探测器的输出有赖于之前受到的辐射。尽管辐射损伤经过一定时间后会自我修复,但是极大地影响连续扫描。

4. 扫描物体的移动 接受检查的患者在扫描过程中并非完全静止不动,在图像中会出现运动伪影。

5. 其他 如焦点外的 X 线辐射、扫描物质中金属的存在、X 线量不足、机架未对准、扫描过程采样不足、部分容积效应、球管焦点漂移、机械不稳定、球管转子颤动等。

减少误差的常用方法:①通过体模校正,减少射束产生的伪影;②过样采集并对投影数据进行软件修复以消除虚假信号;③对患者进行适当约束,提供舒服的位置,采用屏住呼吸的方法,降低患者运动影响因素。扫描参数方面一般选用心电门控(electrocardiogram gating)等自动触发采集方式对重建数据进行追溯,并对投影值进行迭代重建,从而尽可能校正数据、减少误差。

四、采样几何与弦图

投影采样几何(projection sampling geometry,PSG)是 CT 所有投影数据集合的几何形状的总称。第 1 代和第 2 代 CT 的投影由一组平行 X 线束扫描得到,称为平行投影。第 3 代和第 4 代 CT 的投影由同一焦点产生的 X 线同时扫描得到,射线呈扇形,称为扇形投影。对于第 3 代 CT,某一时刻探测器采集到的数据组成一个投影,焦点即为 X 线源。而第 4 代 CT 的情况稍微复杂一些,投影是由某一探测器单元对应不同球管位置的数据组成。多层 CT 的投影采样几何是锥形投影,由若干共焦点的扇形投影组成,所有扇形中最多只有一个与机架旋转中心轴垂直,其余扇形与该轴形成一个倾角,必须经过坐标转换,否则将导致伪影的产生。

从平行投影到锥形投影,投影采样几何越来越复杂,相应的重建模型也越来越复杂。平行投影有许多描述投影的方法,最常用的是正弦图(sinogram)。如图 4 - 1 所示,弦空间的横轴表示探测器单元,纵轴表示投影角度,一个单位投影表示为平行于横轴直线上的一个样本集。这样,在不同扫描角度上所采集到的数据组成一幅二维图像,其像素值的大小(即亮度)代表对应的投影样本的数值大小。

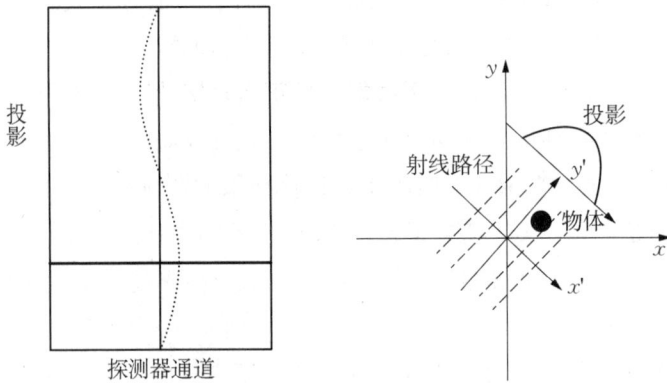

图 4 - 1　物体空间与弦空间转化示意图

定义旋转坐标系为(x', y'),其 y' 轴平行于 X 线方向。对于被扫描物体中某个点,弦空间的投影表达式用极坐标(γ, φ)来表示,则该点在 x' 轴上的位置为:

$$x' = \gamma\cos(\varphi - \beta) \qquad 式(4-1)$$

β 表示两坐标系的夹角。上式说明点在弦空间是正弦曲线。把物体看作许多点的集合,它在弦空间中就是一系列正弦曲线的重叠图像。图 4 - 2A 是一个头骨的谢泼德-罗根(Shepp-Logan)模型(国际通用)图像,图 4 - 2B 是对应的正弦图,中间曲线密度较高,上下曲

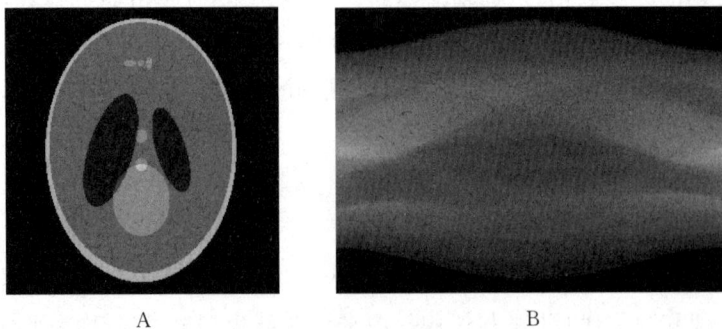

A　　　　　　　　　　　　B

图 4 - 2　头骨的 Shepp-Logan 模型与对应的正弦图

A. Sheep-Logan 模型;B. 对应的正弦图。

线密度较低。

（范一峰　唐智贤）

第二节　平行束 CT 图像重建

一、直接矩阵变换法

直接矩阵变换法是 CT 图像重建常用的算法，又称为联立方程法。如图 4-3 所示，假定某物体在扫描面上由 4 个均匀的部分组成，X 线衰减系数分别为 μ_1、μ_2、μ_3、μ_4，并已得到它们在水平、垂直和对角方向的积分。那么，就可以用 6 个方程构成一个独立的方程组：

$$p_1 = \mu_1 + \mu_2$$
$$p_2 = \mu_3 + \mu_4$$
$$p_3 = \mu_1 + \mu_3$$
$$p_4 = \mu_1 + \mu_4 \qquad\qquad 式(4-2)$$
$$p_5 = \mu_2 + \mu_4$$
$$p_6 = \mu_2 + \mu_3$$

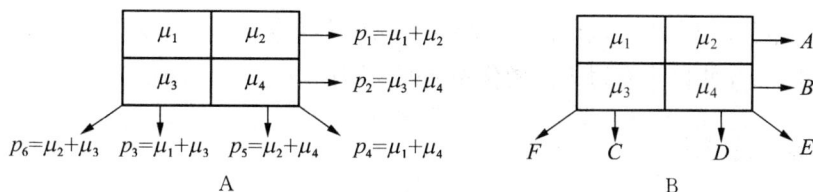

图 4-3　直接矩阵变法
A. 不同方向投影示意图；B. 求解示意图。

对于构成物体的 $N \times N$ 个体素，只要投影数据即方程数量足够，同样可求解得到每一体素的 X 线衰减系数。在求解方程组时有多种方法，其中之一是直接矩阵变换法。假定图像单元由 4 个未知数构成，为了求出这 4 个未知数，至少要有 4 个独立的线性方程，求解示意图如图 4-3B 所示。可得到如下方程组：

$$射线和\ A: x_1 + x_2 = 2$$
$$射线和\ B: x_3 + x_4 = 4$$
$$射线和\ C: x_1 + x_3 = 1$$
$$射线和\ D: x_2 + x_4 = 5$$
$$射线和\ E: x_1 + x_4 = 3$$

$$射线和 F: x_2 + x_3 = 3$$

从这 6 个方程,可以得到:

$$A + B = C + D$$
$$A = C + D - B$$
$$B = C + D - A$$
$$C = A + B - D$$
$$D = A + B - C$$

由射线和 A、C 得到:

$$x_2 - x_3 = 1$$

上式与射线和 F 相加,得到:

$$2x_2 = 4, x_2 = 2$$

分别代入射线和 A、C、D 得到:

$$x_1 = 2 - x_2 = 0$$
$$x_3 = 1 - x_1 = 1$$
$$x_4 = 5 - x_2 = 3$$

在实际情况中,如果同时存在足够多的线性方程,则可以采用矩阵逆转法求解这些方程。但这种方法有如下缺点:①方程数多于未知数,即重建矩阵越大,必须有越多的投影数据;②这些方程可能包含不正确的因素(如噪声和患者身体移动);③必须获得全部投影数据后才能开始求解;④矩阵中有过多的图像单元时,这种方法计算时间长。

二、直接反投影法

直接反投影法(direct back projection)又称投影反馈法和总和法,是 CT 重建算法中最简单、最基本的算法。直接反投影法的原理是断层平面中某一点的密度值,可看作这一平面内所有经过该点的射线投影之和的平均值。因此,反投影法的基本操作是:将所测得的投影值,按照其原投影路径,"回抹"到经过的每一个点上,把各个方向的投影值都如此反投影后,再把每个角度的反投影图像进行累加并求平均值,从而推断出原图。

如图 4 - 4,首先图像经过 Radon 变换(即 CT 扫描)得到其对应的正弦图。随后,对每个角度的信号进行反投影。如图 4 - 5,展示了 0°、45°、90°和 135°方向的反投影。最后,将以上角度的反投影叠加,就可以得到重建的结果,如图 4 - 6。一般而言,越多的反投影图像相加,图像重建效果越好。

直接反投影法是将反投影图像进行离散地叠加,在中心处信号集中,边缘处信号稀疏,因此重建的图像具有明显的边缘失锐,又称为星状伪影。产生伪影的主要原因有:①在投影

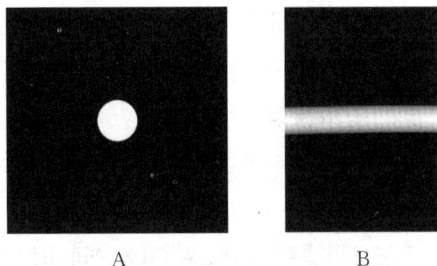

图 4 - 4　待测模型及其对应的正弦图

A. 圆柱模型；B. 对应的正弦图。

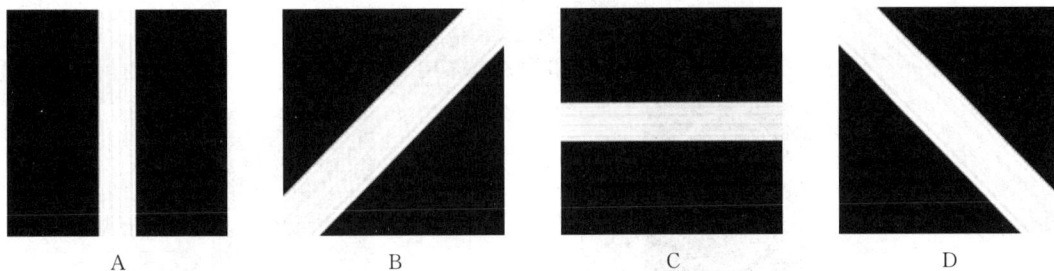

图 4 - 5　0°、45°、90°和 135°方向的反投影

A. 0°；B. 45°；C. 90°；D. 135°。

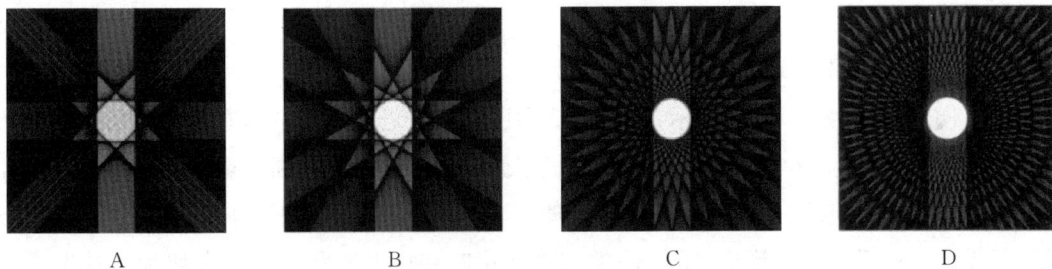

图 4 - 6　不同数量反投影叠加后的图像重建结果

A. 8 个；B. 12 个；C. 20 个；D. 90 个。

"回抹"过程中，会把原图像为 0 的像素点赋上一个平均值，使得重建的图像中存在误差；②高频信号有所失真，导致图像边缘模糊；③研究表明，反投影重构后的图像 $f_b(x,y)$ 和真实图像 $f(x,y)$ 存在如式（4-3）的卷积关系，其中，$1/r$ 会使得图片变得模糊，因此 $1/r$ 又称为模糊因子。

$$f_b(x,x) = f(x,y) * 1/r \qquad 式（4-3）$$

三、傅里叶变换法

傅里叶变换法是解析法的一种，在图像矩阵求解与图像投影傅里叶变换的基础上实现图像重建。当布雷斯韦尔（Bresville）第 1 次运用傅里叶变换法重建图像时，运算十分复杂，耗时长。随着快速傅里叶变换和高速计算机的出现,二维傅里叶变换才得以广泛应用。快速傅里叶变换既简单又迅速,在提高图像重建速度方面具有很大优势。

(一) 傅里叶变换重建图像的基本原理

傅里叶变换的基本原理:一个三维(二维)物体的二维(一维)投影的傅里叶变换精确地等于物体的傅里叶变换的中心截面(中心直线)。当投影旋转时,其傅里叶变换的中心截面(中心直线)随之旋转。图 4-7 显示了原始图像在实域空间和傅里叶空间之间的关系。因而重建图像的过程是首先把在不同角度、不同位置的投影变换组合构成物体完整的傅里叶变换,然后通过反傅里叶变换重构物体。

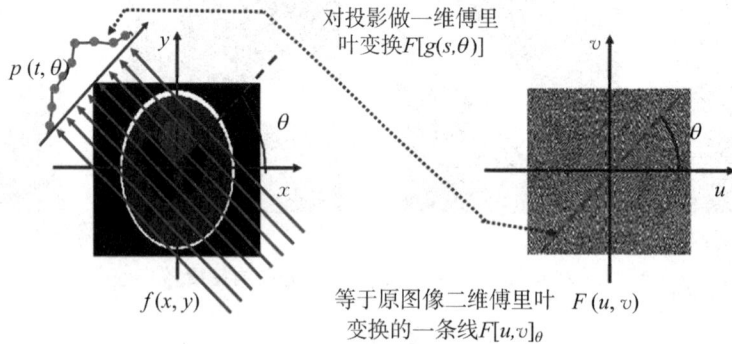

图 4-7　原始坐标系和旋转坐标系示意图

(二) 傅里叶层厚定理

为了便于阐述,如图 4-7 所示,我们把重建目标函数记为 $f(x,y)$,在 θ 角度采集到的平行投影记为 $p(t,\theta)$。其中,t 表示投影线到机架旋转中心的距离。断层重建的基本定理通常被称为傅里叶层厚定理,又称为中心切片定理。该定理可以描述如下:目标函数 $f(x,y)$ 在 θ 角平行投影的傅里叶变换等于 $f(x,y)$ 的二维傅里叶变换上同角度的一个切片。首先观察投影平行于 y 轴的情况,即:

$$p(x,0)\int_{-\infty}^{\infty} f(x,y)\mathrm{d}y \qquad \text{式(4-4)}$$

两边同时对 x 求傅里叶变换,得到:

$$P(u)=\int_{-\infty}^{\infty} p(x,0)e^{-j2\pi\mu x}\,\mathrm{d}x=\int_{-\infty}^{\infty}\int_{-\infty}^{\infty} f(x,y)e^{-j2\pi u x}\,\mathrm{d}x\,\mathrm{d}y \qquad \text{式(4-5)}$$

再对原函数 $f(x,y)$ 做二维傅里叶变换,求其在 $\nu=0$ 时的值:

$$F(u,\nu)\mid_{\nu=0}=\int_{-\infty}^{\infty}\int_{-\infty}^{\infty} f(x,y)e^{-j2\pi(ux+vy)}\,\mathrm{d}x\,\mathrm{d}y\mid_{\nu=0}=\int_{-\infty}^{\infty}\int_{-\infty}^{\infty} f(x,y)e^{-j2\pi u x}\,\mathrm{d}x\,\mathrm{d}y$$

$$\text{式(4-6)}$$

比较式(4-5)和(4-6)的右边,发现两者相等,说明在视角 $\theta=0$ 时结论正确。由于坐标系是可以任意选择的,把坐标系旋转到任意一个角度时,以上结论同样正确。因而,目标函数在任意角度投影的傅里叶变换,等于它的二维傅里叶变换在同方向上的切面。

傅里叶层厚定理也可采用以下方法直接推导。如图 4-8 所示,假设一旋转坐标系,其 s 轴平行于投影方向,目标函数 $f(x,y)$ 在新坐标系中用 $f'(t,s)$ 表示,则两坐标系的关系如下:

$$s_1 = x\cos\theta + y\sin\theta \qquad\qquad 式(4-7)$$

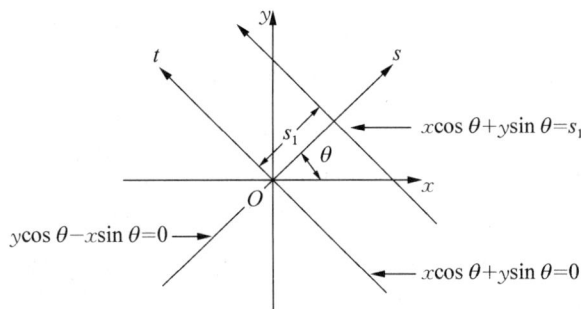

图 4-8 投影和直角坐标系关系

图 4-8 中,$y=\tan\theta$ 的投影直线以及通过原点和离原点 s_1 的正交方向的积分直线 $y = -x/\tan\theta$。

$$t = x\cos\theta + y\sin\theta \qquad\qquad 式(4-8)$$
$$s = -x\sin\theta + y\cos\theta$$

投影 $p(t,\theta)$ 就是函数 $f'(t,s)$ 沿 s 轴的线积分:

$$p(t,\theta) = \int_{-\infty}^{\infty} f'(t,s)\mathrm{d}s \qquad\qquad 式(4-9)$$

对投影 $p(t,\theta)$ 的变量 t 求傅里叶变换,得到:

$$P(\omega,\theta) = \int_{-\infty}^{\infty} e^{-j2\pi\omega t}\mathrm{d}t \int_{-\infty}^{\infty} f'(t,s)\mathrm{d}s \qquad\qquad 式(4-10)$$

对上式右边进行坐标变换,从积分学的一般理论我们知道两个坐标系的微分有以下关系:

$$\mathrm{d}s\,\mathrm{d}t = J\,\mathrm{d}x\,\mathrm{d}y = \begin{vmatrix} \dfrac{\partial t}{\partial x} & \dfrac{\partial s}{\partial x} \\[2mm] \dfrac{\partial t}{\partial y} & \dfrac{\partial s}{\partial y} \end{vmatrix}\mathrm{d}x\,\mathrm{d}y \qquad\qquad 式(4-11)$$

其中:J 是雅可比(Jacobian)行列式。综合上述,得到:

$$P(\omega,\theta) = \int_{-\infty}^{\infty}\int_{-\infty}^{\infty} f(x,y)e^{-j2\pi\omega t(x\cos\theta + y\sin\theta)}\mathrm{d}x\,\mathrm{d}y \qquad\qquad 式(4-12)$$

投影的傅里叶变换 $P(\omega,\theta)$ 与原函数 $f(x,y)$ 的傅里叶变换有如下关系:

$$F(u,\nu)=\int_{-\infty}^{\infty}\int_{-\infty}^{\infty}f(x,y)e^{-j2\pi t(ux+\nu y)}\,\mathrm{d}x\mathrm{d}y \qquad 式(4-13)$$

注意到以上两式(4-12、4-13)中右边项很相似,如果 $u=\omega\cos\theta$ 和 $\nu=\omega\sin\theta$,那么它们完全等同,就有以下关系式:

$$F(\omega\cos\theta,\omega\sin\theta)=P(\omega,\theta) \qquad 式(4-14)$$

在傅里叶空间,变量 $u=\omega\cos\theta$ 和 $\nu=\omega\sin\theta$ 定义了一条穿过原点且与 u 轴成 θ 角度的直线。至此证明平行投影的傅里叶变换是原函数傅里叶变换的一个切片,该切片的角度与投影相同。

傅里叶层厚定理说明,从每个投影都可以得到目标函数的二维傅里叶变换的一条直线。如果在 $0\sim2\pi$ 上获得足够的投影,那么就可以得到所要重建目标函数的傅里叶空间所有值。只要进行傅里叶逆变换,就能得到目标函数。断层重建过程就是一系列一维傅里叶变换之后的二维傅里叶逆变换。

(三) 傅里叶分析的图示法

傅里叶分析的理论基础是:任何二维函数 $f(x,y)$ 可以表示为正弦波和余弦波的和,且在横切平面的各个方向上传播。每一个谐波的幅度称为傅里叶系数。这些正弦波的幅度用傅里叶系数 $F(K_x,K_y)$ 表示。

傅里叶重建的理论基础是:图像的傅里叶系数与投影的傅里叶系数有关,关系式如下:

$$F(K_x,K_y)=P(K,\varphi) \qquad 式(4-15)$$

$$\varphi=\tan^{-1}(K,\varphi),K=\pm\sqrt{K_x^2+K_y^2} \qquad 式(4-16)$$

说明:如图 4-9 所示,$P(K,\varphi)$ 为需要重建的图像在 φ 角度上的投影,K 为在 φ 角度上投影的幅度,K_x 为 K 在 x 轴上的投影,K_y 为 K 在 y 轴上的投影,$F(K_x,K_y)$ 为在相同角度上投影的傅里叶系数。

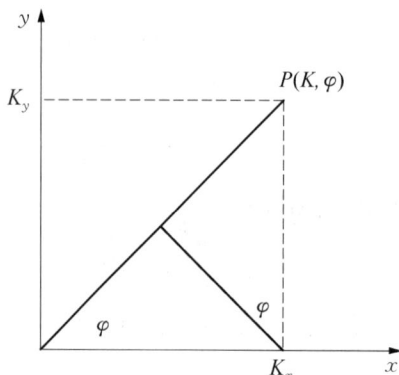

图 4-9　角度 φ 与傅里叶级数的关系

如果我们知道了 K_x、K_y 及 φ，则：

$$K = K_x \cos\varphi + K_y \sin\varphi = \pm\sqrt{K_x^2 + K_y^2} \qquad \text{式}(4-17)$$

$$\varphi = \tan^{-1}(K_y/K_x) \qquad \text{式}(4-18)$$

因此，图像的傅里叶系数可以从投影的系数得到，而且能够再综合成该图像。

下面举例说明由投影的傅里叶系数得到图像的傅里叶系数重建过程。如图 4-10 所示：①对一个目标物体，获取任意方向上物体的投影数据，并计算其傅里叶系数，也就是将各个投影进行一维傅里叶变换。②把各个角度上的变换结果汇合起来，根据傅里叶层厚定理，可得到图像的傅里叶系数，因此对傅里叶平面进行插值以获得矩形的傅里叶系数矩阵。③对傅里叶系数矩阵进行二维傅里叶逆变换，即可得到重建图像。

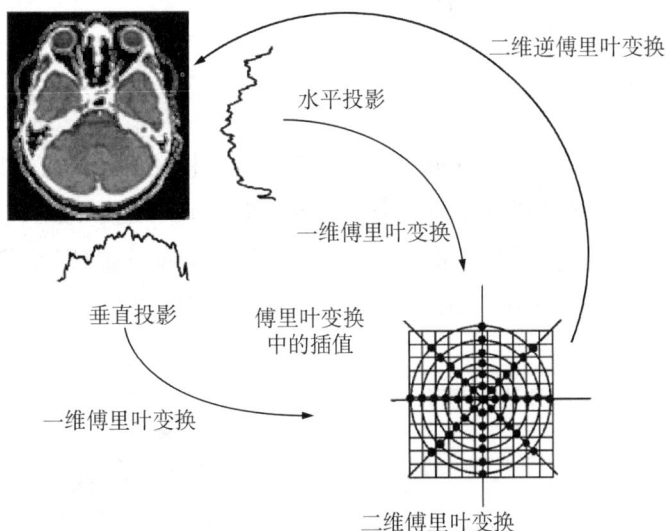

图 4-10　傅里叶变换重建过程示意图

(四) 傅里叶变换的特点

在傅里叶空间中所采用的采样模式不是基于笛卡尔坐标系(Cartesian coordinate)的，因此要将极坐标系下的投影 $P(\omega,\theta)$ 转化成直角坐标系下的 $G(u,v)$，投影数比较少时，还需进行内插。傅里叶层厚定理表明单位投影的傅里叶变换刚好是对应的二维傅里叶空间中的一个切面，投影的样本就构成了极坐标网格点。因此，在做傅里叶逆变换之前必须对这些样本进行插值，使之转换到笛卡尔坐标系下。在实空间，插值误差位于像素所在的小区域，但是在二维傅里叶空间的每个样本表示特定空间频率的强度，也就是说，傅里叶空间中某一样本的误差将影响整个图像。

此外，在傅里叶变换法中，对断层的投影作正交变换是一维的，但在求物体图像的逆变换时却是二维的，因此，必须将 $G_0(u,v)$ 数据都存储起来，等到全部 $G(u,v)$ 数据变换完成之后才能进行二维逆变换，难以实现实时图像重建。

(五) 傅里叶变换法的误差表示

在傅里叶变换法中,重建的图像和实际图像之间有如下关系:

$$f_b(x,y) = f(x,y) * 1/r \qquad \text{式}(4-19)$$

式中:$f(x,y)$ 为实际图像,$f_b(x,y)$ 为重建图像。

利用二维傅里叶变换上式可以写成:

$$F_b(\rho,\theta) = F(\rho,\theta)/\rho \qquad \text{式}(4-20)$$

式中:$F_b(\rho,\theta)$ 和 $F(\rho,\theta)$ 分别是 $f_b(x,y)$ 和 $f(x,y)$ 二维傅里叶变换的极坐标形式,$1/r$ 的傅里叶变换为 $1/\rho$。因此对 $1/r$ 产生的模糊可以先将 $f_b(\rho,\theta)$ 进行二维傅里叶变换,然后对变换结果进行加权,得到图像真正的二维傅里叶变换公式:

$$F(\rho,\theta) = F_b(\rho,\theta)\rho \qquad \text{式}(4-21)$$

四、滤波反投影法

滤波反投影法(filtered back projection, FBP)也是解析法的一种,这种方法消除了模糊因子 $1/r$ 的影响,并将二维傅里叶变换改为只进行一维傅里叶变换,既可校正失真,又可简化计算,提高了图像重建速度。采用卷积计算的滤波反投影法在当前 CT 成像装置中应用最为广泛,又称卷积反投影法(convolution back projection, CBP)。

(一) 卷积

卷积(convolution)计算是进行积分变换的一种有用方法。若 $u(x)$ 是 $\nu(x)$ 和 $\omega(x)$ 的卷积函数,则有:

$$u(x) = \nu(x) * \omega(x) = \int_{-\infty}^{\infty} \nu(x-t)\omega(t)dt \qquad \text{式}(4-22)$$

式中:$*$ 为卷积符号。该式可理解为:函数 $u(x)$ 是函数 $\nu(x)$ 在 x 轴上平移为 $\nu(x-t)$ 后,再与 $\omega(t)$ 相乘的积分结果。

卷积的计算过程可用图 4-11 表示。设 $\nu(x)$ 为以坐标原点为对称的方波,$\omega(x)$ 为以坐标原点为对称的三角波,$\nu(x-t)$ 表示 $\nu(x)$ 在 x 轴上向右移动距离 t(图 4-11B);$\nu(x-t)\omega(t)$ 是 $\nu(x)$ 在 x 轴上向右移动距离 t 后与 $\omega(t)$ 的乘积[请注意这里 $\omega(x)$ 的值为 $\omega(t)$,即 $x=t$ 时的 $\omega(x)$ 的值],如图 4-11C 所示;t 由 $-\infty \sim +\infty$ 的整个取值过程中,$\nu(x-t)$ 与 $\omega(t)$ 相乘的各个乘积是 t 取不同数值时的一系列幅度不同且又平移的方波(图 4-11D);所有各个乘积的求和或一系列方波的叠加组合即积分的结果,如图 4-11E 所示,这个结果就是方波函数 $\nu(x)$ 和三角波函数 $\omega(x)$ 卷积计算的结果。

(二) 反投影

前面对卷积计算的介绍中,用一滤波函数 $\omega(x)$ 对投影函数 $\nu(x)$ 进行的卷积计算的例子就是一种滤波方法。滤波效果的好坏取决于滤波函数的选择。卷积反投影法的另一优点是

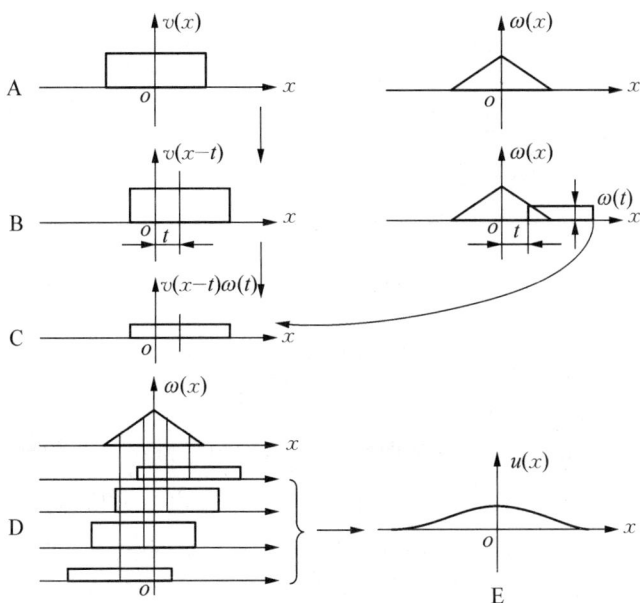

图 4-11 方波与三角波函数卷积计算的图解

A. 方波与三角波;B. 右移+方波与三角波 $\omega(t)$;C. 相乘;D. 相加。

每一次投影结束,就可以通过计算机对投影函数作数据处理,待扫描结束之后,数据的处理和求解也随之完成,所以图像重建的速度很快。CT 现在普遍采用的图像重建方法为卷积反投影法。

1. 滤波反投影的基本原理 反投影法的公式如下:

$$f_b(x,y)=\int_0^\pi d\theta\int_{-\infty}^\infty P_\theta(R,\theta)\cdot\delta(x\cos\theta+y\sin\theta-R)dR \qquad 式(4-23)$$

式中投影 $P_\theta(R,\theta)$ 用一维傅里叶逆变换代替,则有:

$$P_\theta(R,\theta)=\int_{-\infty}^\infty F_1\{P_\theta(R,\theta)\}e^{j2\pi\rho R}d\rho \qquad 式(4-24)$$

即:

$$f_b(x,y)=\int_0^\pi d\theta\int_{-\infty}^\infty\left[\int_{-\infty}^\infty F_1\{P_\theta(R,\theta)\}e^{j2\pi\rho R}d\rho\right]\cdot\delta(x\cos\theta+y\sin\theta-R)dR$$

$$式(4-25)$$

对 R 进行积分变换,上式可写成:

$$f_b(x,y)=\int_0^\pi d\theta\int_{-\infty}^\infty F_1\{P_\theta(R,\theta)\}\left[\int_{-\infty}^\infty e^{j2\pi\rho R}\cdot\delta(x\cos\theta+y\sin\theta-R)dR\right]d\rho$$

$$式(4-26)$$

利用 δ 函数性质：

$$\int_{-\infty}^{\infty} e^{j2\pi\rho R} \cdot \delta(x\cos\theta + y\sin\theta - R)\mathrm{d}R = e^{j2\pi\rho(x\cos\theta + y\sin\theta)}$$

代入式(4-26)，有：

$$f_b(x,y) = \int_0^\pi \mathrm{d}\theta \int_{-\infty}^{\infty} F_1\{P_\theta(R,\theta)\} e^{j2\pi\rho(x\cos\theta + y\sin\theta)}\,\mathrm{d}\rho \qquad 式(4-27)$$

用 $|\rho|$ 同时乘除式(4-27)，可得：

$$f_b(x,y) = \int_0^\pi \mathrm{d}\theta \int_{-\infty}^{\infty} \frac{F_1\{P_\theta(R,\theta)\}}{|\rho|} e^{j2\pi\rho(x\cos\theta + y\sin\theta)} \mid \rho \mid \mathrm{d}\rho \qquad 式(4-28)$$

式(4-28)中：$1/|\rho|$ 正是 $1/r$ 的傅里叶变换形式，即反投影重建图像 $f_b(x,y)$ 由于模糊因子 $1/r$ 造成图像模糊，使 $f_b(x,y)$ 与 $f(x,y)$ 有误差。式(4-28)用 ρ 的绝对值 $|\rho|$ 是因为在实际中 $f(x,y)$ 是实函数，有 $F(\rho,\theta) = F(-\rho,\pi+\theta)$ 的关系，而式中的积分范围包含了负值。

为消除模糊因子的影响，可以采取对每一投影的傅里叶变换值用 $|\rho|$ 加权，以产生不失真的重建图像，即求出：

$$f(x,y) = \int_0^\pi \mathrm{d}\theta \int_{-\infty}^{\infty} \frac{\mid \rho \mid F_1\{P_\theta(R,\theta)\}}{\mid \rho \mid} e^{j2\pi\rho(x\cos\theta + y\sin\theta)} \mid \rho \mid \mathrm{d}\rho \qquad 式(4-29)$$

得到：

$$f(x,y) = \int_0^\pi \mathrm{d}\theta \int_{-\infty}^{\infty} F_1\{P_\theta(R,\theta)\} \cdot \mid \rho \mid e^{j2\pi\rho(x\cos\theta + y\sin\theta)}\,\mathrm{d}\rho \qquad 式(4-30)$$

这就是滤波反投影法的实质，即用投影的一维傅里叶变换 $F_1\{P_\theta(R,\theta)\}$ 与一维滤波函数 $|\rho|$ 进行有效地滤波，消除 $1/r$ 因子干扰，并经傅里叶反变换和反投影来重建图像。

为了明显起见，将式(4-29)作一变换，并将

$$e^{j2\pi\rho(x\cos\theta + y\sin\theta)} = \int_{-\infty}^{\infty} e^{j2\pi\rho R}\delta(x\cos\theta + y\sin\theta - R)\mathrm{d}R \qquad 式(4-31)$$

代入式(4-30)得：

$$f(x,y) = \int_0^\pi \mathrm{d}\theta \int_{-\infty}^{\infty} \left[F_1\{P_\theta(R,\theta)\} \cdot \mid \rho \mid \cdot e^{j2\pi\rho R}\,\mathrm{d}\rho\right] \cdot \delta(x\cos\theta + y\sin\theta - R)\mathrm{d}R$$

$$式(4-32)$$

令：

$$F^{-1}\left[F_1\{P_\theta(R,\theta)\} \cdot \mid \rho \mid\right] = \int_{-\infty}^{\infty} \left[F_1\{P_\theta(R,\theta)\} \cdot \mid \rho \mid \cdot e^{j2\pi\rho R}\,\mathrm{d}\rho\right] \qquad 式(4-33)$$

其中，$F^{-1}[\,]$ 表示傅里叶逆变换，即 $F^{-1}[F_1\{P_\theta(R,\theta)\} \cdot |\rho|]$ 是 $F_1\{P_\theta(R,\theta)\}$ 和 $|\rho|$ 乘

积的傅里叶逆变换，代入式(4-32)得：

$$f(x,y)=\int_0^\pi \mathrm{d}\theta\int_{-\infty}^\infty F^{-1}\left[F_1\{P_\theta(R,\theta)\}\cdot|\rho|\right]\cdot\delta(x\cos\theta+y\sin\theta-R)\mathrm{d}R$$

式(4-34)

从式(4-34)中可以看出，求解重建图像吸收系数 $f(x,y)$ 的最终问题是如何计算投影一维傅里叶变换 $F_1\{P_\theta(R,\theta)\}$ 和滤波函数 $|\rho|$ 乘积的傅里叶逆变换。

2. 卷积计算的实现　根据傅里叶变换的卷积定理：

$$F^{-1}\left[F_1\{P_\theta(R,\theta)\}\cdot|\rho|\right]=P_\theta(R,\theta)*F^{-1}\{|\rho|\}\qquad 式(4-35)$$

说明在频域内，投影的傅里叶变换 $F_1\{P_\theta(R,\theta)\}$ 用 $|\rho|$ 进行变换或滤波，等效于投影 $P_\theta(R,\theta)$ 与滤波函数 $|\rho|$ 的傅里叶逆变换进行卷积计算。$|\rho|$ 的傅里叶逆变换在时域中可构造成滤波函数 $h(t)$。通过选取不同的滤波函数，对投影 $P_\theta(R,\theta)$ 进行有效的滤波，达到满意的重建图像。由于 $h(t)$ 的选取是卷积计算的关键，称为卷积核(convolution kernel)。

卷积计算中存在的主要问题是如何确定空间滤波函数 $h(t)$。已知有两种著名的滤波函数，分别为 R-L 滤波函数 h_R 和 S-L 滤波函数 h_s。h_R 滤波函数是 1971 年印度数学家拉曼(C. V. Raman)和拉克什默纳拉亚南(A. V. Lakshminarayanan)所建立的。它的表达式为：

$$h_R(n,a)\begin{cases} 1/4a^2 & n=0 \\ 0 & n\text{ 为偶奇数} \\ -1/a^2n^2\pi^2 & n\text{ 为奇整数} \end{cases}\qquad 式(4-36)$$

式中：a 为图像每个平行射线间的距离，n 为图像矩阵单列或单行的长度。h_R 滤波函数的优点是重建图像的轮廓较清楚，空间分辨能力强。缺点是振动响应明显，特别是在物体的吸收系数变化大的地方。

h_s 滤波函数是 1974 年由美国数学家谢普(L. A. Shepp)和洛根(B. F. Logan)所建立的。它的表达式为：

$$h_s(n,a)=\frac{2}{a^2\pi^2(4n^2-1)}\quad n=0,\pm1,\pm2,\cdots\qquad 式(4-37)$$

式中：a 为图像每个平行射线间的距离，n 为图像矩阵单列或单行的长度。h_s 滤波函数与 h_R 滤波函数相比，其优点是在不降低图像空间分辨能力的基础上，使图像变得比较平滑，特别适用于脑部 CT 图像重建。

图 4-12 显示了滤波反投影法的重建效果。

上面从理论上讨论了用卷积计算的滤波反投影法。卷积计算实现了由投影 $P(R,\theta)$ 和滤波函数 $h(t)$ 进行卷积，在 θ 角度一定时，投影 $P_\theta(R,\theta)$ 只是 R 的函数，可记为 $P(R)$，则 $P(R)*h(t)$ 的卷积有：

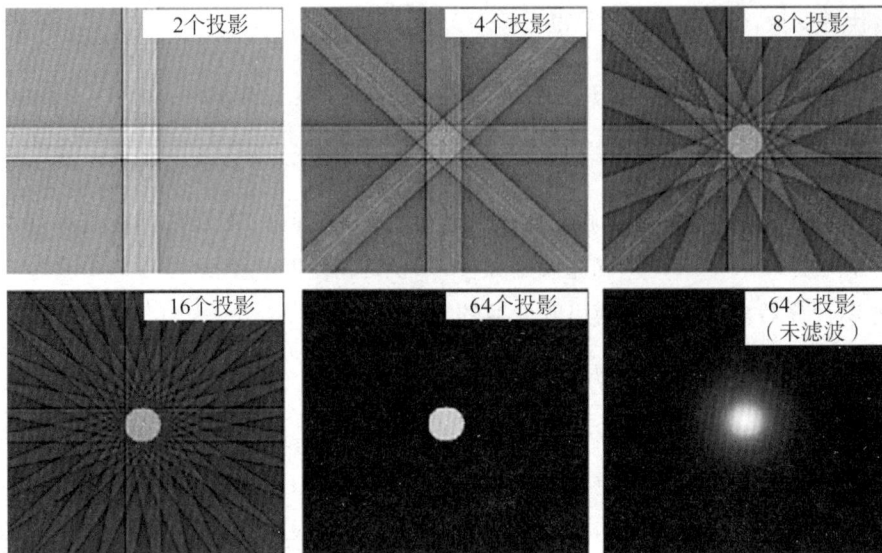

图 4-12　卷积的滤波作用

$$P(R) * h(R) = \int P(\tau) h(R - \tau) \mathrm{d}\tau \qquad \text{式}(4-38)$$

实际上 CT 数据采集,例如平移采集数据时,获取的是一条条射线束,是离散取样。即滤波函数 $h(R)$ 也是按离散形式给出。将式(4-38)写成离散情形下的卷积公式,并由积分式转化为求和式,则有:

$$P(n) * h(n) = \sum_{k=0}^{N-1} P(k) h(n-k) \qquad \text{式}(4-39)$$

式中: $P(n)$ 和 $h(n)$ 分别代表 $P(R)$ 和 $h(R)$ 的离散函数; N 是图像矩阵 $N \times N$ 的单列或单行的长度。实现卷积计算的滤波过程的实例如下:

设采集数据长度 $N = 256$,即要重建 256×256 图像矩阵的图像。 D_0 、 D_1 、 $D_2 \cdots\cdots D_{255}$ 为投影 $P(n)$ 在 $n = 0$ 、 1 、 $2 \cdots\cdots 255$ 时的各点的值; F_0 、 F_1 、 $F_2 \cdots\cdots F_{255}$ 为滤波函数 $h(n)$ 在 $n = 0$ 、 1 、 $2 \cdots\cdots 255$ 时的各点的值。按式(4-39)求解 $P(n) * h(n)$ 的卷积值,记为:

$$CD_n = P(n) * h(n) \qquad (n = 0, 1, 2, \cdots, N) \qquad \text{式}(4-40)$$

可求出 CD_0 、 CD_1 、 CD_2 等值。式(4-40)可写成:

$$CD_0 = F_0 D_0 + F_1 D_1 + F_2 D_2 + \cdots + F_{255} D_{255}$$
$$CD_1 = F_1 D_0 + F_0 D_1 + F_1 D_2 + \cdots + F_{254} D_{255} \qquad \text{式}(4-41)$$
$$CD_2 = F_2 D_0 + F_1 D_1 + F_0 D_2 + \cdots + F_{253} D_{255}$$
$$\cdots\cdots$$

式(4-39)中考虑到滤波函数 $h(n)$ 的对称性,依此计算下去可得到 CD_{255} 的卷积值。

用 CD_0、CD_1、CD_2……CD_{255} 再构成经计算后的滤波投影值,就实现了卷积计算的滤波作用。当把所有方向上的投影进行同样滤波后,按照反投影的方法重建图像,得到图像矩阵的最后投影值,转换成组织的 CT 值后,即可在显示器上显示 CT 图像。为了加快卷积计算和反投影运算的速度,CT 的成像装置中采用了装有卷积处理器和图像阵列微处理器的专用计算机,利用硬件来提高卷积计算和反投影运算的速度。

在上述介绍的图像重建方法中,滤波反投影方法能较好地满足图像重建要求。但在实际的图像处理过程中,还存在各种情况需要加以修正。诸如在相同的数学模型上,加入各种校正函数和滤波因子,如加权函数、阻尼因子、射束硬化效应校正等,这些运算均可采用构造不同的卷积核函数进行卷积计算。

五、迭代法

迭代法又称逐步近似法,是一种求解矩阵方程时常用的方法。在图像重建领域中,迭代法最早的运用是布雷斯韦尔在 1956 年对太阳图像的重建。第 1 代脑部 CT 图像的重建就是应用代数迭代法。应用迭代法时,可任意设定矩阵中的初始值(一般会假设图像是均匀的),然后将计算值与投影实测值进行比较,并根据计算值与实测值之间的差,对图像加以修正,然后重复修正,直到假设值与测量值一样或在允许的误差范围内为止。修正时常用加法因子、乘法因子或最小二次方因子。迭代法已被深入研究多年,为讨论方便,先考虑二维的情况。二维迭代描述如下:设二维目标为向量 u,测量的投影值为 p。两变量通过系统矩阵 A 和误差向量 e 联系起来:

$$p = Au + e \qquad 式(4-42)$$

系统矩阵 A 是由 CT 的几何结构、焦点尺寸和形状、探测器及其他重要的物理参数决定的。误差向量 e 代表测量偏差或加性噪声(如探测器的电子噪声)。重建过程就是根据测量的投影值 p 来估计 u,使得 u 和 e 满足特定的优化标准。估计过程是一个迭代的过程,一系列向量 $u(0)$、$u(1)$……$u(n)$,逐渐趋近于 u^*,即基于 p 的最优估计。对每一迭代参数 j,计算 $p(j)$,如下式所示:

$$p(j) = Au(j) + e \qquad 式(4-43)$$

根据投影的计算值 $p(j)$ 与测量值 p 之间的差来修正估计值 $u(j)$,使二者的差缩小。一般地说,在估计过程中对 $u(j)$ 有特定的限制,其中之一是非负性,这是由线性衰减系数的物理性质决定的。

常用的迭代重建法有 3 种:迭代最小二乘法(iterative least squares technique,ILST)、代数重建法(algebraic reconstruction technique,ART)、同时迭代重建法(simultaneous iterative reconstruction technique,SIRT)。迭代最小二乘法在迭代开始时对整个模型的全部投影进行计算,并对每次迭代同时做修正。代数迭代重建法被第 1 代 EMI 型 CT 所采用。它计算一个射线的总和并修正它,这些修正都合并到以后的射线总和中去,每次迭代对每个射线都重复此过程。迭代重建法对通过某点的所有射线都进行计算并修正,这些修正包含在每一步计算中,每一点都要重复此过程。

上述 3 种方法中的任一种方法,可以在两种修正方法(加法和乘法)中选择一种加以修正。在加法修正中,分配到单元中的修正值与它们的加权因数成比例。在乘法修正中,每一单元接受一个与它现在密度成比例的修正值,其中最亮的单元得到最大的修正。这种方法是用测量值与计算射线和的比值去乘现在的密度。在两种方法中,加法修正比较常用。图像重建的目的就是通过投影值计算矩阵中每个元素的值。由于没有待扫描物体的任何先验知识,所以初始假设物体完全均匀。

迭代法的演算过程如图 4-13 所示。

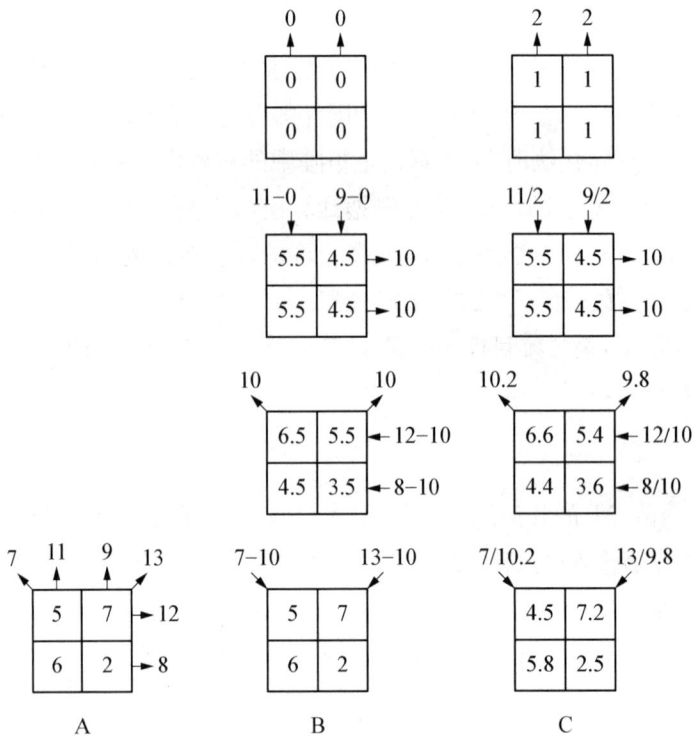

图 4-13 迭代法的加法和乘法示例

A. 实际投影值;B. 加法修正;C. 乘法修正。

1. **加法修正示例** ①以 2×2 矩阵为例,水平、垂直及对角的射线总和见箭头所示。给出初始值(本例设为 0)。②在垂直列中的新的数相加,产生新射线和,并与初始测量的垂直射线和比较(11-0=11 及 9-0=9)。将结果均分后放入新单元中。③在新单元中取水平方向投影,并把它与待重建单元水平方向投影相比较(12-10=2 及 8-10=-2),并将结果均分后放入新单元中。④在 45°及 135°方向上投影,对角线上的射线和也重复上述过程并完成第 1 次迭代。

在本例中,第 1 次迭代就已经产生了一个完善的重建图像。在数据更复杂的情况下,可能不得不重复 6～12 次迭代才能使计算值与迭代值达到允许的水平。EMI 公司第一个 80×80 矩阵的图像就是用迭代法得到的。每次迭代开始时,计算一个射线和并将修正值加到对这根射线有影响的所有点上去。

重复此过程,在每一个新的计算中总包含前面的修正值,直到全部投影中的所有射线都处理完为止,这就完成了一次迭代。如果每个投影每次都做修正,并在相连的投影之间用大量的小旋转角度,这种方法效果最好,并且不会与测量的顺序混淆。一般在测量顺序中,相邻投影之间具有小的角度。这样保证了以后的修正是相互独立的,每次误差不会积累。

2. 乘法修正示例　①对重建的单元选择一组初始值。一般选空白的屏幕或"灰色"的屏幕中的像素值。②将第 1 步假设的值乘以乘法校正值(校正值:测量垂直射线和计算垂直射线之和)。③对水平及对角线射线重复此过程。

当所有单元及射线都经过校正后,第 1 步迭代便完成。需指出的是,迭代法与反投影法是十分相似的。首先,如果初始值是一个空白的屏幕中的像素值,第 1 次迭代就等价于反投影,因为此情况下计算的投影值为零。其次,在随后的迭代中,一个修正因子是反投影。一个简单的迭代是不精确的,其原因与反投影法不精确的原因相同,也就是说修正值不是有选择地加到那些需要该值的单元上,而是加到沿此射线的所有单元上。

六、各种重建算法的比较

下面简单描述常见的几种 CT 重建方法的特性。假设投影数据是完全理想的,为简化评价难度,集中研究数学方面的特点。

1. 速度　迭代法是最慢的,并且是在扫描完成后集中处理的。反投影法和傅里叶变换法对每一个投影在存储后便能立即处理,因此全部重建在最后一次投影完成后几秒内就能显示。对图像重建要求的准确时间取决于所应用的程序、计算机特性、图像大小及投影数目。

2. 准确性　①在卷积反投影法和傅里叶变换法中,存在频率和插入问题:当投影被取样或数字化时,高的空间频率存在损失,会导致过调现象;但它以降低空间分辨力为代价,用各种预置卷积法进行补偿。在卷积反投影法中进行反投影处理时,以及在二维傅里叶变换法形成系数的矩阵时,都要求用内插法。在这两种情况中,虽然用取样理论保证准确插入是可能的,但比较费时,一般很少采用。如果插入间隔足够小,用线性插入法比较适用。②影响迭代法的两个数学问题:有限的迭代时间和不收敛可能性的出现(特别是存在噪声时)。在投影数据完全处于理想的情况下,迭代法可以给出很准确的结果。理想的投影数据总是有限的,这种由于数据的缺陷而引起的不准确性比由于重建算法而引起的不准确性更大,这也限制了迭代法的应用范围。③不完全数据填充方法:当数据不完全时,即数据不能完全决定图像时,迭代法是比较理想的。"完全的数据"表示未知密度的数目等于方程式的数目。在某些情况下,必须从较少投影中重建图像。因此,图像重建程序必须对遗漏数据作一些假定。迭代法和其他方法(如卷积反投影法和傅里叶变换法)在这方面的假设是不同的,卷积反投影法和傅里叶变换法假设遗漏的投影与那些可获得的投影相似,并且要求额外、费时的内插去填入这些遗漏的数据。

此外,迭代法假设图像尽可能光滑,与可获得的投影数据一致。因此,卷积反投影法和傅里叶变换法对具有良好对称性的物体很适用,而迭代法更利于处理对称性较差的物体。

(唐智贤　范一峰)

第三节　扇形束 CT 图像重建

一、扇形束成像的几何描述

前面介绍的平行光束图像重建,是 CT 的成像基础。临床应用最广泛的是扇形束成像。图 4 - 14 显示了两种成像的几何结构。

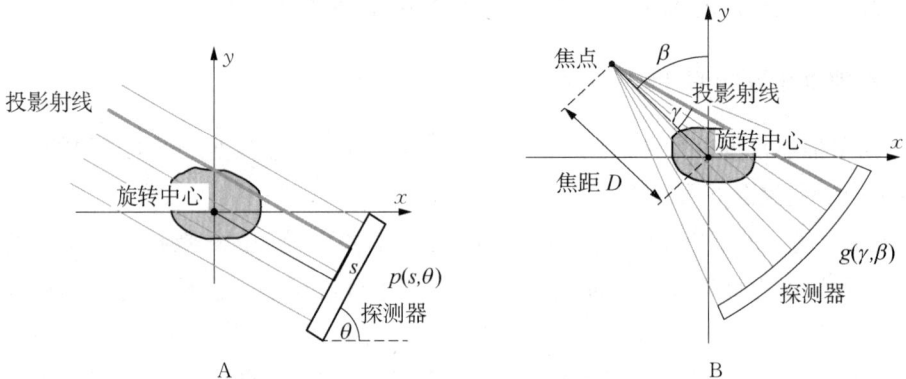

图 4 - 14　平行束和扇形束几何结构示意图

A. 平行束成像;B. 扇形束成像。

对于平行束成像,能够利用中心切片定理推导出图像重建的算法;然而对于扇形束成像,并没有相应的中心切片定理,最常见的处理方法是把扇形束的成像问题转化成平行光束的成像问题。

扇形束射线的形式有两种(图 4 - 15):①等角度扇形束,是指在固定的 X 线源的位置下,扇形束射线投影的数据是在等间角的位置获得的,这种方式下的探测器是在一段圆弧上均匀分布的。②等距离扇形束,是指在固定的 X 线源的位置下,扇形束射线投影的数据是在等距离的位置获得的,这种方式下的探测器则是等距地分布在一条与源-旋转中心连线的直线上,而且在这种情况下探测器的间角也不同。

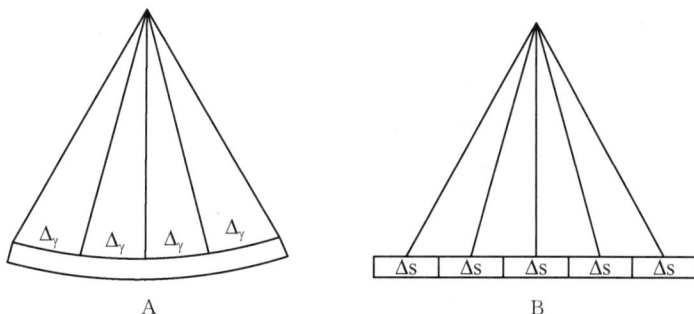

图 4 - 15　等角度扇形线束和等距离扇形线束

A. 等角度；B. 等扇形。

二、等角度扇形束的重建公式

等角度扇形束与平行束的对应关系如图 4 - 16 所示，并且所有的扇形束均能够用两个参数 β 和 γ 唯一地确定。其中，β 表示在某次观测中，射线的投影角度。γ 表示探测器角度。在关于平行投影重建的研究中，任意特定射线可以且仅可以被两个参数 s 和 θ 确定，其中 s 表示射线到旋转中心的距离，θ 表示投影的角度。

由图 4 - 16 可知，坐标满足以下关系：

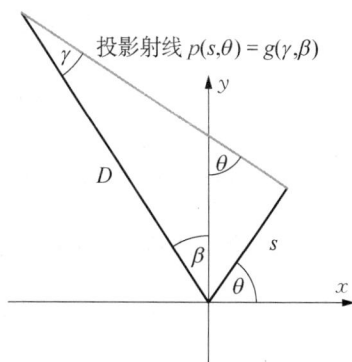

图 4 - 16　等角度扇形束射线与平行射线的对应关系

$$\theta = \beta + \gamma \qquad \text{式(4 - 44)}$$
$$s = D \sin \gamma$$

在上式中，D 表示射线源与旋转中心的距离。

即当上述要求被满足时，扇形束中的一次投影采样 $p(\beta, \gamma)$ 就是平行束中的一次投影采样 $p(s, \theta)$ 的一部分。

与平行束产生的投影类似，扇形束重建公式如下：

$$H_f(\gamma) = \left(\frac{\gamma}{\sin \gamma} \right)^2 h(\gamma) \qquad \text{式(4 - 45)}$$

首先，对投影数据作预加权，其中使用的加权因子是 $\cos \gamma$，随后，式(4 - 46)对加权后的投影进行滤波处理。

$$\widetilde{p}(\beta, \gamma) = (p(\beta, \gamma) \cos(\gamma)) * H_f(\gamma) \qquad \text{式(4 - 46)}$$

此时，通过一个具有约束限制的斜坡(ramp-filter)滤波器实现采样投影：

$$h(t) = \int_{\frac{1}{2\Delta t}}^{\frac{1}{2\Delta t}} |\rho| e^{j2\rho t} \mathrm{d}\rho = \frac{1}{2(\Delta t)^2} \sin c \frac{2t}{2\Delta t} - \frac{1}{4(\Delta t)^2} \sin c^2 \frac{1}{2\Delta t} \qquad \text{式(4 - 47)}$$

滤波器中的采样值如式(4-48):

$$\begin{cases} \dfrac{1}{4\Delta t}n = 0 & \\ 0 & n \text{ 是偶数} \\ -\dfrac{1}{n^2\pi^2\Delta t} & n \text{ 是奇数} \end{cases} \qquad \text{式(4-48)}$$

最后,如式(4-49)进行加权反投影:

$$f(x,y) = \int_0^{2\pi} \frac{R^2}{L(x,y,\beta)^2}\dot{P}(\beta,\gamma(x,y,\beta))d\beta \qquad \text{式(4-49)}$$

$$L(x,y,\beta) = \sqrt{(D+x\cos\beta+y\sin\beta)^2+(-x\sin\beta+y\cos\beta)^2} \qquad \text{式(4-50)}$$

$$\gamma(x,y,\beta) = \arctan\frac{-x\sin\beta+y\cos\beta}{D+x\cos\beta+y\sin\beta} \qquad \text{式(4-51)}$$

在上式(4-50、4-51)中,D 表示射线源与旋转中心的距离。

三、等距离扇形束的重建公式

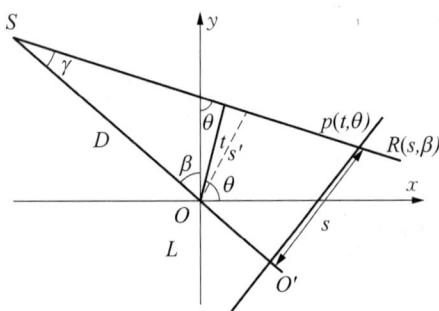

图 4-17 等距离扇形束示意图

图 4-17 展示了等距离扇形束投影。设射线源 S 到旋转中心 O 的距离为 D,L 为射线源到探测器的距离,对物体进行等距离扇形束扫描,得到的投影数据为 $R(s,\beta)$,其中 β 代表射线源 S 与旋转中心 O 连线与 y 轴的夹角。

为了计算方便,一般会构建一个与探测器平行的虚拟探测器(虚线部分),其中探测器长度记录为 s',因此,由图 4-17 可知,等距离扇形束与平行束射线有以下对应关系:

$$\theta = \beta + \gamma = \beta + \arctan\frac{s}{L} \qquad \text{式(4-52)}$$

$$\frac{t}{s'} = \frac{L}{\sqrt{s^2+L^2}} \qquad \text{式(4-53)}$$

$$\frac{s'}{D} = \frac{s}{L} \qquad \text{式(4-54)}$$

$$t = \frac{Ls'}{\sqrt{s^2+L^2}} = \frac{Ds}{\sqrt{s^2+L^2}} \qquad \text{式(4-55)}$$

当上述条件满足时,两个成像系统所测数据是相同的,即:

$$p(t,\theta) = R(s,\beta) \qquad\qquad 式(4-56)$$

上述推导的实质依旧是将扇形束 CT 的投影数据转化为平行束投影数据,然后再通过平行束的重建算法得到断层重建的图像。等距离扇形束重排原理与之类似,在此不再赘述。

（唐智贤）

第四节　智能 CT 图像重建算法

几十年来,滤波反投影和迭代重建算法在 CT 图像重建中得到了广泛的应用,但是这些算法都有其固有的局限性,很难有新的突破。随着人工智能的分支深度学习技术的发展,以及大数据时代的到来,CT 图像重建有了新的解决方案,即智能 CT 图像重建算法。也有观点认为,目前人工智能图像重建还不能称之为重建,而是图像恢复,因为该方法仅仅是在图像中将噪声去除。

人工智能是一个广义的术语,它涵盖了对执行那些通常需要人类智慧任务的计算机系统的理论研究和开发。机器学习正是基于这种思想,即系统可以从数据、模式和特征中学习,从而在最少的人工干预下做出决策。深度学习技术主要通过构建神经网络,在数据的驱动下实现特征的自动学习,从而完成各种特定任务。深度学习模型通常由输入层、隐藏层和输出层组成,通过多层的卷积操作提取不同层次的抽象特征,使得复杂的函数学习成为可能。深度学习模型可以用传统建模方法所无法实现的方式来运算和表达最复杂的关系。因此,深度学习避免了传统算法的许多不足,并很好地解决了迭代重建算法的根本挑战。这类算法能够整合专业知识、对大量真实病例的自主学习,通过上千次的训练,获得最佳的图像参数,能够有效降低噪声,提高空间分辨率,从而得到较高质量的重建图像。

根据神经网络的作用领域,目前智能 CT 图像重建算法可以分为以下 4 类:投影域 CT 图像重建、图像域 CT 图像重建、投影图像域 CT 图像重建和直接映射 CT 图像重建。

一、研究现状

(一) 投影域 CT 图像重建

CT 图像重建是利用投影数据完成的,如果 CT 机扫描范围有限、扫描时间短等会引起投影数据不完整,采用传统的重建方法容易造成图像的伪影或阶梯效应。为了改善上述问题,可以在投影域引入神经网络技术(图 4-18)。

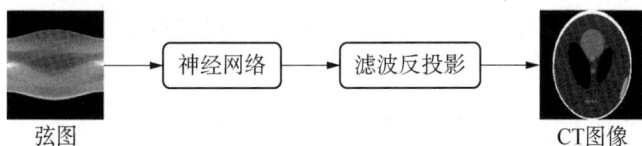

弦图　→　神经网络　→　滤波反投影　→　CT图像

图 4-18　投影域 CT 图像重建流程

投影域的 CT 图像重建问题可以表述为利用深度学习技术将原本不完整的投影数据(如低剂量、有限角、数据稀疏)表示为完整的投影数据,即恢复不完整的投影数据。此阶段的主要任务为利用深度学习模型模拟出信号在采集阶段并未采集到的缺失部分,常见的模型包括 U-Net 和生成对抗网络(generative adversarial network,GAN)等,再对估计后更完整的投影数据进行滤波反投影,最终实现 CT 图像的重建。投影域的深度学习技术能够有效缓解信号缺失问题,显著提高重建图像质量。

(二) 图像域 CT 图像重建

传统方法所重建的图像可能存在重建伪影,从而导致重建效果不佳。重建伪影主要来源于噪声的非平稳性和信息丢失所产生的条纹伪影。重建图像中的伪影具有较强的幅值,很难从图像中分离和去除。而深度神经网络能够提取图像的高阶特征,为改善图像质量提供了技术支撑。

图像域 CT 图像重建流程如图 4-19 所示,其基本任务是学习低质量重建图像和高质量重建图像的映射关系,即利用神经网络改善传统方法重建后的图像效果。基于深度学习的图像域 CT 图像重建最早可追溯至 2016 年美国医学物理学家协会组织的低剂量 X 线 CT 挑战赛上,有研究者采用 3 层卷积神经网络重建 CT 图像,得到了性能的显著提升。随后,一系列基于卷积神经网络(convolutional neural network,CNN)、残差网络(residual neural network,ResNet)以及 GAN 等模型的 CT 图像重建算法被提出,并具有较好的重建效果。

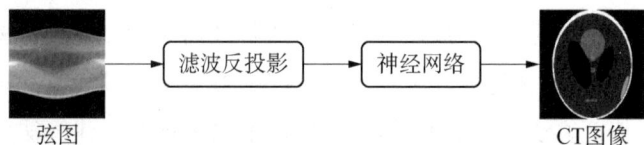

弦图　滤波反投影　神经网络　CT图像

图 4-19　图像域 CT 图像重建流程

(三) 投影图像域 CT 图像重建

上述方法都是基于单一域的重建,计算量较少、复杂度较低,但是缺失了投影域数据和图像域数据之间的信息交互,从而影响了重建的效果。同时在投影域和图像域引入深度学习技术能够进一步提升重建效果,其大致流程如图 4-20 所示。

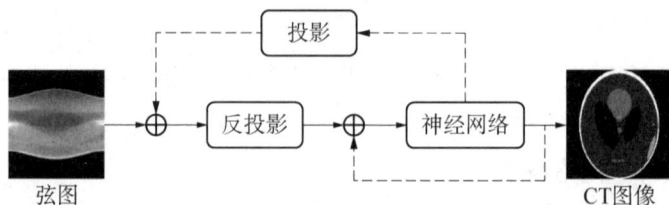

投影　弦图　反投影　神经网络　CT图像

图 4-20　投影图像域 CT 图像重建流程

这类方法在投影域和图像域同时加入了约束条件,协同训练方法,在图像的超分辨率、灌注 CT 反卷积等领域展现出更好的效果和更强的稳定性,但是其重建过程更为复杂,网络参数更多,需要使用到大量的计算资源。

(四) 直接映射 CT 图像重建

2018 年哈佛大学医学院提出了一种流形近似自动变换方法,能够学习传感器和图像之间的映射关系,由此揭开了直接映射 CT 图像重建的方法。直接映射 CT 图像重建算法旨在学习弦图与 CT 图像之间的映射关系,直接使用深度神经网络将弦图转变为 CT 图像,其流程如图 4-21 所示。

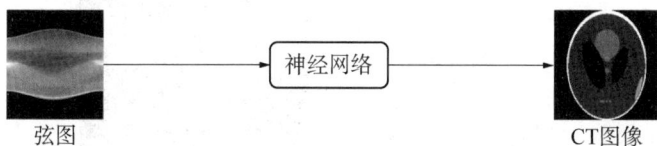

图 4-21 直接映射 CT 图像重建流程

直接映射 CT 图像重建算法受益于深度学习的多级抽象和自动特征提取的能力,其往往依赖于大数据的驱动,计算量也较大。因此,在 CT 图像的重建上存在很多挑战。

二、通用框架

近几年,CT 制造商们开发了基于深度学习卷积神经网络的 CT 图像重建或降噪的算法,例如,通用电器医疗集团(GE Healthcare)的 TrueFidelity 和佳能医疗系统(Canon Medical Systems)的 advanced intelligent clear-IQ engine(AiCE)。TrueFidelity 和 AiCE 等的通用框架包括 3 个步骤:深度学习算法开发、算法训练和优化、算法性能验证(图 4-22)。对于 TrueFidelity,训练和优化涉及使用由滤波反投影算法创建的 LD-CT 数据和高剂量数据;对于 AiCE,它们涉及迭代重建算法和建模。

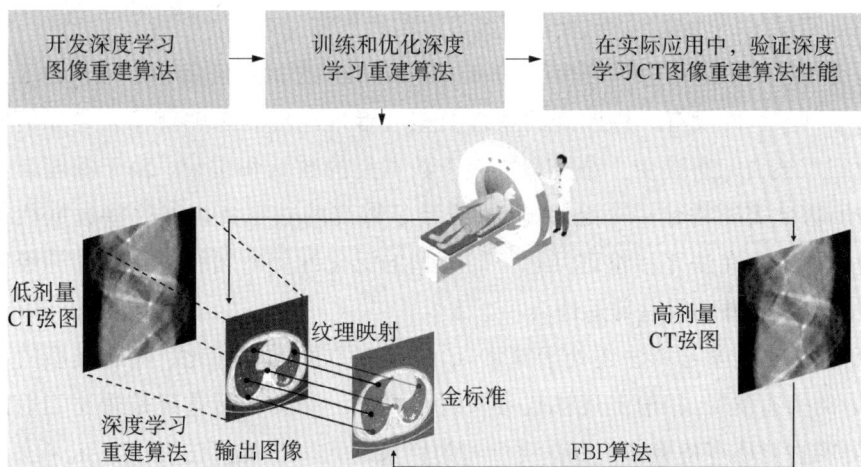

图 4-22 TrueFidelity 深度学习图像重建算法示意图

在重建过程中,这些数据被输入深度学习重建引擎,该引擎执行所需的操作,以产生高信噪比的输出图像(图 4-23)。在训练过程中,利用图像噪声、噪声纹理、低对比度分辨率和低对比度可检测性等参数,将输出图像与参考图像进行比较。输出图像通过反向传播向网络报告差异,反向传播强化了一些方程,削弱了其他方程,然后再测试一次。此过程重复进行,直到输出图像准确表示真实图像。

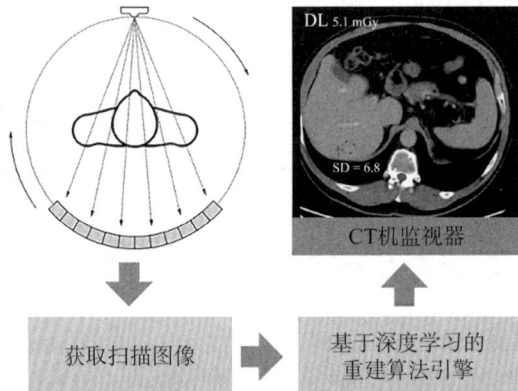

图 4-23　基于深度学习的 CT 图像重建算法流程

利用模型和临床图像对深度学习 CT 重建算法的性能进行评估,包括降噪、噪声纹理、对比度噪声比和低对比度可检测性。目前的结果表明,深度学习重建算法在这些参数上优于迭代重建算法,并且重建速度快,能够满足临床 CT 检查的需要。

三、算法的展望

智能 CT 图像重建算法目前已成功应用于临床中,创新性突破以往 CT 影像重建算法的限制。与传统方法相比,智能 CT 图像重建算法可以获得更好的图像质量,具有极快检查速度、极低剂量辐射、极早肿瘤筛查、极清图像显示的特点和优势。

然而,智能 CT 图像重建算法也存在一些挑战:①模型的可解释性不强。由于深度学习存在"黑匣子"问题,即没有一种明确的物理模型或者理论机制来解释输入是如何转化为输出的,因此很难被临床所接受。②模型依赖于数据集的数量和质量。由于深度学习需要大量数据驱动,因此需要构建一个足够庞大、质量足够高的数据集。但这些数据往往来自临床,在商业使用中存在法律和伦理问题。③模型的泛化性仍需增强。专用的神经网络往往只适用于特定设备,并不具有普适性。

现有阶段的深度学习算法还处于探索期,有很多方面需要优化。随着模型的不断优化和计算能力的快速发展,相信上述挑战会被逐个攻破。深度学习重建是否比当前的迭代算法具有更好的性能还有待验证。以深度学习为代表的人工智能算法有望在未来实现更加快速、准确的 CT 图像重建。

(范一峰　唐智贤)

思 考 题

1. 简述 CT 图像重建的基本要求。

2. 简述 CT 图像重建的基本方法,各种方法的优缺点。

3. 简述傅里叶重建算法的基本过程。

4. 简述迭代法的种类及基本过程。

5. 简述滤波反投影的基本原理。

6. 简述扇形束成像的几何描述。

7. 简述智能 CT 图像重建算法所面临的挑战。

第五章 CT 图像后处理技术

CT 图像后处理技术是指经过图像重建获取断层图像后,进行任意平面和任意角度的二维或三维立体图像分析技术。后处理技术可显示组织器官内复杂的解剖关系和多种组织的细微结构,有利于病变的准确定位及立体显示。本章从 CT 图像后处理方法及临床技术进行阐述。

第一节 CT 图像后处理方法

CT 图像后处理方法主要包括图像分割、图像配准和图像可视化。

一、图像分割

图像分割是指将图像中具有特殊意义的不同区域划分开来,这些区域互不相交,每个区域满足灰度、纹理、色彩等特征的某种相似性准则。图像分割是医学图像分析和解释的重要前提或环节。由于人体器官多样性,精准的医学图像分割仍然是一个尚未解决的难题。

传统的图像分割方法和种类非常多,有些分割算法可以直接用于大多数图像,而另一些则只适用于特殊类别的图像,需视具体情况而定。一般采用的方法有边缘检测、阈值分割、区域生长等。近 10 年来,以深度学习为代表的人工智能技术得到快速发展。深度学习具有自动从数据中心学习深层次特征,并鉴别特征的能力,已在医学图像分割领域广泛应用,其性能较传统图像分割方法具有显著提升。

(一) 边缘检测

图像中的目标边缘是重要特征,边缘点是指图像中周围像素灰度有阶跃变化或屋顶变化的那些像素点,即灰度值导数较大或极大的地方。图像属性中的显著变化通常反映了属性的重要意义和特征。边缘检测可以大幅度地减少数据量,并且剔除那些被认为不相关的信息,保留图像重要的结构属性。

通常可将边缘检测的算法分为两类：基于查找的算法和基于零穿越的算法。①基于查找的方法是指通过寻找图像一阶导数中的最大和最小值来检测边界。通常将边界定位在梯度最大的方向，是基于一阶导数的边缘检测算法。②基于零穿越的方法是指通过寻找图像二阶导数零穿越来寻找边界。通常是拉普拉斯(Laplace)过零点或者非线性差分表示的过零点，是基于二阶导数的边缘检测算法。

（二）阈值分割

灰度阈值变换可以将一幅灰度图像转换成黑白的二值图像。用户指定一个起到分界线作用的灰度值，如果图像中某像素的灰度值小于该灰度值，则将该像素的灰度值设置为0，否则设置为255。这个起到分界线作用的灰度值称为阈值，灰度的阈值变换常称为阈值化。利用灰度阈值变换分割图像称为阈值分割，它是一种基本的图像分割方法。阈值分割的基本思想是确定一个阈值，然后把每个像素点的灰度值和阈值相比较，根据比较的结果把该像素划分为两类：前景或者背景。阈值分割常用的方法有以下几种：

1. 实验法　实验法是通过人眼的观察，对已知某些特征的图像，只要试验不同的阈值，然后看是否满足已知特征即可。这种方法的不足在于使用范围窄，使用前必须了解图像的某些特征，如平均灰度等，而且分割后图像质量受主观局限性很大。

2. 根据直方图确定阈值　如果图像的前景物体内部和背景区域的灰度值分布都比较均匀，那么这个图像的灰度直方图将具有明显双峰，此时可以选择两峰之间的谷底作为阈值。此种单阈值分割方法简单易操作，但是当两个峰值相差很远时不使用，而且，此种方法比较容易受到噪声的影响，进而导致阈值选取的误差。对于有多个峰值的直方图，可以选取多个阈值。这些阈值的选取一般没有统一的规则，要根据实际情况运用。

3. 迭代选择阈值法　基本思想是：开始选择一个阈值作为初始估计值，然后按照某种规则不断地更新这一估计值，直到满足给定的条件为止。

4. 最小均方误差法　是常用的阈值分割法之一。这种方法通常以图像中的灰度为模式特征，假设各模式的灰度是独立分布的随机变量，并假设图像中待分割的模式服从一定的概率分布。一般地说，采用的是正态分布，以及高斯(Gauss)概率分布。

5. 最大类间方差法　在对图像进行阈值分割时，选定的分割阈值应使前景区域的平均灰度、背景区域的平均灰度与整幅图像的平均灰度之间差别最大，这种差异用区域的方差来表示。

（三）区域分割法

传统的区域分割法有区域生长和区域分裂与合并，其中最基础的是区域生长法。区域生长是根据事先定义的准则将像素或者子区域聚合成更大区域的过程。其基本思想是从一组生长点开始，将与该生长点性质相似的相邻像素或者区域与生长点合并，形成新的生长点，重复此过程直到不能生长为止。生长点和相邻区域的相似性判断依据可以是灰度值、纹理、颜色等多种图像信息。

(四) 深度学习算法

1. 全监督分割模型　在给定训练样本及其对应的像素/体素级标注情形下构建的分割模型称为全监督模型。在基于深度学习的医学图像分割方法中,基于端到端学习的全卷积网络(fully convolutional network,FCN)是一种典型的分割网络。其中的 U-Net 是一种经典的分割算法,其通过含有跳跃连接的编码-解码结构的网络结构,有效地提升分割精度。U-Net 及其改进的网络结构在各种医学图像的不同组织器官或病灶的分割任务中获得了最为广泛的应用。但由于医学图像的多样性、复杂性,通用模型的分割性能往往有限,研究者们从多个维度提出了适用于医学图像分割的深度神经网络模型。

(1) 为提高神经网络所提取特征的表达能力及网络分割精度,研究者引入计算机视觉领域广泛应用的高级结构或模块,如残差连接、空洞卷积、密集卷积网络、注意力机制等。

(2) 在像素级监督信息基础上,引入边缘监督信息等辅助信息。例如,针对磁共振图像中的前列腺分割问题,可采用注意力机制和额外的边界检测分支来提高分割精度。

(3) 分割多个目标或含有多个子结构的目标是医学图像分割中一类重要而有挑战的问题。此类问题的研究主要采用模型级联、多任务结构、注意力机制等方法,利用不同目标结构间的关系。例如,针对脑胶质瘤多子区域的分割问题,有利用多任务网络将多子结构分割问题集成到同一个网络,逐次实现多任务分支的训练。

(4) 有效融合多模态信息提高分割精度等是医学图像分割中的另一个重要问题。常见的多模态分割网络结构是具有多个输入分支的网络。针对多模态磁共振图像分割问题,在经典的编码-解码结构中引入了多个编码器,并在多个编码器间引入了超密集连接的方法。

(5) 根据处理三维医学图像数据的方式不同,常见的分割方法还有 2D 分割网络和 3D 分割网络。

2. 非完全监督分割模型　医学图像数据的像素/体素级标注通常较为耗时,且专业要求非常高,导致用于训练的已标注样本数量较为有限,影响深度学习分割模型的训练。因此,非完全监督模型的研究成为一个重要的发展方向。

(1) 针对只有部分数据含有像素/体素级标注的问题,研究者们提出了一系列基于增量学习(incremental learning)或自训练(self-training)、联合训练、生成对抗学习和知识蒸馏等思想的医学图像分割模型。例如针对心脏磁共振图像分割,有人提出了一种基于自训练的方法逐步实现无标注数据的精细分割。

(2) 当训练数据仅仅含有弱标注(如图像级标注、边框标注等),经典监督学习方法无法有效应用。在胸部 X 线图像分割中,有考虑了部分数据只含有图像级标注的情形,并利用多任务网络和注意力机制实现了较高精度的分割。

二、图像配准

图像配准在医学图像处理与分析中有众多具有实用价值的应用。随着医学成像设备的进步,对于同一患者,可以采集含有准确解剖信息的图像诸如 CT、MRI;同时,也可以采集到含有功能信息的图像如 SPECT、PET。然而,通过观察不同的图像进行诊断需要凭着空间想象和医生的主观经验。采用正确的图像配准方法则可以将多种多样的信息准确地融合到同一图像中,使医生更方便地从各个角度观察病灶和结构。另外,通过对不同时刻采集的动态图像的配准,可以定量分析病灶和器官的变化情况,使得医疗诊断、指定手术计划、放疗计划更准确可靠。

(一) 医学图像配准的理论基础

医学图像配准是特征空间、搜索空间、搜索算法和相似性测度 4 个不同方法的组合(图5-1)。求解过程一般是通过数值优化完成,首先定义待配准图像与模板图像之间的相似性度量,继而计算该相似性度量相对空间变换或映射的梯度,并迭代完成对空间变换的估计。深度学习成为提升医学图像配准性能的突破口,其端到端的应用方式、高精度的配准结果是目前图像配准领域的研究热点。基于深度学习的医学图像配准方法在训练阶段通过大量的训练数据,优化网络的参数。

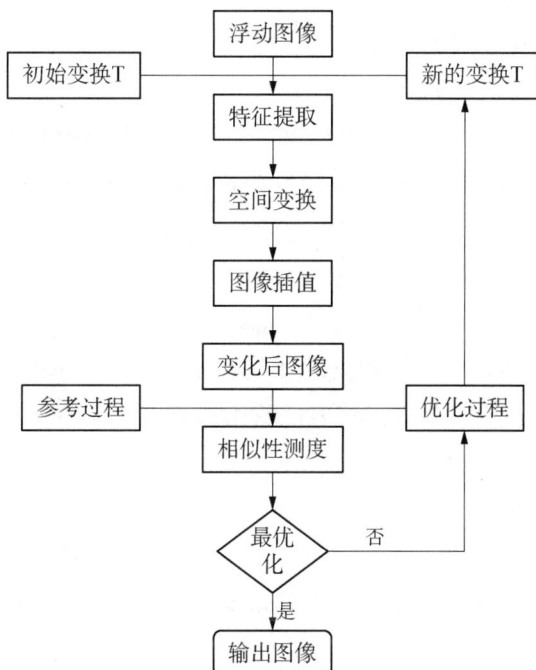

图 5-1 医学图像配准步骤

(二) 医学图像配准的分类

根据成像模式的不同,以及配准对象间的关系等,医学图像配准可有多种不同的分类方法。图像配准方法可以按照不同的标准进行分类。

1. **按图像维数分类** 按图像维数分为 2D/2D、2D/3D 以及 3D/3D 配准。2D/2D 配准通常指两个断层面间的配准;2D/3D 配准通常指空间图像和投影图像间的直接配准;3D/3D 配准指两幅三维空间图像间的配准。

2. 按配准所基于的图像特征分类　分为基于外部特征和基于内部特征的两大类。

3. 按变换性质分类　分为刚性变换、仿射变换、投影变换和曲线变换 4 种。

4. 按配准的变换区域分类　分为局部配准和全局配准。

5. 按用户交互性的多少进行分类　按用户参与的程度,分为自动配准、半自动配准和手动交互配准。

6. 按配准过程变换参数确定的方式分类　分为两种:①通过直接计算公式得到变换参数的配准;②通过在参数空间中寻求某个函数的最优解得到变换参数的配准。

7. 按配准主体的分类　分为 3 种:①同一患者的配准;②不同患者的配准;③患者与图谱图像的配准。

8. 按医学图像模态分类　分为单模态医学图像配准和多模态医学图像配准。单模态医学图像配准是指待配准的两幅图像是用同一种成像设备获取的;多模态图像配准是指待配准的两幅图像来源于不同的成像设备。

9. 按配准部位分类　分为头部、胸部、腹部、骨盆、肢体以及脊柱等。

(三) 传统医学图像配准的主要方法

传统医学图像配准的主要方法有以下两种:

1. 基于特征的配准方法　基于特征的配准方法首先要对配准图像进行预处理,也就是特征提取的过程;然后利用提取到的特征完成两幅图像特征之间的匹配。由于图像中有很多可以利用的特征,因而产生了多种基于特征的方法,包括基于点特征的配准、基于直线特征的配准、基于轮廓和曲线特征的配准、基于面特征的配准等。

2. 基于灰度的配准方法　直接利用图像的灰度信息进行配准,从而避免因分割带来的误差,具有精度高、稳健性强、不需要预处理而能实现自动配准的特点。基于灰度的配准方法主要有:①通过图像灰度直接计算出代表性的比例和方向等要素;②配准过程中使用全部的灰度信息。第 1 种方法以力矩和主轴法为代表,第 2 种方法一般称为体素相似法。

(1) 力矩和主轴法是指先用经典力学物体质量分布的原理,计算出两幅图像的质心和主轴,再通过平移和旋转等变换使两幅图像达到配准。利用此方法,图像可以模型化为椭圆形区域的点分布。该方法对数据缺失比较敏感,要求整个物体必须完整地出现在两幅图像上。

(2) 体素相似法是目前研究较多的一类方法。由于它利用图像中的所有灰度信息,因此这种方法一般都比较稳定,并能获得相当准确的结果。该方法还有个优点是它是完全自动的,且不需要特殊的预处理。但这种方法对计算能力要求高。

(四) 基于深度学习的医学图像配准方法

根据训练方法的不同,将基于深度学习的医学图像配准方法分为全监督、无监督和弱监督 3 种模型。

1. 全监督配准模型　全监督的医学图像配准模型在训练阶段的每次迭代中,输入两幅图像,通过网络回归获得输出的空间变换参数(如刚性变换矩阵、仿射变换矩阵、密集形变场等）。通过在当前获得的空间变换参数与监督数据之间定义损失函数，可在空间变换所处的高维数据空间中计算误差，进而反向更新网络参数。这样的训练需要大量数据的参与，以训练可靠准确的网络模型。而在测试阶段，只需要输入待配准的两幅图像，就可以直接求得所需的空间变换参数。

2. **无监督配准模型**　无监督的配准方法与传统方法的类似之处在于，两者都需要对图像的相似性加以定义，即网络的损失函数由图像相似性测度和空间变换约束（如密集形变场的平滑程度）项组成。网络输出的空间变换参数，直接作用到待配准图像并得到形变后的图像；计算该图像与模板图像之间的相似性，并反向对网络进行优化。损失函数中的约束项一般直接定义在表示空间变换的参数空间，如采用形变场梯度的范数对形变场的剧烈变化加以削弱，以确保获得平滑的空间变换。训练阶段，通过大量的数据优化网络的参数；而在测试阶段，输入待配准的两个图像，直接得到形变场。

3. **弱监督配准模型**　基于无监督模型的框架，弱监督的配准方法在训练阶段引入现存的标注，以此引入额外的信息优化网络的参数配准精度。该方法在测试阶段不需要额外的标注信息。有研究报道在训练阶段引入了前列腺区域的标注，通过计算形变后的标注数据和目标图像的标注数据优化网络的参数，进而完成超声图像和磁共振图像的配准。基于弱监督模型的方式，可以帮助网络获取图像的生理解剖信息，进而提高多模态的配准。

三、图像可视化

医学图像可视化主要是运用计算机图形学、图像处理、计算机视觉及人机交互技术，将医学图像数据转化为图形或图像在屏幕上显示出来，并进行交互处理的理论、方法和技术。简单地说就是把由CT、MRI等数字化成像技术获得的人体信息在计算机上直观地表现为三维效果，从而提供用传统手段无法获得的结构信息。

为了便于计算机处理，三维物体通常用一些方式来表征，主要包括点云、体素、隐域场和网格4种。传统医学图像三维可视化技术通常可以分为面绘制和体绘制两大类。常用的实现工具主要有可视化工具包（visualization toolkit，VTK）、医学成像交互工具包（medical imaging interaction toolkit，MITK）与商业数学软件MATLAB等。近年来，深度学习在计算机视觉领域得到广泛的应用。深度学习方法基于大量训练数据，通过深层次的卷积神经网络（CNN）自动学习输入图像的高层、全局特征，与传统方法相比，深度学习提取到的特征语义性更强。

（一）体绘制

体绘制描绘了一种支持三维数据可视化的技术。体绘制是三维空间的采样功能，计算彩色半透明物体的二维可视化的技术。目前，体绘制主要的应用领域是医学成像领域，其中，所用到的体积数据可以从成像仪获得。体数据的体素示意见图5-2。

体绘制常用算法是光线投射算法（ray-casting），其原理主要是从图像平面的每个像素都沿着视线方向发出一条射线，此射线穿过体数据集，按一定步长进行采样，由内插计算每个

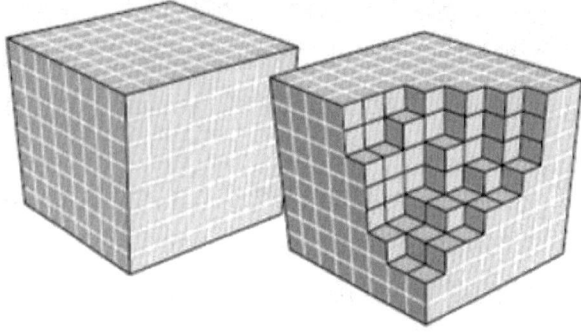

图 5 - 2 体数据中的体素

采样点的颜色值和不透明度,然后由前向后或由后向前逐点计算累计的颜色值和不透明度值,直至光线完全被吸收或穿过物体。该方法能很好地反映物质边界的变化,使用冯氏光照模型(Phong 模型),引入镜面反射、漫反射和环境反射能得到很好的光照效果,将各组织器官的性质属性、形状特征及相互之间的层次关系表现出来,从而丰富图像的信息。

(二) 面绘制

在医学影像中,物体的表面实际上是一个闭合的灰度等值面,其灰度值称为阈值,在该等值面内部,所有体素的灰度值都大于这个阈值,在等值面外部,所有体素的灰度值都小于这个阈值。因此,只要提取灰度等值面,就可以重建物体表面。其中,面绘制最常用的算法是行进立方体(marching cubes,MC)算法。MC 算法将一系列二维切片数据看作是一个三维的数据场,通过提取三维数据的等值面,构建三维模型的表面网络。

等值面的提取过程是将三维数据划分为若干个体素,从而把提取三维数据等值面的问题,分解为提取每个体素等值面的问题。MC 算法会逐个处理数据场中的体素,找出与等值面相交的体素,采用线性插值计算出等值面与体素边缘的交点。根据体素每一个顶点与等值面的相对位置,将等值面与体素边上的交点按一定方式连接生成等值面,作为等值面在该体素内的一个逼近表示。

(三) 基于深度学习的重建可视化

深度学习可视化的框架主要包括输入数据(input)、输出表示(output)、神经网络结构(network architecture)和训练(training)步骤。一般地说,输入可以是单张图片、多张图片或是视频流,即具有时间相关性的图像序列;输入也可以是描述一个或多个属于已知和(或)未知类别的物体;还可以将轮廓、语义标注等先验作为输入数据。输出表示对网络结构的选择来说很重要,它影响着计算效率和重建质量。

1. **基于点云的三维重建** 三维形状的点云表征与体素表征相比,需要的存储资源少;与网格表征相比,不要考虑点之间的关系;与隐域场表征相比,不需要后继显式网格生成的步骤。因此,三维形状的点云表征更加便捷,应用场景也较多。但是,三维物体的点云表征相对粗糙,点与点之间的真实相邻关系很难确定,在点数不够多的情况下,物体的细节信息也很难被表达出来。因此,如何有效保持点云重建的细节信息和点之间的相邻拓扑关系,是值得探索和研究的问题。有人提出 FoldingNet 方法,将二维单位元的网格点用两段多层感知器进行类似折叠的变换来生成点云。但是,FoldingNet 的生成结果容易受到二维单位元网格点相邻拓扑关系的影响。后提出 TearingNet,通过剪裁二维单位元的网格面,从而避免初始网格点的拓扑关系对生成点云的影响。

2. 基于体素的三维重建　无监督的三维体素重建方法最先能够实现输入二维图像,输出某个视角三维结构的投影,再通过加入输入、输出相等的约束,预测出物体的三维体素结构。此后提出半监督的单视图三维体素重建方法,对输入的图像加入有限的姿势信息后,三维形状重建的精度得到进一步提升。一般情况下,单视图的三维重建存在形状先验信息的不确定性,很难得到较好的物体结构,因此学者们尝试将单视图和多视图的三维重建统一到一个方法框架中。

有研究首次将注意力机制引入三维体素的重建中,提出分离通道时空卷积网络。此外,还有研究提出基于记忆机制的三维体素重建方法。这种基于记忆的方法充分利用了已有三维物体的体素信息来优化重建,但是当三维体素的分辨率升高时,该方法同样面临着存储资源消耗巨大的问题。

3. 基于隐域场的三维重建　为了使传统的模型也能够实现三维物体的重建,有人提出了深度水平集(deep level sets)和深度蒙特卡罗(deep MC)等方法。这些方法能够很好地建模三维物体的隐域场,但是利用输入的局部信息对重建结果的优化却不够。为此,改进的模型被提了出来。先建立一个特征空间,然后在检索点位置提取该点的局部特征,最后将这些特征信息输入神经网络,用于隐域场的学习和重建。当输入信息是二维图像时,有效提取检索点的局部特征并用于计算检索点隐域场的值是一个非常困难的问题。以上方法都是将物体的曲面看作等值面,因此重建的物体模型在细节方面可能存在不足。

4. 基于网格的三维重建　点云和隐域场表征最终转化为网格结构,才能表示物体的表面结构。三维形状的网格表征不仅能和纹理结合表示真实物体的表面结构,而且能极大降低对存储资源的需求,加快三维形状的处理速度,因此基于网格的三维物体重建就成为研究的热点。有研究提出从视觉图像到三维网格的神经网络渲染器(neural 3D mesh renderer),从一个具有 642 点的球面网格开始,通过不断的迭代改变网格上每个点的位置,使最终的网格趋向于物体的结构。在迭代过程中,生成的网格被渲染到图像上,与真实的渲染图像作对比,使渲染后的图像尽量与真实图像一致。如果重建的物体与初始网格具有相同的拓扑结构,那么通过以上迭代方法生成的重建结果将具有较高的精度。但大多物体的拓扑结构与初始网格不同,在这种情况下,基于网格的三维物体重建在细节信息方面将可能发生严重的错误。因此,在基于网格的三维重建中,如何使网格的拓扑结构具有自适应能力,就成为一个值得研究的问题。

（黄　干　唐智贤　姚旭峰）

第二节　CT 图像后处理临床技术

一、二维 CT 图像后处理技术

二维 CT 图像后处理技术主要包括窗口技术,测量 CT 值、距离、大小和角度等,是图像后处理中很常用的手段。窗宽、窗位的调整是数字图像后处理工作中的一项常规内容,又是图像显示技术中最重要的功能。正确选择和运用窗口技术是获得优质图像和提高诊断效率的重要手段。在 CT 诊断中往往采用 CT 值的测量。通过 CT 值的测量,可知道某一病变的 CT 值范围,进而推论该病变的性质。在增强扫描中需要对病变作 CT 值测量,通过与平扫时 CT 值的比较,确定病变的性质。CT 值的测量是诊断中最常用的方法。另外,二维 CT 图像后处理技术还包括面积和体积测量、距离和角度测量、图像放大、图像的滤过和镜像、图像的减影等。

二、三维 CT 图像后处理技术

三维 CT 图像后处理技术是指不涉及原始数据处理的一种图像处理方法,或使用重建后的数据实施进一步后处理的技术方法。主要是指利用容积数据进行 2D 或 3D 的图像重组处理,此外,还包括图像数据的分割与融合等。目前,较为成熟和常用的后处理重组技术有:多平面重组(MPR)、曲面重组(CPR)、最大密度投影(MIP)、最小密度投影(Min‐IP)、表面阴影显示(SSD)、容积再现技术(VRT)、CT 仿真内镜(CT virtual endoscopy,CTVE)等。

(一) 多平面重组

MPR 是指把横断扫描所得的以像素为单位的二维图像,重组为以体素为单位的三维数据,再用冠状面、矢状面、水平面或斜面去截取三维数据,得到重组的二维图像。它可以以任何一个平面方向显示。层厚越薄,层数越多,重组图像越清晰、平滑;层面较厚时,容易造成阶梯状伪影。MPR 方法简单、快捷,适用于全身各个部位,可较好地显示组织器官内复杂解剖关系,有利于病变的准确定位,常作为横断面图像的重要补充而广泛应用(图 5‐3)。

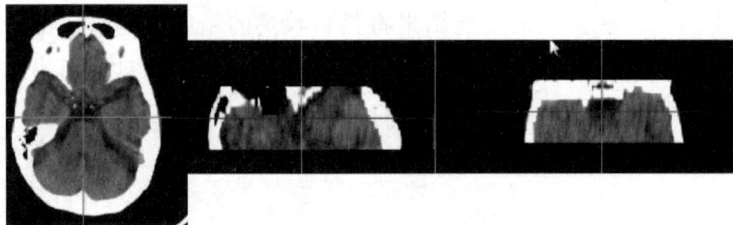

图 5‐3　多平面重建

1. **MPR 的功能** 在三维容积的任意方位进行交互式导航。

2. **MPR 的优点** 可以同时显示轴位、矢状位和冠状位及任意斜位层面,并可以任意改变重建的位置和层厚,以利于观察不同组织细微结构。MPR 可较好地显示组织器官内复杂解剖关系,有利于病变的准确定位。

3. **MPR 的缺点** 层厚过大时,图像显示结构、病变较模糊,难以表达复杂的空间结构。

4. **MPR 的基本要求** 常规重建层厚为 2mm,重建增量为 50%(重建间隔为 1mm)。根据不同观察目的,重建算法分别用柔和、锐利、标准算法。

(1)柔和算法:用于软组织结构,包括脑中枢系统、视觉系统、纵隔胸壁、腹部结构、盆腔等。

(2)锐利算法:用于骨骼与骨关节、肺组织、中耳等结构。

(3)标准算法:用于各种组织结构,但重建效果略差于柔和算法和锐利算法。

(二)曲面重建

CPR 是 MPR 的一种特殊形式,是指在容积数据的基础上,指定某个感兴趣器官,软件计算辨认该器官的所有像素的 CT 值,并将其以二维的图像形式显示的一种重组方法。CPR 可将扭曲重叠的血管、支气管等结构伸展开来,甚至拉直,显示在同一平面上,较好地显示其全貌,是多平面重组的延伸和发展。但 CPR 对于器官辨认的准确度依赖性很大,有时会造成人为的假象。另外,由于图像显示时存在变形,CPR 图像有时不能真实反映被显示器官的空间位置和关系。CPR 对于冠状动脉、输尿管、变形的脊柱的显示有较高的价值。下颌曲面重建如图 5-4 所示。

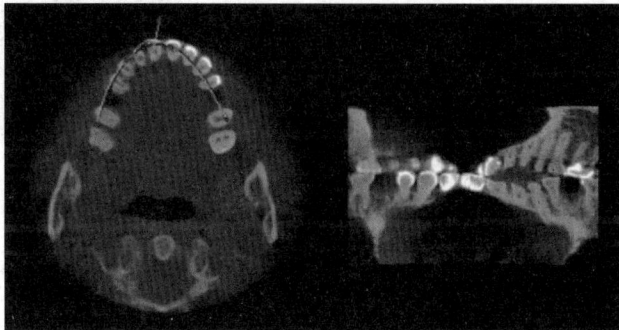

图 5-4 下颌曲面重建

(三)容积再现技术

VRT 又称容积重组(volume reformation,VR),是指将多个平面图像合成三维图像的方法,将所有体素的 CT 值设定为不同的透明度,由完全不透明到完全透明,同时利用虚拟照明效应,用不同的灰阶或伪彩显示三维立体图像。VRT 可以形成人体的表面图像、某切面图像,以及表面、切面或组织断面合成在一起的图像,尤其是对于解剖复杂部位,可以表示出各

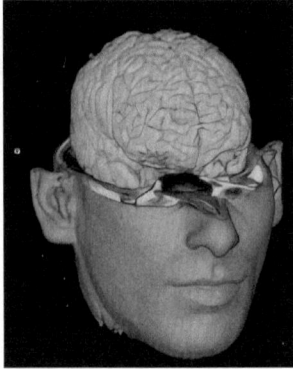

图 5 - 5 颅脑容积再现技术

个器官或组织在三维空间上的位置关系,适用于 CT 血管成像(CTA)、肿瘤的显示、骨关节结构的显示等。在神经外科、矫形外科手术方面,可以模拟手术效果等,有利于提高手术质量。VRT 选择显示哪些组织器官是通过 CT 值阈值来实现的,可以使用软件默认的 CT 值阈值,也可以自行修改阈值,以显示不同的组织结构。VRT 重组的三维图像可以进行任意方向的旋转,从不同的视角进行观察。三维图像常常包含许多不需观察的组织结构,如做冠状动脉成像时,肺动脉和胸椎的影像也可同时显示,有碍观察冠状动脉,可以使用相应的软件工具进行裁剪。颅脑 VRT 如图 5 - 5 所示。

VRT 的实际应用:

1. CTA CTA 是将血管造影与 CT 快速扫描相结合的一种技术,是一种通过静脉快速注入对比剂后,应用计算机三维重建而显示血管结构的影像技术。螺旋 CT 的出现和发展使 CT 的三维采集和三维显示成为现实,开拓了 CTA 的应用新领域。重建 CT 三维立体血管图像可以旋转,从不同角度、不同方向、不同层面来观测,有效避免了结构重叠。它既可以单独显示血管结构,也可以加上骨结构标志显示,还能从血管内观察钙化斑块形态。CTA 是一种无创伤的临床评价血管疾病的方法,不仅能显示动脉管腔的真实情况,而且能反映管壁和动脉硬化斑块的解剖细节,如大小、成分、易损程度等。CTA 具有较高的信噪比(signal-to-noise ratio,SNR)。目前 CTA 多用于颅脑及腹部血管评价(图 5 - 6)。主要用于估计颅内动脉瘤与血管的关系,也可用于腹腔动脉、肾动脉狭窄、肢体大血管显示,特别是末梢细微血管。CTA 是对血管病变进行早期发现和诊断的有力手段。

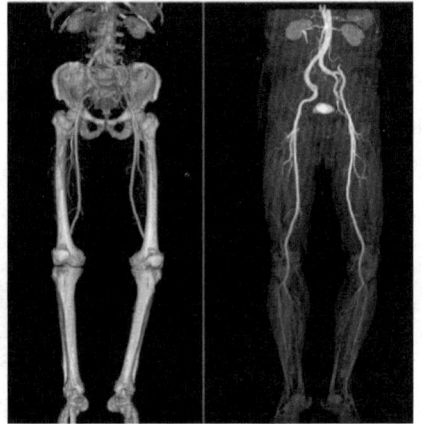

图 5 - 6 腹部与下肢动脉 CT 血管成像

2. 脏器表面三维重建 利用螺旋扫描获得的容积数据,在工作站内采用 SSD 技术重组脏器表面的三维图像。可行骨骼表面的三维重建、含气器官表面的三维重建等。

3. 计算机辅助外科 计算机辅助外科(computer assisted surgery,CAS)包括三维图像工作站在手术计划、手术模拟、定位或导航、电子解剖图谱等方面的应用。

4. 图像融合 不同三维影像学检查手段提供不同的信息,把不同设备采集的三维图像配准融合起来,使图像上包含更多的信息,此法即为图像融合。

(四) 最大密度投影

MIP 是利用投影成像原理,将三维数据朝着任意方向进行投影。按一定方向作多条平行的投影线,以每条投影线经过的所有体素中的最大密度(强度)的体素的像素作为投影图像的像素,这些像素所组成的图像就是 MIP 图像。MIP 图像中低密度的组织结构被去除;图像可以显示二维,也可以显示三维(图 5 - 7)。其主要优点是分辨力很高,组织结构失真少。临床上广泛应用于具有相对高密度的组织和结构,例如注射对比剂后显影的血管、明显增强的软组织肿块等,对血管壁的钙化显示也很清楚。缺点是由于 MIP 是叠加的投影,将不在一个平面的结构显示在同一个二维平面上,有时骨骼和钙化等高密度结构可遮盖血管图像。

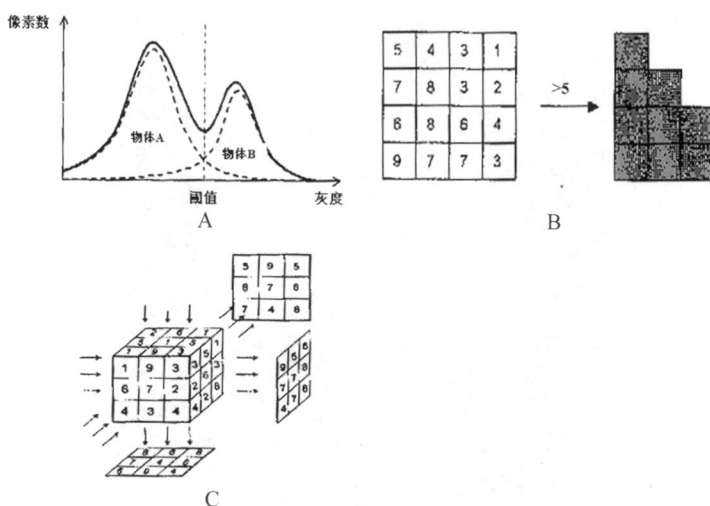

图 5 - 7　容积扫描数据的密度投影
A. 直方图确定阈值;B. 基于阈值进行分割;C. 在容积扫描数据各方向进行投影。

1. **MIP 应用价值**　广泛应用于具有相对高密度的组织和结构,如显影的血管、骨骼、肺部肿块,以及明显强化的软组织病灶等,对于密度差异甚小的组织结构及病灶则难以显示。

2. **MIP 算法**　应使用柔和或标准算法,不应使用锐利算法,否则图像噪声较大,效果不佳。

(五)最小密度投影

Min - IP 与 MIP 正好相反,是指对每一投影线所遇的最小密度值的体素投影重组的图像。主要用于气道的显示,如气管、支气管结构与疾病的显示等(图 5 - 8)。

(六)表面投影显示

SSD 又称表面遮盖显示。根据 CT 值阈值,通过计算机筛选被扫描部位从最表面逐渐向深面的像素,低于该阈值的像素全部忽略,选出高于该阈值的像素,并将这些像素相连组成三维表面轮廓图像。SSD 空间立体感强,符合人的视觉经验,以强真实感效果展示立体形态,解剖关系清晰,对局部解剖和病变的显示直观,对于骨骼和大血管的显示较好,可显示骨骼的

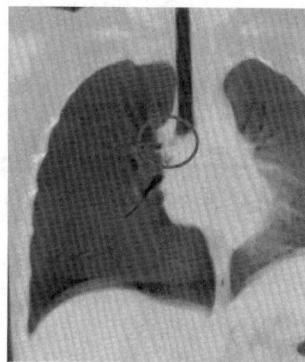

图 5 - 8　气管、支气管结构的最小密度投影

全景观和各种切面,尤其是空间结构复杂的物体,有利于病灶的定位、定量测量,以及外科手术方案的制定(如模拟手术)。SSD 受 CT 值阈值选择的影响较大,选择不当,容易使细节显示不佳。比如 CTA 时,CT 值阈值过高,选中的组织过少,空腔管径显示窄;反之 CT 值阈值过低,细微病变就可能被漏掉,管径显示宽。另外,SSD 不易于区分血管壁的钙化、支架等。结肠 SSD 如图 5-9 所示。

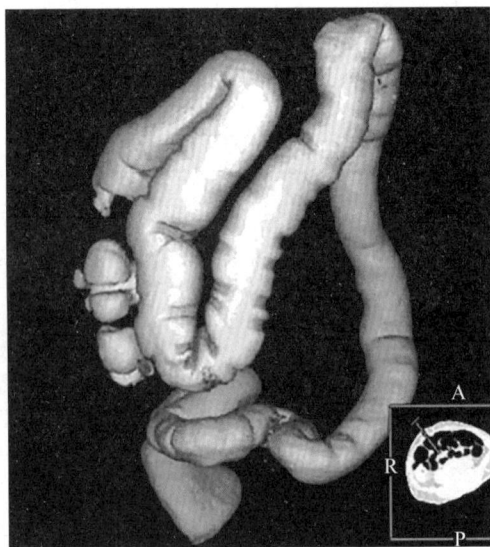

图 5-9 结肠表面投影显示

(七) CT 仿真内镜

CTVE 是容积数据同计算机领域的虚拟现实结合,重组出空腔器官内表面的立体图像,类似纤维内镜所见的影像。螺旋 CT 连续扫描获得的容积数据重组的立体图像是 CTVE 成像的基础。在此基础上调整 CT 值阈值,消除不需要观察的组织的影像,保留需要观察的组织的影像;再行伪彩色编码,使内腔显示更为逼真。还可利用计算机远景投影软件功能,产生目标物体不断靠近观察者和逐渐放大的多幅图像,经过动画显示,产生类似通过纤维内镜进行检查的动态观察效果。CTVE 具有检查的微创性、图像的直观性、整体性,以及与纤维内镜图像的一致性,对某些空腔器官的部分疾病诊断具有较高的价值,如肠道肿瘤、气管与支气管的肿瘤或异物(图 5-10)、冠状动脉狭窄等。不足之处是容易受伪影的影响,不能进行组织活检,且不能显示组织结构的真实颜色。

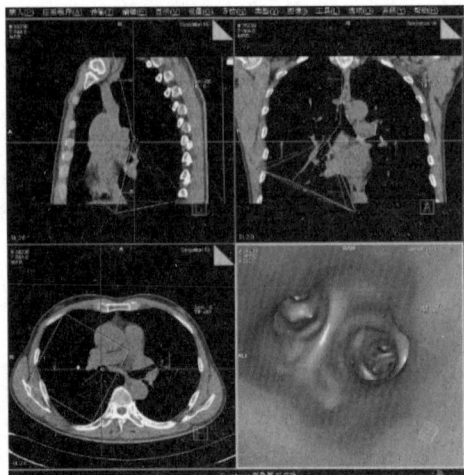

图 5-10 支气管 CT 仿真内镜

1. CTVE 的优点

（1）检查时间短、为非侵入性检查、安全,患者无痛苦,容易被接受。

（2）每次检查所获数据可重复使用,并且可以无创地从任意角度观察和测量目标图像。

（3）从内镜观察的效果上再现与解剖结构基本相同的三维影像。

（4）狭窄或阻塞的远端观察病灶。

（5）能观察到纤维内镜无法到达的管腔,如血管内腔情况。

（6）可动态、立体地观察腔内形态结构及病变。

（7）在术前了解检查器官情况,设计理想术式。

（8）可模拟纤维内镜检查过程,做解剖训练、辅助教学等工作。

2. CTVE 的局限性

（1）不能显示管腔内肿瘤或异物的表面情况（如出血、炎症等）,因而只能明确肿瘤或异物的位置及阻塞程度,而不能判断其性质。

（2）不能显示黏膜及其本身的颜色,因此它不能用于诊断由黏膜充血、水肿所致的炎性病变。

（3）单凭 CTVE 难以判断腔道内隆起性病变的性质,如结肠内肿瘤、息肉与残留的粪便。

（4）不能发现轻度腔内隆起性病变。

（5）不能进行活检。

3. 应用范围　目前已广泛应用于临床。常见部位为内听道、气管、支气管、肠管、胃、鼻腔、鼻旁窦、鼻咽、喉、膀胱和动脉（含冠状动脉）、静脉等。

（黄　干　姚旭峰）

第六章

CT 扫描方式

CT扫描方式是指根据扫描所得图像的特点命名的扫描程序,由各种成像参数组合得到,包括CT平扫、增强扫描和特殊扫描。

第一节 CT 定位像扫描

在完成CT临床扫描前,一般都会先进行定位像扫描,以确定所需要扫描的位置和范围。常规CT的扫描流程:①把被检查者放到扫描床上(患者上床及摆位);②移动扫描床,进行激光灯定位(移动扫描床的过程包括垂直方向地升降床及水平方向上地前后移动);③扫描定位像;④根据定位像进行需要的扫描序列定位,完成扫描;⑤传输图像、硬盘拷贝等。

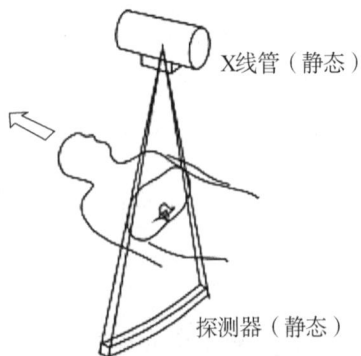

X线管(静态)

探测器(静态)

图6-1 定位像扫描模式(前后位)

在此过程中,患者的摆位及激光灯定位非常重要。患者相对于扫描床的方位可分为:头先进和足先进;患者的体位也分为:俯卧位、仰卧位、左侧位、右侧位。

CT的定位像扫描模式一般可以同时进行正位(前后位或后前位)和侧位(左侧位和右侧位)扫描(图6-1)。CT的定位像扫描中,X线球管和探测器保持静止,扫描床移动,得到一个较大范围的图像。正位定位像(图6-2A)扫描(前后位)时,X线球管从人体正面照射,探测器在人体下方;扫描侧位图像时,X线球管转90°在人体的侧位方向进行投照,得到侧位定位像(图6-2B)。

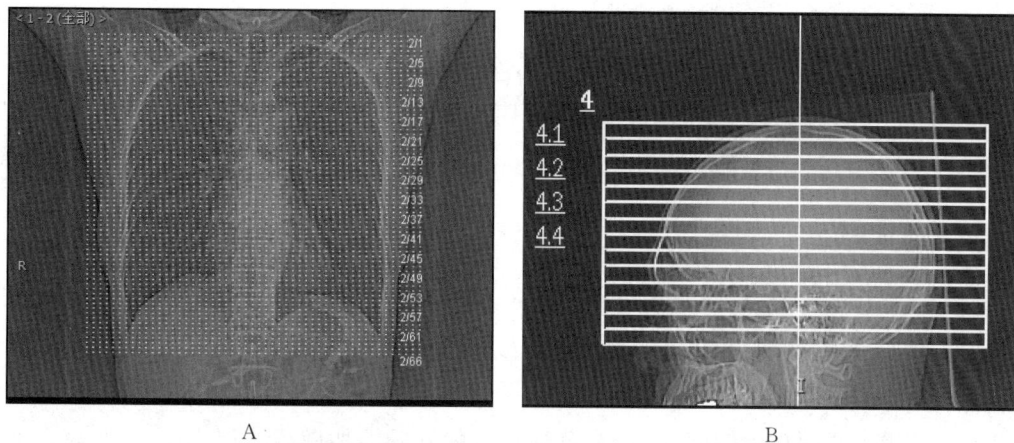

图 6-2 正位和侧位 CT 定位像
A. 胸部正位定位像;B. 头颅侧位定位像。

(李占峰 王传兵 桑玉亭)

第二节 CT 平扫

CT 平扫是指静脉内不注射含碘对比剂的扫描方式,通常用于初次 CT 扫描。CT 平扫最重要的是设定不同部位或器官及感兴趣区的层厚和层距。当层厚等于层距,相邻层面之间无间隙时即为连续扫描;当层厚小于层距,两相邻层面之间留有空隙,为不连续扫描。

层厚选择取决于受检部位或器官及病灶大小。通常较大的器官选用层厚 1 cm,例如脑、胸部、腹部等;鼻咽、颈部、胰腺、前列腺等通常用 0.5 cm 层厚;眼、喉、肾上腺通常用 0.2～0.3 cm 层厚;脑垂体采用≤0.2 cm 层厚。如果在较大器官内发现了小病灶,即感兴趣区,则应对该区域进行 0.2～0.3 cm 层厚的扫描,以精确显示病灶的大小、形态和密度,克服部分容积效应的影响。

如层厚大,对同一层面内含有两种以上不同密度而又互相重叠的组织,所得的 CT 值不能如实反映其中任何一种物质的 CT 值。当病变组织比周围组织密度高,而病灶厚度又小于层面厚度,测得的 CT 值比实际小;相反,则其 CT 值比实际 CT 值要高。由于部分容积效应的影响,层面内不同结构物体的边缘轮廓由于 CT 值的不准确而显示不清,如侧脑室顶壁、膈顶、肾脏的上下极等。

一、普通扫描

普通扫描是 CT 扫描最基本的扫描方式。通常管电压 120～140 kV,管电流 70～

260 mA,扫描时间 6～20 s,矩阵 512×512,层厚 5～10 mm,层距 5～10 mm,连续扫描。标准算法、软组织算法均可,对 CT 机没有特殊要求,在普通 CT 机和螺旋 CT 机上都可实施,螺旋 CT 扫描后得到容积数据。CT 扫描一般先做普通扫描,必要时再选用其他扫描方法。

二、薄层扫描

薄层扫描(thin slice scan)是指层厚<5 mm 的扫描方法。在普通 CT 机和螺旋 CT 机上都可实施,平扫和增强扫描均可。主要优点是减少部分容积效应。主要用途:①较小组织器官,如鞍区、颞骨乳突、眼眶、椎间盘等,常规用薄层平扫;②检出较小病灶,如肝脏、肾脏等的小病灶,胆系和泌尿系的梗阻部位等,在普通扫描的基础上加做薄层扫描;③一些较大的病变,为了观察病变的内部细节,局部可加做薄层扫描;④拟进行图像后处理,最好用薄层螺旋扫描,扫描层面越薄,重组图像的质量越高。薄层扫描因层面接受 X 线光子减少,故噪声增大,信噪比降低,密度分辨力降低。为保证符合诊断需要的图像质量,通常需增加扫描条件。

三、重叠扫描

重叠扫描(overlap scan)是指扫描设置的层厚大于层距,使相邻的扫描层面部分重叠的扫描方法。这种扫描方式在非螺旋 CT 中常用,目的是使相邻的扫描层面有部分重叠,避免遗漏病灶和提高图像后处理的质量。例如扫描层厚 10 mm、层距 7 mm,相邻两个层面就有 3 mm 厚度的重叠。此方法对 CT 机没有特殊要求,管电压、管电流、扫描时间、算法、矩阵与普通扫描相同。优点是减少部分容积效应,易于检出最大径小于层厚的小病变;缺点是扫描层面增多,增加患者的辐射剂量。一般只用于感兴趣区的局部扫描,以提高小病灶检出的机会,不作为常规 CT 扫描方法。

四、靶扫描

靶扫描(target scan)是指对感兴趣区局部放大后再进行扫描的方法,又称放大扫描、目标扫描(图 6-3)。通常对检查部位先行一层普通扫描,利用此图像决定感兴趣区,局部放大(即缩小扫描视野)后进行薄层扫描。高端螺旋 CT 机上,通常采用扫描后小范围、大矩阵重建,以缩小像素尺寸,提高空间分辨力。靶扫描图像增加了感兴趣区的像素数目,提高了空间分辨力;而普通扫描后的局部放大像,仅是感兴趣区的像素放大,数目不变,空间分辨力没有提高。靶扫描主要用于小器官和小病灶的显示,如蝶鞍、肾上腺扫描。对 CT 机没有特殊要求,扫描条件与普通扫描相同。

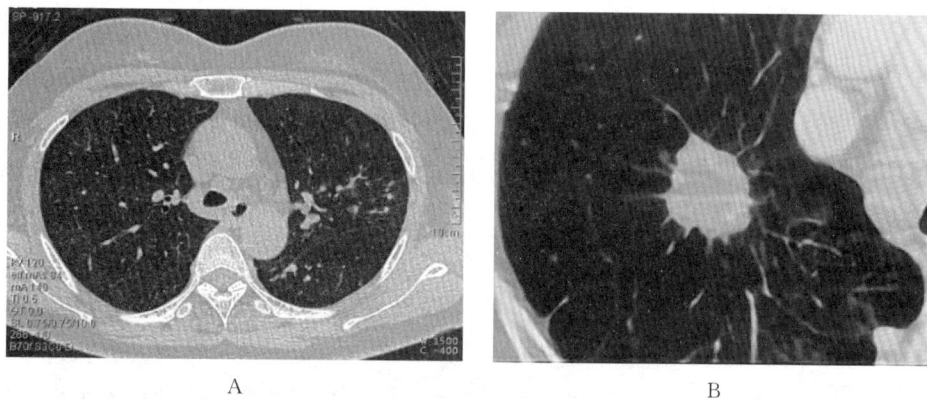

图 6-3 普通扫描和靶扫描

A. 普通扫描;B. 靶扫描。

五、高分辨率 CT 扫描

高分辨率 CT(high resolution CT,HRCT)扫描是通过薄层扫描,大矩阵、骨算法重建图像,获得良好的空间分辨力。管电压 120～140 kV,管电流 120～220 mA,层厚 1～2 mm,层距视扫描范围大小决定,可无间距或有间距扫描,矩阵通常为 512×512,选用骨算法重建。此方法突出优点是具有良好的空间分辨力,主要用于小病灶、小器官和病变细微结构的检查。如肺部 HRCT 扫描,能清晰显示以次级肺小叶为基本单位的肺内细微结构,有助于诊断和鉴别诊断支气管扩张,肺内孤立或播散小病灶、间质性病变等(图 6-4)。也可用于检查内耳、颞骨乳突、肾上腺等小器官。HRCT 扫描因层厚小,需使用高曝光条件。

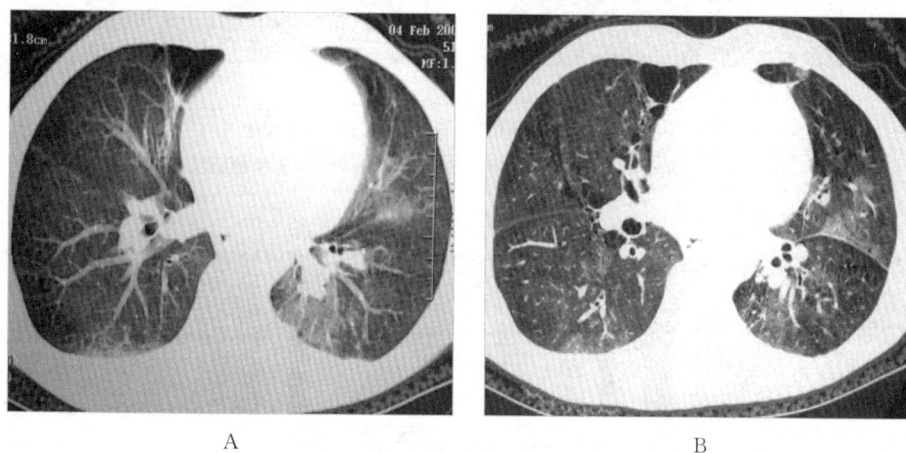

图 6-4 肺部常规 CT 扫描和高分辨率 CT 扫描

A. 常规扫描;B. 高分辨率扫描。

六、图像堆积扫描

图像堆积扫描(stack slice scan)是利用多个薄层扫描,通过图像叠加功能进行重建图像的检查方法。在普通 CT 机和螺旋 CT 机上均可实施。其方法是设置好扫描层厚及其他扫描条件,进行大毫安秒(mAs)薄层无间距扫描或薄层螺旋扫描;然后选择叠加参数进行叠加重建。叠加后的 CT 图像,信息量加大,信噪比得到改善,减少了伪影。可用于颅底部的 CT 扫描,有助于发现脑干和颅后窝的病变。

七、容积扫描

容积扫描(volume scan)是指螺旋 CT 扫描后得到容积数据。由于采用滑环技术,X 线管和探测器可以不间断 $360°$ 旋转,连续产生 X 线,并进行连续的数据采集;同时,检查床沿 Z 轴方向匀速移动,扫描图像可以进行 3D 图像重建(图 6-5)。普通 CT 轴扫方式也可以实现容积扫描,只要层厚和间距相同,所得数据没有遗漏,也可以进行三维重组。用轴扫头颅的数据进行三维重组见图 6-6。轴扫分次扫描进床时容易造成被检者移位,造成扫描和数据采集不连续。胸、腹部器官和小病灶因扫描时被检者的呼吸运动,较易出现漏扫或重复扫描,故一般不用轴扫方式进行容积数据采集。

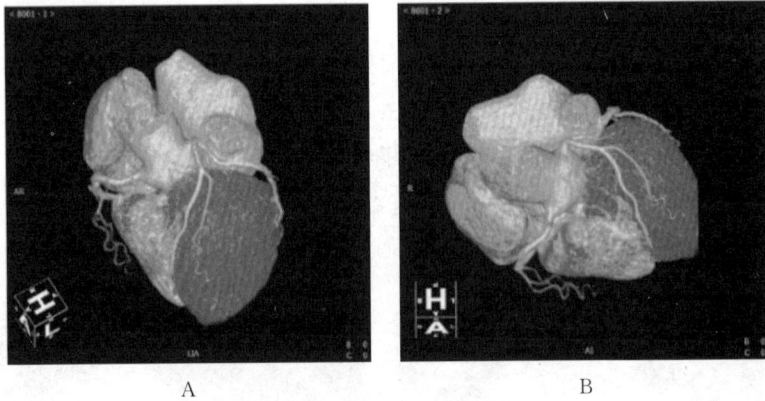

图 6-5　容积扫描后 3D 重建冠状动脉血管
A. 正面观显示前降支和右冠状动脉;B. 侧面观显示前降支和右冠状动脉。

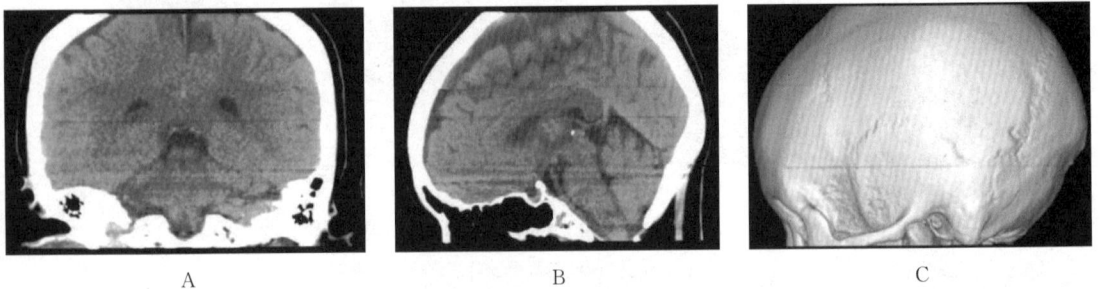

图 6-6　用轴扫头颅的数据进行三维重组
A. 冠状位 CT;B. 矢状位 CT;C. 颅骨 CT 三维重建。

八、低剂量 CT 扫描

低剂量 CT(low dose CT，LDCT)扫描是指在保证诊断要求的前提下，降低扫描 X 线剂量进行 CT 扫描的方法，可以降低被检者 X 线吸收剂量，减少球管损耗。主要用于肺癌高危人群的普查和治疗后随访。低辐射剂量 CT 扫描技术的临床应用，就是改变传统扫描模式，针对不同患者的实际情况，制定不同的 CT 扫描方案，实现个性化 CT 扫描。

九、能谱扫描

能谱 CT(spectral CT)是根据物质对不同能量的 X 线吸收不同而得到比常规 CT 更多影像信息的 CT。实现该技术的扫描方式主要有序列扫描技术(分别使用高、低 kVp 的 X 射线扫描两次)、双源 CT 双能量扫描(两套球管和探测器组合分别以高、低 kVp 的 X 线扫描)、单源瞬时高低压切换技术(一套球管和探测器组合，管电压瞬时切换而采集不同能量的扫描数据)、双层探测器技术(两层探测器分别以不同材料组合，并在中间使用滤过材料，使其分别探测不同能量的 X 线)、光子计数技术(X 线球管只产生一组 kVp 的射线，由探测器探测 X 线中光子的能量并计数)。与单一参数的常规 CT 相比，单能量图像、基物质图像、能谱曲线、有效原子序数、虚拟平扫等多参数成像是能谱 CT 最显著的特征，其独特的多参数成像模式与常规 CT 诊断模式有很大不同，可为临床提供更多有用诊断信息。

(一) 单能量图像

能谱 CT 的单能量成像等同于物体在单色 X 线源的情况下获得的图像。不同组织随着 X 线束能量的变化，其衰减特性会发生相应变化。较低的单能量水平可以提高图像的密度分辨率。与传统 CT 的图像相比，单能量图像具有更高的图像质量、信噪比和对比噪声比，有助于病灶的显示(图 6-7)。

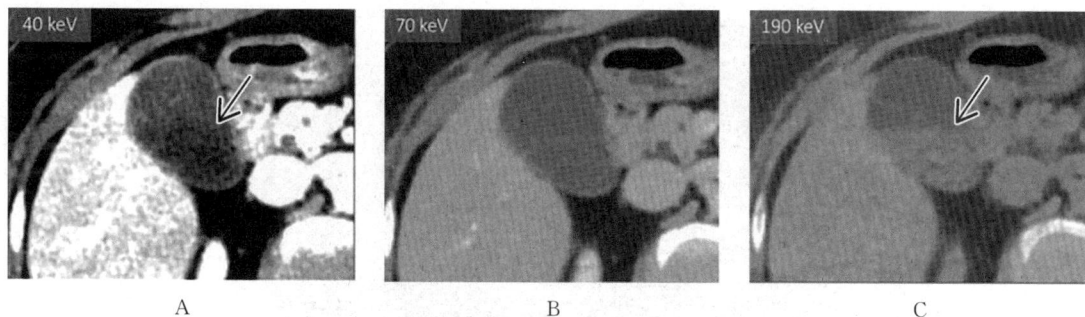

图 6-7　非钙化胆结石的虚拟单能成像

A. 40 keV 虚拟单能成像；B. 70 keV 虚拟单能成像；C. 190 keV 虚拟单能成像。病例中多个小的非钙化胆结石在 70 keV 时 CT 值等同于周围胆汁，但其在 40 keV 时 CT 值小于胆汁，而在 190 keV 时 CT 值大于胆汁。

(二) 基物质图像

基物质图像是 CT 能谱成像中非常重要的图像模式，常用的物质对有碘和水、羟基磷灰石(hydroxyapatite,HAP)和水、钙和碘、尿酸和钙等。基物质图像密度的高低用定量的指标(即基物质浓度)来反映,根据不同的诊断目的进行基物质对的选择,如碘(水)基图主要用于反映增强后组织强化的程度(图 6 - 8)。

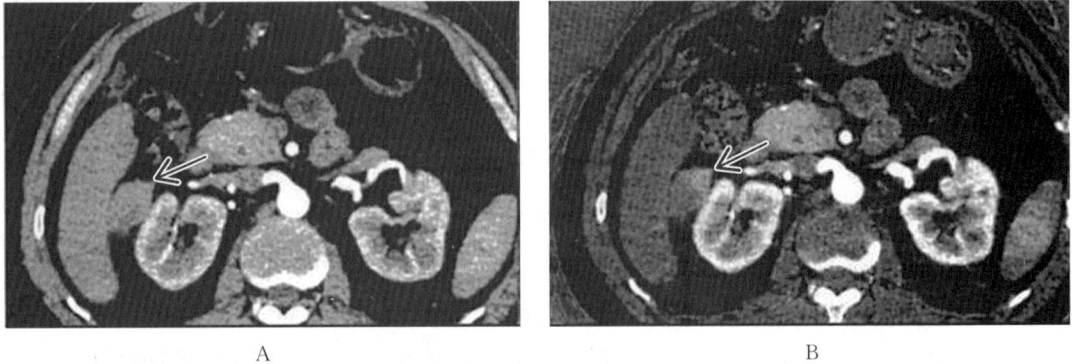

A   B

图 6 - 8   混合能量图和碘基图在肝内病灶鉴别诊断中的特殊价值

A. 混合能量图像显示肝右后叶有一实质性病灶向肝外凸出,与周围肝实质密度接近;B. 碘基图显示病灶前方含碘量较高,后被证实为肝细胞肝癌。

(三) 能谱曲线

能谱曲线是物质或结构的 CT 值随 X 线能量变化的曲线,从能谱曲线上可以得到 40～140 keV 每个能量点的平均 CT 值和标准差。图 6 - 9 中痛风石和尿酸盐的能谱曲线形态、斜率一致,证明二者为高度同源。能谱曲线反映了物质的能量衰减特性。从物理学角度看,每一种物质都有其特有的能谱曲线。当传统 CT 单用一个 CT 值很难区分病变时,能谱曲线可以通过不同能量段 CT 值的差异区分病灶之间的差异。能谱曲线的应用可推广至肿瘤来源的鉴别、良性和恶性肿瘤的鉴别、恶性肿瘤的分级等方面。

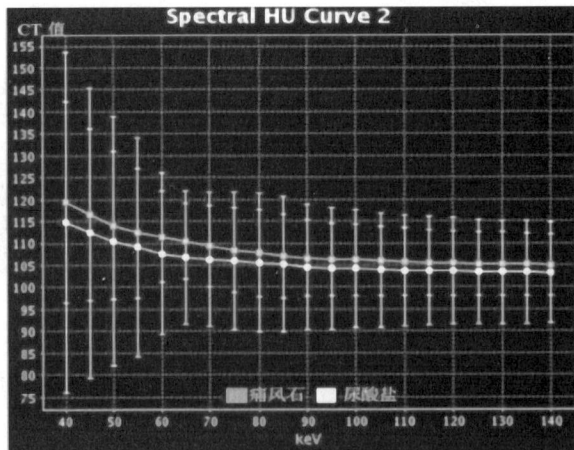

图 6 - 9   尿酸盐和痛风石的能谱曲线

（四）有效原子序数

利用 X 线的衰减可以对未知元素的原子序数进行推算，对于化合物或混合物如果其衰减的效果等同于某元素，则该元素的原子序数被称为该化合物或混合物的有效原子序数（Eff-Z）。有效原子序数常应用于结石成分的分析和放疗剂量分布的精准计算。另外，也作为参数之一用于多参数联合诊断。

（五）虚拟平扫图像

基于多物质分离技术，可识别能谱增强图像中的碘，将碘移出，并用血液代替，生成虚拟平扫图像（virtual unenhanced images，VUE）。在此图像上可以测量 CT 值。这项技术在某些临床场景下可以用于替代传统 CT 平扫，进而减少辐射剂量，保护患者。

（六）脂肪体积分数

利用多物质分离技术，实现脂肪分数图像重建，得到脂肪体积百分比，即脂肪体积分数（fat volume fraction，FVF）。如对于非酒精性脂肪肝，可利用肝组织、血液和脂肪 3 种物质进行多物质分离，得到肝脂肪体积分数。

（李占峰　王传兵　桑玉亭　程杰军）

第三节　CT 增强扫描

静脉注射对比剂后的 CT 扫描称为增强扫描（enhanced scan）。增强扫描增加了组织与病变间密度的差别，更清楚地显示病变与周围组织间的关系及病变的大小、形态、范围，有助于发现平扫未显示或显示不清楚的病变；还可动态观察某些脏器或病变中对比剂的分布与排泄情况。根据其特点，可观察血管结构及血管性病变，判断病变性质等，临床应用普遍。

一、对比剂

（一）对比剂的类型

用于血管造影和 CT 增强扫描的水溶性碘对比剂，与 X 线血管造影用对比剂基本相同，多为三碘苯环的衍生物。根据分子结构在溶液中以离子或分子存在形式的不同可分为两种类型：以离子形式存在的称为离子型对比剂，以分子形式存在的称为非离子型对比剂。两种类型均有单体和二聚体之分。离子单体对比剂渗透压为 1 500～1 600 mOsm/kg，非离子型单体对比剂渗透压为 500～700 mOsm/kg。二聚体对比剂渗透压均比相应单体减半。对比剂的浓度多为 300～370 mg I/mL。常用的对比剂的名称及特性见表 6-1。

表6-1 临床常用对比剂的名称及特性

结 构	渗透压(mOsm/kg)	通用名	英文名称	别 名
离子型单体	1 500~1 600	泛影葡胺	meglumine diatrizoate	
非离子型单体	500~700	碘海醇	iohexol	碘苯六醇,欧乃派克(omnipaque)
非离子型单体	500~700	碘普罗胺	iopromide	优维显(ultravist)
非离子型单体	500~700	碘佛醇	ioversol	安射力
非离子型单体	500~700	碘帕醇	iopamidol	典比乐(iopamiro)
非离子型单体	500~700	碘比醇	iobitridol	

(二) 对比剂毒性反应和过敏反应

对比剂进入体内,有化学毒性、渗透压毒性、免疫反应、离子失衡、肝/肾功能损害等毒性反应,部分患者还可以发生过敏反应,严重者出现休克、呼吸/循环停止等。因此,一般须在增强扫描前做过敏试验。检查中一旦发生过敏反应,需要立即采取措施,对症治疗。

(三) 对比剂的注射方法及用量

对比剂用量一般按体重计算,1.5~2 mL/kg。根据不同的检查部位、扫描方法、患者的年龄、体质等,其用量、流速略有不同。

对比剂通常通过手背静脉或肘静脉注射。注射方法有两种:①静脉团注法,此种方法应用广泛。以2.0~4.0 mL/s的流速注入对比剂50~100 mL,然后进行扫描。其血管增强效果明显,消失迅速。②快速静脉滴注法,快速静脉滴注对比剂180 mL左右,滴注约一半时开始扫描。此方法血管内对比剂浓度维持时间较长,但强化效果不如团注法,不利于时相的选择和微小病变的显示,多用于扫描速度慢的CT机。

CT增强扫描通常使用高压注射器注入对比剂,便于准确、匀速地注入对比剂。高压注射器由注射头、控制台、机架和多向移动臂组成,对比剂和生理盐水抽入注射头上的针筒内,注射参数可在控制台上进行选择。注射参数通常包括注射顺序、对比剂注射速度(mL/s)、注射总量(mL)等。心脏冠状动脉、头颈部血管造影时,通常对比剂注射后需要注射生理盐水30~50 mL,以便把残留在注射管道中的对比剂注入体内。

二、常规增强扫描

常规增强扫描是指静脉注射对比剂后按普通扫描的方法进行扫描。在普通CT机、螺旋CT机上均可进行。一般采用静脉团注法注入对比剂,注射速度2.0~4.0 mL/s,注射总量50~100 mL。

三、动态增强扫描

动态增强扫描(dynamic enhanced scan)是指静脉注射对比剂后对感兴趣区进行快速连

续扫描。对比剂采用团注法静脉注入。扫描方式如下：

1. 进床式动态扫描　通常使用螺旋 CT,对一组层面或整个脏器连续进行数次增强扫描。

2. 同层动态扫描　可选病灶的最大层面或感兴趣层面,对该层面连续进行多次扫描。动态增强扫描可以针对多次扫描的同一病灶测定 CT 值,形成时间密度曲线,以研究该层面病变血供的动态变化特点,借以诊断及鉴别诊断。

四、延迟增强扫描

延迟增强扫描(delayed enhanced scan)是在常规增强扫描后延迟一段时间再行感兴趣区扫描的方法。根据检查目的,可延迟 7～15 min 或 4～6 h 不等。此方法作为增强扫描的一种补充,观察组织与病变在不同时间的密度差异,可用于肝脏小病灶的检出及肝癌和肝血管瘤(图 6-10)之间的鉴别及肾盂、膀胱病变的显示等。对 CT 机没有特殊要求。

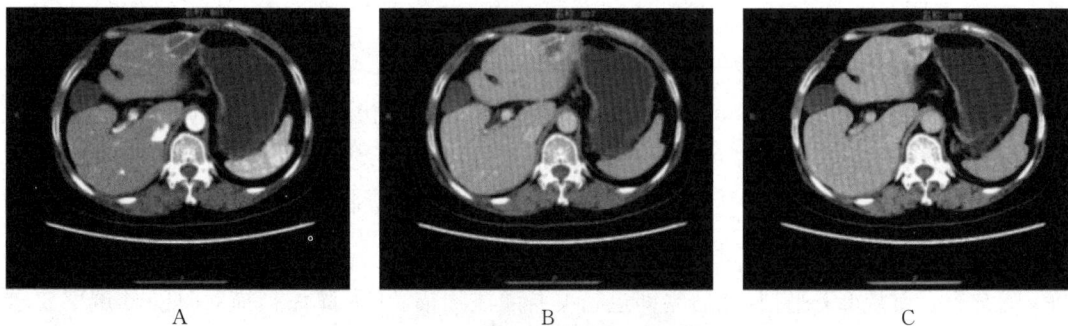

图 6-10　肝脏延迟增强扫描观察肝血管瘤进行性填充
A. 动脉期;B. 静脉期;C. 延迟期。

五、双期和多期增强扫描

双期和多期增强扫描是指一次静脉注射对比剂后,分别于血供的不同时期,对欲检查器官进行两次或多次扫描。需在螺旋 CT 机上实施。扫描方法如下：

(1) 根据平扫选择增强扫描范围,设定不同时期的开始时间、扫描条件与平扫相同。

(2) 抽取对比剂 80～100 mL,生理盐水 30～50 mL,建立手背静脉通道。设定高压注射器注射参数,流速 2～4 mL/s,团注法。

(3) 检查各项参数无误,同时按下注射开始键和扫描键,即按设置好的起始扫描时间对欲检查器官分别进行两次或多次扫描。

此方法可用于身体各个部位,利用螺旋 CT 机扫描速度快的优势,准确显示不同时期组织器官及病灶的血供特点,提高病灶的检出率和定性能力(图 6-11)。各期扫描的扫描时机与脏器血液循环时间有关。另外,也受年龄、体质、心/肾功能、有无门静脉高压等因素影响,操作中要根据部位的不同,综合考虑各种因素,灵活选定扫描时机,才能获得最佳的增强图像。

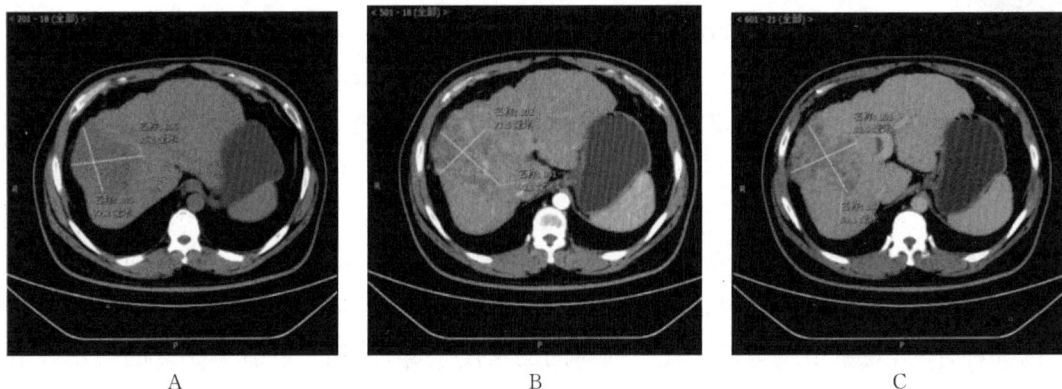

图 6‑11　肝脏增强扫描观察造影剂在肝癌快进快出的特点
A. 平扫;B. 动脉期;C. 静脉期。

六、灌注成像

CT 灌注成像(CT perfusion imaging, CTPI)是在静脉快速团注对比剂时,对选定的感兴趣区层面进行连续多次重复的快速动态扫描,从而获得感兴趣区时间密度曲线,并利用不同的数学模型,计算出各种灌注参数值。因此,CT 灌注成像能更有效并量化反映局部组织血流灌注量的改变,对明确病灶的血液供应具有重要意义。

通常先行常规 CT 平扫,之后立即进行 CT 灌注扫描。CT 灌注扫描对时间分辨率要求很高,每次扫描之间的间隔不能大于 1 s。造影剂的注射速度也要比 CT 动态增强扫描快,以保证造影剂在短时间内集团通过需检查的靶器官,避免后处理时的分析错误。对比剂注射方式:依次注射生理盐水(20 mL)、对比剂(50 mL)、生理盐水(30 mL),注射流率为 5.0 mL/s,扫描延迟时间为注射对比剂后 8～10 s。灌注扫描层厚 5 mm,重组间隔 5 mm。在保证灌注图像质量满足诊断需要的前提下采用低剂量扫描,采用 70 kV 的低剂量扫描可大大降低患者的辐射剂量。

使用 CT 灌注专用软件进行后处理,对病变侧及相应对侧部位选取感兴趣区,获得每一感兴趣区的时间-密度曲线(图 6‑12)。根据数学模型计算局部脑组织的血流灌注量,观察毛细血管内对比剂浓度变化。以脑灌注为例,可测量的参数有脑血流量(cerebral blood flow, CBF)、脑血容量(cerebral blood volume, CBV)、对比剂平均通过时间(mean transit time, MTT)和对比剂达峰时间(time to peak, TTP)等血流动力学参数和灌注图像表现,通过测量和计算进行脑部灌注量化分析。图 6‑13 显示右侧大脑中动脉存在灌注减低区,CBF 降低,CBV 局部降低,MTT 升高,T_{max} 升高。

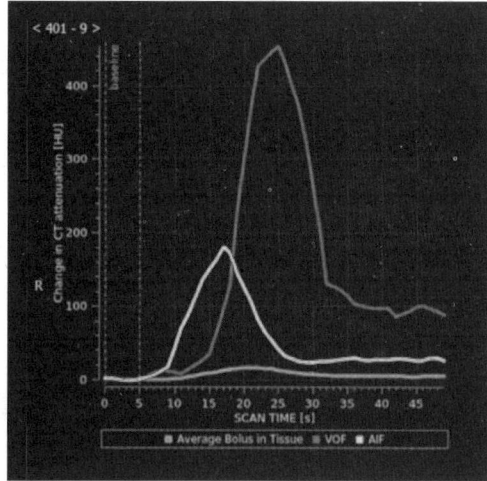

图 6‑12 颅内灌注成像后感兴趣区的时间‑密度曲线

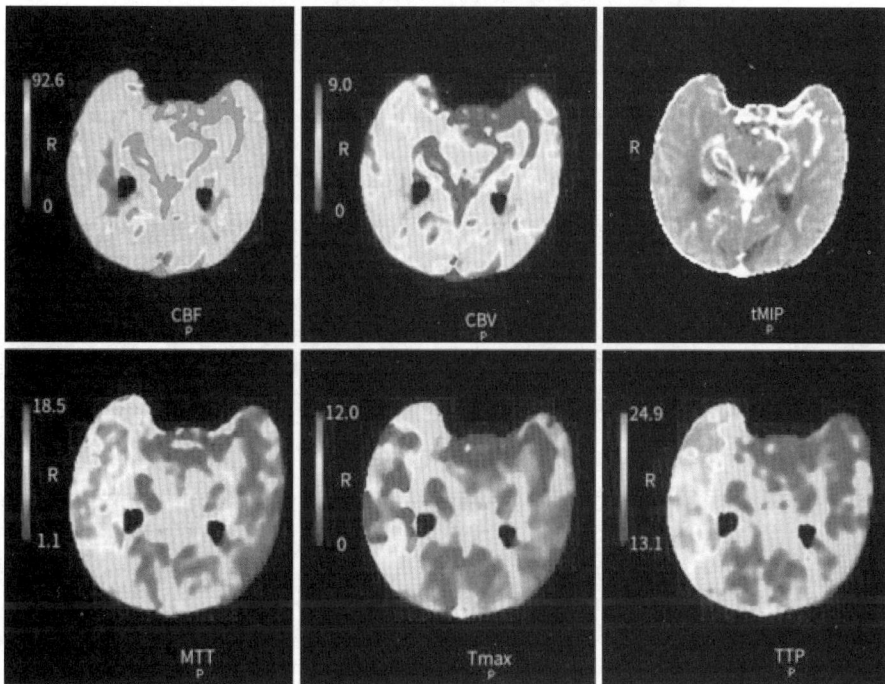

图 6‑13 颅内灌注成像的血流动力学参数及其灌注图像

灌注成像作为一种非介入性评价器官、组织血流灌注状态的功能成像,具有普及率高、操作简便、扫描时间短、后处理简便、时间和空间分辨率高、获得数据快等优点,能直接反映病变组织的血液循环规律,精确计算组织的血液灌注量和描绘灌注曲线。其主要临床价值如下:

(1)早期精确判断缺血性脑血管病的病变范围及分布情况:在脑缺血性卒中发作的超早期,头部 CT 灌注成像可显示病灶、定量分析颅内缺血性病变的程度、动态观察脑血流动力学变化及病变的位置和范围等。

(2) 全身各部位良性和恶性肿瘤的鉴别:灌注成像可以反映肿瘤内新生血管的血流动力学变化,这在评价肿瘤的良性和恶性程度、分期、分级、预后,以及对肿瘤的疗效观察中有着重要的作用。一般地说,恶性肿瘤血液灌注量大,良性肿瘤灌注量较低。

(3) 指导临床抗肿瘤血管形成的准确治疗:肿瘤的抗血管形成治疗是目前治疗肿瘤的新理念、新方法。CT 灌注成像可以准确、精细地判断新肿瘤组织局部的血流灌注情况,从而对指导肿瘤的抗血管形成治疗及疗效评价具有很重要的临床意义。

(4) CT 灌注成像在评价慢性脑缺血、肝硬化、肝移植、肾小球滤过和肾动脉狭窄等方面也有应用。

七、低对比剂用量扫描

由于碘对比剂有肾毒性及过敏样反应,人们在满足诊断要求的情况下尽可能降低对比剂用量,包括降低对比剂用量、降低注射速度和对比剂浓度。碘对比剂的所有不良反应均与碘含量有关,总的碘注入量降低,碘对比剂在血管或脏器内的峰值浓度降低,均可以有效降低不良反应的发生率,也能降低肾功能损害。这样做的弊端是缩短了碘对比剂在血管或脏器内的峰值持续时间,降低了峰值浓度,造成其 CT 值下降,允许的有效扫描时间窗缩小。过去这种做法有很大局限性,仅在体重较小的被检者或对图像要求不太高的检查时应用。随着机器扫描速度的提高,以及一些新型技术的应用,降低对比剂用量检查的应用范围越来越广。因为扫描速度的提高可以在短时间内完成大范围扫描,对对比剂的峰值持续时间要求降低。

对于对比剂峰值浓度降低造成的常规扫描时含碘脏器 CT 值下降,一般的做法是降低管电压,提高脏器 CT 值;提高管电流,以降低管电压降低引起的噪声的增加。现在临床上应用的能谱 CT 扫描是一种新型扫描技术,利用管电压的瞬间切换技术,重建单电子能量的图像,最低可以重建出 40 keV 的图像,可以在碘浓度很低的情况下得出满足诊断的血管图像,进一步减少了碘剂的用量。

八、造影 CT 扫描

造影 CT 扫描是指将某一器官或结构利用对比剂使其显影,然后再行 CT 扫描的方法。分为非血管造影 CT 和血管造影 CT 两大类。

1. 非血管造影 CT 　非血管造影 CT 应用非常普遍,如腹部检查时,口服对比剂以充盈胃和十二指肠,借以区分胃、十二指肠和其他器官、淋巴结,还可用于胃肠道病变的显示;盆腔检查时憋尿并灌肠,以显示膀胱和区分肠道,有助于病变的发现等。有的增强扫描也可起到造影的效果,如延迟期扫描,膀胱可以充盈对比剂而显影。

2. 血管造影 CT 　血管造影 CT 类似增强扫描,经周围静脉快速注入对比剂后,在靶血管对比剂充盈的高峰期,经快速、薄层扫描,并经重建得到血管图像(图 6-14)。

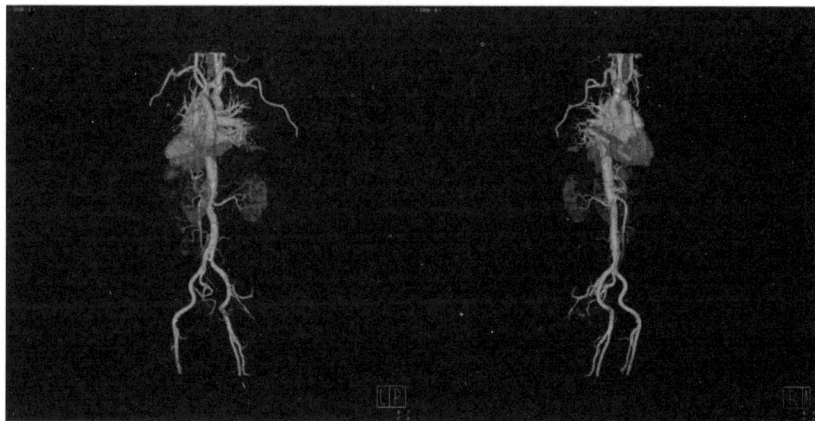

图 6－14 3D 血管造影正面、侧面图像

多层螺旋 CT 和双源 CT 的薄层、快速扫描给 CT 血管成像提供了设备保证。扫描获得的高空间、高时间分辨率容积数据经重组后可充分显示血管形态、走行、分布、管腔狭窄与扩张等，并可通过分析软件进行多种分析。目前广泛用于全身各大血管，如主动脉、肾动脉、颈动脉、冠状动脉、脑血管等的检查。

（李占峰　王传兵　程杰军）

思 考 题

1. 简述 CT 扫描方式的类型和意义。
2. 简述 CT 增强扫描的方式和意义。
3. 简述对比剂的分类及应用。
4. 何为低剂量扫描、低对比剂用量扫描？

第七章　CT 扫 描 技 术

为了提供优质的影像资料,必须规范 CT 扫描技术,确保扫描和图像处理各个环节准确无误,便于更好地为临床服务。

第一节　CT 检查操作规范

一、CT 检查流程

CT 检查流程主要包括:①受检者办理检查登记手续后在指定机房门外等候检查;②检查前严格执行核查制度;③嘱受检者去除检查部位可能造成伪影的厚重衣服和各种饰物,贵重物品应妥为保管;④育龄女性应严格掌握适应证,非必需孕妇禁忌 CT 扫描;⑤按检查要求准确合理摆放体位,胸部、腹部检查前应进行呼吸训练;⑥对受检者检查部位以外的相邻射线敏感器官和组织进行屏蔽防护;⑦检查时其他无关人员离开机房;⑧受检者无法配合而需陪扶时,指导陪扶人员穿戴防护用品;⑨调取受检者的影像号、姓名等基本信息,信息标记应完整准确;检查菜单中选定对应的体位和参数程序,按照各部位检查质量控制标准规范操作,实行个性化扫描;⑩检查完毕,告知受检者取报告时间和地点;⑪图像传输、归档和电子胶片排版。

二、CT 检查质量控制标准

(一) 诊断要求

(1) 各部位组织层次分明;脑部灰质、白质能清晰区分,可分辨出直径≤1 cm 的病灶(不含钙化及出血灶);胸部能区分段支气管,腹部肾上腺清晰可辨,脊柱神经根可清楚看到。

(2) 病灶显示清晰,诊断明确。

(二) 体位要求

准确的摄影体位和适当视野大小,包括上下左右边缘、部位及感兴趣区的显示。

（三）扫描的要求

（1）患者资料中必须包括检查时间、影像号、医院名称、患者姓名、窗宽和窗位、检查序列，以及扫描参数（如 kV、mAs）等。

（2）各部位的图像显示具有统一的窗位、窗宽要求。脊柱、颅脑外伤或鞍区病变需重建骨窗，胸部需重建肺窗、纵隔窗。

（3）扫描完的图像无伪影。

（四）图像排版要求

（1）图像排版应满足临床医师阅片需要，确保清晰显示病变部位。

（2）胶片操作要求无划痕、无水迹、无指纹、无漏光、无静电伪影。

（五）密度要求

（1）基础灰雾密度值：≤0.25。

（2）诊断区域的密度值：0.25～2.0。

（3）图像背景区域密度值：≥2.4。

（4）窗位/窗宽＝－500/1 500 时无明显噪声或伪影。水的 CT 值为－5～＋10。

三、扫描前准备

（一）设备准备

（1）CT 机房温度、湿度控制在工作要求范围内。CT 设备属精密仪器，工作时会产生大量的热量，为了确保 CT 设备处于良好的工作状态，一般 CT 机房都配备有独立的空调设备，温度控制在 18～22℃，相对湿度以 45%～60% 为宜。

（2）每天开机后对球管进行预热，预热至设备要求达到的热容量；定期进行设备日常空气校准。

（3）保证 CT 硬盘储存空间充足、网络传输正常、信息栏内无报错信息，一切正常方可进行 CT 扫描。

（二）受检者准备

（1）去除金属物品。受检者检查前去除扫描范围内穿戴及携带的金属物品，如钥匙、手机、发卡、耳环、项链、金属拉链、义齿、带金属扣的皮带、硬币、带金属的纽扣等，以防伪影产生。

（2）根据不同检查部位的需要，确保检查部位的固定，是避免漏扫及减少运动伪影的有效措施。另外，胸、腹部检查前，应做好呼吸训练，受检者须根据语音提示配合呼吸；喉部检查时，嘱受检者嘴部略微张开，避免做吞咽动作；眼部检查时，嘱受检者两眼球向前凝视或闭眼不动；儿童或不合作的受检者可在临床医生的指导下使用镇静剂以制动；病情危重者须临床相关科室的医生陪同检查，对病情的变化进行实时监护和处理。

（3）CT 增强检查前，应询问受检者有无碘过敏史，了解其肝、肾功能，明确有无碘对比剂应用的禁忌证。无禁忌者，签署 CT 增强检查《碘对比剂使用知情同意书》。

（4）增强检查要求空腹 4～6 h；腹部和盆腔 CT 扫描的被检者应预先进行胃肠道准备；检

查前应使受检者充分水化,并提前建立静脉通道。

(三) 操作者准备

(1) 认真核对受检者检查申请单的基本资料,主要包括被检者姓名、性别、年龄和影像号等一般情况,确认被检者信息无误。

(2) 阅读病史、主要症状与体征、既往史,实验室、其他影像学检查结果和资料,临床诊断,检查部位和目的等。如发现填写不清楚,应与临床医生确认后再行检查。

(3) 根据临床要求的检查部位和目的制定扫描计划,向受检者讲解检查过程、注意事项,以取得受检者的配合;并告知受检者出现异常情况时如何应对。

(4) 检查前应对检查部位邻近的射线敏感器官进行辐射防护,如甲状腺和性腺用专用防护用品遮盖,尤其应注意对儿童和女性性腺区的保护,减少不必要的辐射。

四、CT 扫描注意事项

1. **放射线的防护**　CT 机房本身结构须达到防护标准,减少受检者、工作人员和与 CT 机房邻近地区人员的 X 线辐射剂量。检查时根据受检者情况个性化地设置参数,避免非计划重返率的发生;对受检者非受检部位及必须留在扫描室内的陪同人员应采取防护措施;对育龄妇女及婴幼儿更应严格掌握适应证,非必需孕妇禁忌 CT 扫描。

2. **碘对比剂不良反应的预防及处理**　增强扫描使用的碘对比剂剂量较大,注射速度快,容易引起不良反应、过敏样反应,CT 机房内应常备抢救车,配备必需的急救药品、器械,以备不时之需,并且注意药品的有效期,定时添补更新。对过敏体质者更应谨慎,检查过程中要严密观察,一旦出现不良反应需及时处理、抢救,否则可能危及生命。为了避免迟发型过敏反应的发生,检查结束后嘱受检者在指定区域留观 30 min,观察期间应保留静脉通路。

3. **危重症患者的处理**　对于病情危重者,临床应先控制病情,待病情较为稳定后再做 CT 扫描。对外伤重症患者的检查应迅速、搬动要轻柔,以满足诊断需要为标准,不宜苛求图像标准而延误抢救时间。

(朱　莉　刘亚洁　戚　虹)

第二节　头部 CT 扫描技术与应用

一、颅脑

(一) 适应证

CT 扫描是颅脑疾病常用的诊断检查方法。其适应证:①颅脑外伤;②脑血管疾病;③颅内肿瘤、囊肿;④先天性发育异常;⑤颅内压增高、脑积水、脑萎缩等;⑥颅内感染、寄生虫病;

⑦脑白质病变;⑧颅骨骨源性疾病;⑨颅脑病变治疗后复查。

(二)检查相关准备

(1)去除头部佩戴的饰品及金属物品,避免金属伪影的影响。

(2)向受检者告知大致的检查过程和需要配合的事项,如头颅在整个检查的过程中保持不动。

(3)其他准备工作同本章第一节中"扫描前准备"。

(三)检查技术

1. 平扫

(1)体位:受检者仰卧于检查床上,头先进,头部置于检查床的头架内;头部正中矢状面垂直于检查床,并与检查床的长轴重合;下颌内收,听眦线垂直于检查床,两侧外耳孔到检查床等距。

(2)定位像:头颅侧位像(图7-1)。

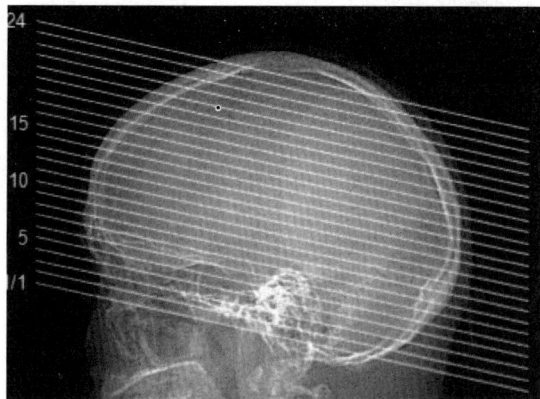

图7-1 颅脑常规非螺旋 CT 扫描定位像及扫描范围

(3)扫描基线:听眦线。

(4)扫描层面角度:扫描基线(听眦线)与扫描床成0°角或15°俯角。

(5)扫描范围:头颅两侧应对称,上界为听眦线上8~9 cm,下界为听眦线上0~1 cm(从基线向上扫描至颅顶)。

(6)扫描相关参数:见表7-1。

表7-1 颅脑 CT 扫描相关参数表

项　　目	内　　容
扫描类型	螺旋/非螺旋扫描
管电压	120~140 kV
管电流	250~400 mAs
螺旋因子	(0.6875~0.9375)∶1

项 目	内 容
采集矩阵	512×512
采集层厚	常规5 mm,特殊部位病变可进行层厚2 mm的薄层扫描
显示矩阵	512×512
重建算法	脑组织重建算法、骨重建算法
扫描野	20~25 cm
重建层厚、层间距	常规5 mm;特殊2~3 mm

2. 增强

(1) 增强检查的目的:通过注射碘对比剂以后,增加病灶与邻近正常组织的密度对比差异,从而提高病变的检出率和定性诊断的准确率。

(2) 颅脑增强检查主要用于脑肿瘤、颅内感染及脑血管病变(如动脉瘤、血管畸形)等疾病的诊断。颅脑外伤患者CT平扫正常,而临床疑为颅内等密度血肿者及原因不明的蛛网膜下腔出血3 d以上者也应增强扫描。

(3) 对比剂用法:采用高压注射器静脉团注的方式给药,对比剂浓度为300 mg I/mL非离子型碘对比剂,注射速率2.5~3 mL/s,对比剂总量1.0~1.2 mL/kg,成人50~80 mL;儿童总量1.5 mL/kg,最少不低于30 mL。

(4) 扫描方案:①扫描范围及参数,采用轴位螺旋扫描,自颅底至颅顶,其他参数与常规平扫一致;②扫描开始时间,常规增强扫描在对比剂脑实质期开始,于注射对比剂后70 s启动扫描。

(四) 图像后处理

1. 颅脑图像重建方式 脑组织标准算法,脑组织窗窗宽80 Hu,窗位35 Hu;骨窗窗宽2 600 Hu,窗位800 Hu(图7-2)。特殊病变需对窗宽、窗位进行灵活调整,以利于观察。

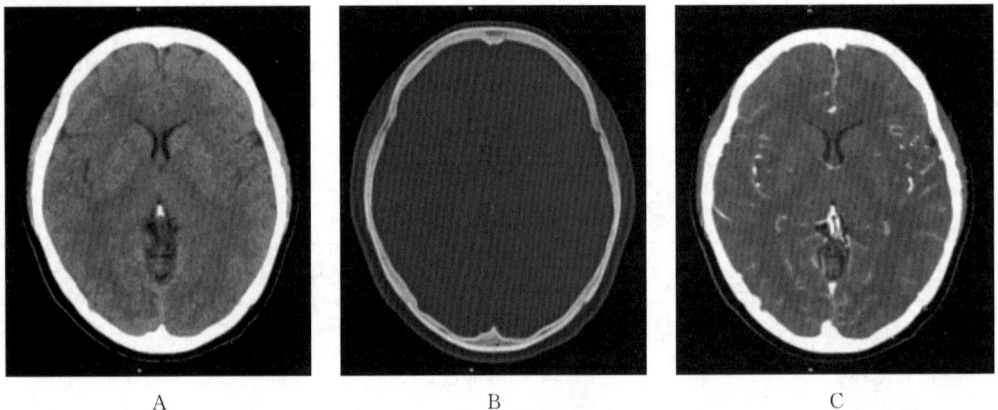

图7-2 颅脑横断位图像

A.脑组织窗图像;B.颅脑骨窗图像;C.颅脑增强脑组织窗图像。

2. 颅脑图像重组　利用薄层图像行多平面重组（MPR），以病变或脑干为中心，进行冠状面或者矢状面重组。利用容积再现技术（VRT）、表面阴影显示（SSD）重组三维立体图像，观察颅骨情况。

（五）图像打印和存档

1. 存档　扫描完成的图像及后处理好的安全归档备份。

2. 打印

（1）打印定位像、颅脑软组织窗。

（2）放大病灶部位，测量病灶大小及 CT 值后打印。

（3）外伤和骨病患者需打印骨窗。

二、眼和眼眶

（一）适应证

主要用于眼球突出的病因诊断，对眼内肿瘤、眼肌肥大、炎性假瘤和血管性疾病的诊断有很大价值，也常用于眼外伤和眶内异物的定位及先天性眼部发育异常的诊断。

（二）检查相关准备

（1）去除被检部位金属异物，如眼镜、发夹、耳环等。

（2）告知受检者在检查过程中双眼球向前凝视或者闭上双眼，眼球保持静止不动。

（3）其他准备工作同"颅脑"检查。

（三）检查技术

1. 平扫

（1）体位：受检者仰卧于检查床上，头先进，下颌稍内收，听眶线与床面垂直，两外耳孔与床面等距；正中矢状面与床面中线重合；嘱咐受检者闭眼，眼球不动。

（2）定位像：头颅侧位像。

（3）扫描基线：听眶线。

（4）扫描层面角度：机架呈 0°或与听眶线平行。

（5）扫描范围：眶底至眶顶，包括眶上、下壁和邻近范围。

（6）扫描相关参数：见表 7 - 2。

表 7 - 2　眼眶 CT 扫描相关参数表

项　目	内　容
扫描类型	螺旋扫描
管电压	120～140 kV
管电流	200～250 mAs
螺旋因子	（0.687 5～0.937 5）：1

项　目	内　容
采集矩阵	512×512
采集层厚	2 mm
显示矩阵	512×512
重建算法	软组织重建算法、骨重建算法
扫描野	20～25 cm
重建层厚、层间距	常规 2 mm,观察视神经病变和需作后处理重组者层厚 1 mm,间隔 1 mm 重建

2. 增强　CT 平扫如发现眶内病变,尤其是占位病变或怀疑血管性病变时可加做增强扫描。由于眼部软组织,尤其是角膜、晶状体等对 X 线极其敏感,一般 CT 平扫发现病变时,首选 MRI 进一步检查。

(1) 对比剂用法:采用高压注射器静脉团注的方式给药,对比剂为非离子型碘对比剂(300 mg I/mL),对比剂用量 0.8～1.0 mL/kg,注射速率 2.5～3.0 mL/s。

(2) 扫描方案:①扫描范围,眶底至眶顶,包括眶上、下壁和邻近范围。②扫描时间和参数,扫描参数同"平扫"。常规采用两期扫描的方式,扫描延迟时间:动脉期 25～30 s,静脉期 60～65 s。

(四) 图像后处理

1. 窗宽、窗位的调节　眼部根据病变的特性,常规重建软组织窗:窗宽 400～550 Hu,窗位 30～45 Hu;怀疑肿瘤骨质破坏或外伤时需要重建骨窗:窗宽 2 600 Hu,窗位 800 Hu。

2. 图像重组

(1) MPR:可对横轴位容积扫描的图像,进行冠状面、矢状面、任意斜面的二维图像重组。冠状面重组可在显示眶上、下壁骨质情况和异物定位时采用(图 7-3)。

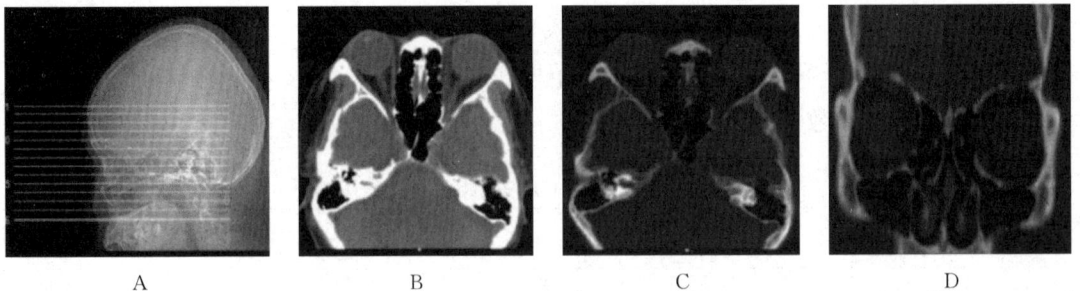

图 7-3　眼眶 CT 扫描

A. 定位像;B. 软组织窗图像;C. 骨窗图像;D. 冠状面 MPR 图像。

(2) VRT:可以从任何角度观察眼部各组织器官及其与相邻组织的三维空间位置,与 MPR 相结合,为眼部手术路径提供直观、可靠的定位依据。

（五）图像打印和存档

1. 存档　扫描完成的图像及后处理好的安全归档备份。

2. 打印　常规摄取轴位软组织窗图像，外伤和可疑骨质破坏时加骨窗像。病变部位可追加矢状位或冠状位的重组图像。

三、鼻和鼻旁窦

（一）适应证

鼻和鼻旁窦的肿瘤、炎症、外伤等疾病的检查。

（二）检查相关准备

准备工作同颅脑检查。

（三）检查技术

1. 平扫

（1）体位：受检者仰卧于检查床上，头先进，并置于检查床的头架内，头部正中矢状面与床面中线垂直，下颌稍内收，使听眦线垂直于检查床，两侧外耳孔到检查床等距，以保证受检区域图像居中、对称。

（2）定位像：头颅侧位像。

（3）扫描基线：与硬腭平行。

（4）扫描层面角度：机架呈 0°或与听眦线平行。

（5）扫描范围：上颌骨齿槽突至额窦上方，左右两侧超出双侧眶外皮肤表面 10 mm。

（6）扫描相关参数：见表 7-3。

表 7-3　鼻旁窦 CT 扫描相关参数表

项　　目	内　　容
扫描类型	螺旋扫描
管电压	120～140 kV
管电流	200～250 mAs
螺旋因子	(0.687 5～0.937 5)∶1
采集矩阵	512×512
采集层厚	2 mm
显示矩阵	512×512
重建算法	软组织重建算法、骨重建算法
扫描野	18～25 cm
重建层厚、层间距	层厚 2 mm、层间距 1 mm

2. 增强　对于鼻腔或鼻旁窦的肿瘤，可加做增强扫描。

（1）对比剂用法：采用高压注射器静脉团注的方式给药，对比剂为非离子型碘对比剂

（300 mg I/mL），对比剂用量 0.8~1.0 mL/kg，注射速率 2.5~3.0 mL/s。

（2）扫描方案：①扫描范围和参数同"平扫"。②扫描时间，常规采用两期扫描的方式，扫描延迟时间：动脉期 25~30 s，静脉期 60~65 s。

（四）图像后处理

1. 窗宽、窗位的调节　常规应用软组织窗：窗宽 350~400 Hu，窗位 40~45 Hu；怀疑肿瘤骨质破坏或外伤时需要重建骨窗：窗宽 1 500~2 000 Hu，窗位 350~400 Hu。

2. 图像重组

（1）对软组织算法的容积数据可选择骨算法和小视野进行再次重建图像，以提高空间分辨力，可更好地显示鼻旁窦的细微结构及微小病变。

（2）MPR：冠状面 MPR（图 7-4）用于显示上颌窦顶壁、底壁，齿槽，眶上、下壁骨质情况和异物定位。通常采用横断面结合冠状面的图像（后者更常用），可整体性观察鼻腔及其周围结构，对鼻旁窦病变的上、下关系显示较好；对齿槽、腭部、眶底、筛上颌窦角和前颅窝底的显示也以冠状面扫描为首选；对怀疑脑脊液鼻漏薄层扫描，冠、矢状面重组，寻找漏口。

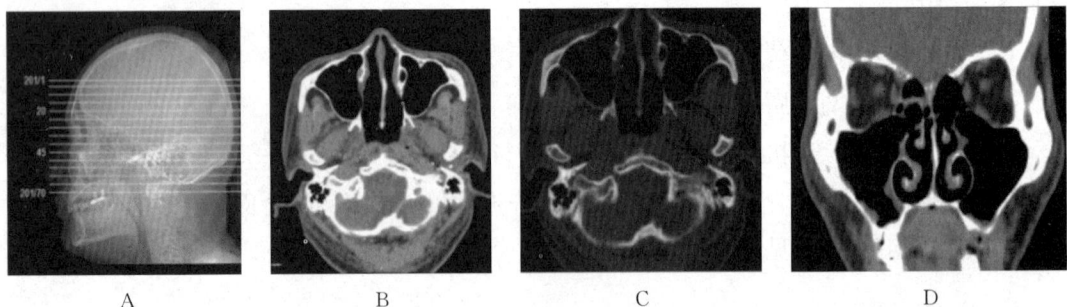

图 7-4　鼻旁窦 CT 扫描
A. 定位像；B. 软组织窗图像；C. 骨窗图像；D. 冠状面 MPR 图像。

（五）图像打印和存档

1. 存档　扫描完成的图像及后处理好的安全归档备份。

2. 打印　常规摄取轴位软组织窗图像，外伤和可疑骨质破坏时加骨窗像。

四、中耳乳突/内听道

（一）适应证

耳部颞骨的中耳及内耳结构细微，CT 扫描常采用薄层靶扫描或高分辨率 CT（HRCT），提高空间分辨率，有利于耳部小病变微细结构的显示。适应证包括先天性耳畸形、中耳炎性疾病、肿瘤性疾病、颞骨外伤等。

（二）检查相关准备

准备工作同"颅脑"检查。

（三）检查技术

1. 平扫

（1）体位：受检者仰卧于检查床上，头先进，枕在检查床的头架内；头稍抬起，使听眶线与床面垂直，两外耳孔与床面等距，正中矢状面与床面中线重合，使受检区域图像居中，左右对称。

（2）定位像：头颅侧位像。

（3）扫描基线：听眶线。

（4）扫描层面角度：机架呈 0°或与听眶线平行。

（5）扫描范围：外耳孔下方至颞骨岩锥（乳突上缘）。

（6）扫描相关参数：见表 7-4。

表 7-4 中耳、内听道 CT 扫描相关参数

项　　目	内　　容
扫描类型	螺旋扫描
管电压	120～140 kV
管电流	200～250 mAs
螺旋因子	(0.812 5～0.937 5)∶1
采集矩阵	512×512/1 024×1 024
采集层厚	0.5～1 mm
显示矩阵	512×512/1 024×1 024
重建算法	软组织算法、高分辨率骨算法
扫描野	18～25 cm
重建层厚、层间距	层厚 2 mm、层间距 1 mm

2. 增强　耳部多为骨和软骨组成，一般平扫即可，不需增强扫描。对富血管的病变、肿瘤、炎症、与颅底及颅内有关的病变，应做增强扫描。采用高压注射器静脉团注的方式给药，对比剂浓度为 300 mg I/mL 非离子型碘对比剂，对比剂用量 0.8～1.0 mL/kg，注射速率 2.5～3.0 mL/s，扫描延迟时间 25～30 s，软组织占位性病变可加扫静脉期。

（四）图像后处理

（1）内耳采取高分辨率骨算法扫描后，可选软组织算法再次重建图像（图 7-5）。图像显示的软组织窗：窗宽 300～400 Hu，窗位 35～40 Hu；显示骨的窗宽 2 000～4 000 Hu，窗位 400～600 Hu。

（2）由于颞骨内结构排列方位不同，在不同位置的层面上同一结构显示程度有差别，因此应根据具体要求选择适宜的体位。一般横断面可较好显示外耳道前、后壁，听小骨，鼓室的前、后、内、外壁，乙状窦壁及颞颌关节等；冠状面可清晰显示鼓膜嵴、上鼓室、听小骨、水平半规管、卵圆孔、内耳道横嵴、鼓室底、颈静脉窝等结构。

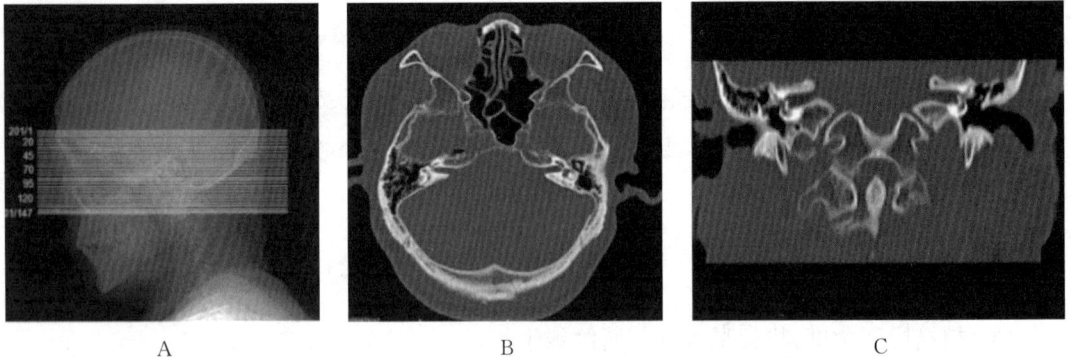

图 7 - 5　耳部高分辨率 CT 扫描

A. 定位像;B. 横断位图像;C. 冠状位 MPR 图像。

（3）容积扫描数据还能进行仿真内镜及 SSD 处理,有助于观察中耳各听小骨的结构与关节的情况。

（五）图像打印和存档

1. 存档　扫描完成的图像及后处理好的归档备份。

2. 打印　常规横轴面及冠状面软组织窗、骨窗图像。

五、鞍区

（一）适应证

鞍区肿瘤、颅脑外伤累及鞍区、鞍区先天性发育异常、鞍区肿瘤术后复查、鞍区血管性疾病、鞍区感染、鞍区骨源性疾病等。

（二）检查相关准备

准备工作同"颅脑"检查。

（三）检查技术

1. 平扫

（1）体位:受检者仰卧于检查床上,头先进,置于检查床的头架内;下颌稍内收,听眦线与床面垂直,两外耳孔与床面等距,正中矢状面与床面中线重合。

（2）定位像:头颅正、侧位像。

（3）扫描基线:以听眦线为基线。

（4）扫描层面角度:机架呈 0°或与听眦线平行。

（5）扫描范围:定位侧位像能够观察到垂体窝的形态,确定鞍区扫描的范围(垂体窝上、下各两个层面)。正位像上扫描中心点居中,扫描野超出两侧眶外皮肤表面各 10 mm。

（6）扫描相关参数:见表 7 - 5。

表 7 - 5 鞍区 CT 扫描相关参数

项　目	内　容
扫描类型	螺旋扫描
管电压	120～140 kV
管电流	200～250 mAs
螺旋因子	(0.812 5～0.937 5)∶1
采集矩阵	512×512
采集层厚	1～2 mm
显示矩阵	512×512
重建算法	软组织算法、骨算法
扫描野	15～20 cm
重建层厚、层间距	1 mm

2. 增强　鞍区增强扫描视病情而定，一般情况下不主张增强 CT 扫描，MRI 检查为首选。增强扫描范围、扫描条件与平扫相同，采用高压注射器静脉团注的方式给药，对比剂浓度为 300 mg I/mL 非离子型碘对比剂，对比剂用量 0.8～1.0 mL/kg，注射速率 2.5～3.0 mL/s。由于鞍区毗邻眼部组织，眼部晶状体、角膜等组织对 X 线极其敏感，为保护眼部器官，一般情况下采用单期扫描，时间设定为注射对比剂后 20～25 s，视病情可延时 50～60 s。

（四）图像后处理

1. 窗位、窗宽　软组织的窗宽：100～150 Hu，窗位：35～50 Hu；怀疑鞍区骨质破坏时可在骨窗上观察，骨窗的窗宽：2 500～3 500 Hu，窗位：450～600 Hu。增强扫描因对比剂影响，脑实质密度增加，软组织窗显示不良时，可调整为窗宽：200～300 Hu，窗位：50～100 Hu。

2. 图像重组　可以进行冠状面、矢状面、任意角度斜位 MPR（图 7 - 6）。横断面影像主要显示蝶骨、岩骨尖、枕骨；冠状面影像主要显示蝶骨、咽腔、垂体；矢状面影像主要显示蝶骨、颅前窝、前床突、垂体窝、后床突。

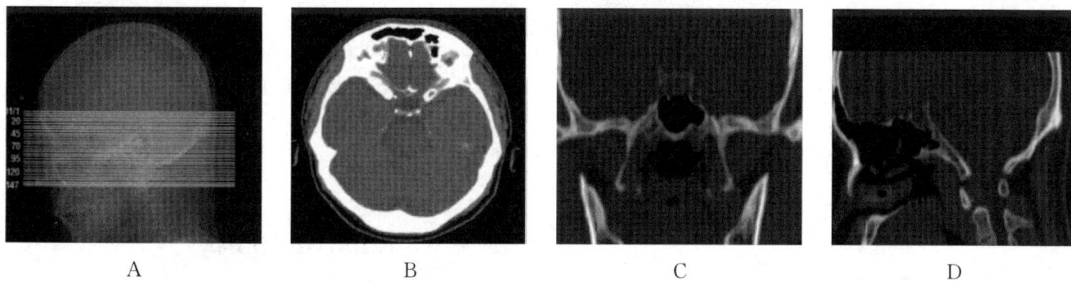

图 7 - 6 鞍区 CT 扫描

A. 侧位定位像；B. 横断位软组织窗图；C. 冠状位 MPR 骨窗图；D. 矢状位 MPR 骨窗图。

（五）图像打印和存档

1. 存档　扫描完成的图像及后处理好的安全归档备份。

2. 打印　根据需要选择横轴面、冠状面、矢状面的软组织窗、骨窗图像。

六、颌面部

（一）适应证

（1）主要用于颌面外伤、整形、肿瘤、炎症及放疗后复查等。

（2）腮腺肿瘤与炎性病变。

（二）检查相关准备

准备工作同"颅脑"检查。

（三）检查技术

1. 平扫

（1）体位：受检者仰卧于检查床上，头先进，置于检查床的头架内；下颌稍内收，听眦线与床面垂直，两外耳孔与床面等距，正中矢状面与床面中线重合，使受检区域居中，左右两侧对称显示。

（2）定位像：头颅侧位像。

（3）扫描基线：腮腺扫描时以听眦线为基线。

（4）扫描层面角度：机架呈0°或与听眦线平行。

（5）扫描范围：腮腺扫描时从外耳孔扫描至下颌角支部。颌面部三维扫描时从眉弓至舌骨平面。牙齿三维扫描时从上牙床上缘1cm至下牙床下缘1cm。

（6）扫描相关参数：见表7-6。

表7-6　颌面部CT扫描相关参数表

项　　目	内　　容
扫描类型	螺旋扫描
管电压	120~140 kV
管电流	200~250 mAs
螺旋因子	（0.8125~0.9375）∶1
采集矩阵	512×512
采集层厚	2 mm
显示矩阵	512×512
重建算法	软组织算法、骨算法
扫描野	20~25 cm
重建层厚、层间距	2 mm

2. 增强　常规CT扫描发现病变通常要加做增强扫描，以提高病变组织与邻近正常组

织间的密度差别和提供更多诊断信息。扫描范围、扫描条件与平扫相同,采用高压注射器静脉团注的方式给药,对比剂浓度为 300 mg I/mL 非离子型碘对比剂,对比剂用量 0.8～1.0 mL/kg,注射速率 2.5～3.0 mL/s,注射结束即行增强扫描(注射对比剂后 40 s 启动扫描)。

(四) 图像后处理

1. 图像显示软组织的窗宽　软组织窗宽:250～350 Hu,窗位:30～40 Hu;骨窗的窗宽:2 000～3 000 Hu,窗位:350～600 Hu。

2. 图像重组　可进行冠状面、矢状面和任意斜面的 MPR、VRT(图 7 - 7)。两种重组方法相结合,可根据需要进行多方位旋转观察、切割和保存。

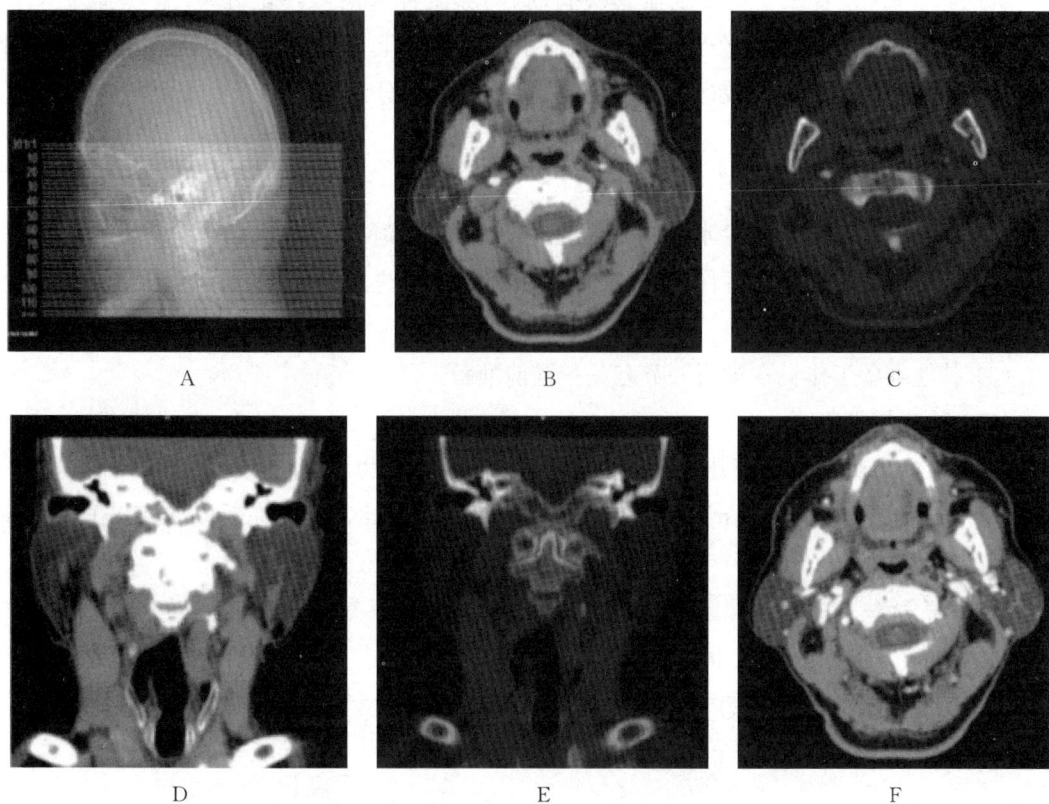

图 7 - 7　颌面部腮腺 CT 扫描

A. 定位像;B. 横断位软组织图像窗;C. 横断位骨窗图像;D. 冠状位 MPR 软组织窗图像;E. 冠状位 MPR 骨窗图像;F. 横断位增强扫描图像。

3. 颌面部的 SSD 三维重组图像　可直观显示整个骨骼,并可旋转各个角度,全方位显示颌面部的病变,尤其是骨折的情况,为术前诊断或颌面整形提供可靠的信息。

(五) 图像打印和存档

1. 存档　扫描完成的图像及后处理好的安全归档备份。

2. 打印

(1) 常规横轴面及冠状面软组织窗、骨窗图像。

(2) 颌面部外伤时需冠状面/任意斜面骨窗重组(图像)。

七、脑动脉 CTA

CTA 指静脉内快速团注高浓度碘对比剂后,靶血管内的对比剂浓度快达到峰值时进行螺旋 CT 容积扫描,经工作站后处理,重组出靶血管多维图像。CTA 常包括 CT 动脉成像、CT 静脉成像(CTV)和 CT 微血管灌注成像。临床上 CTA 常指 CT 动脉成像、CT 静脉成像。影响 CTA 质量的因素较多,主要包括对比剂循环时间、扫描延迟时间、对比剂注射速率及总量、扫描参数、受检者个体因素等。

脑动脉 CTA 检查用于观察脑血管疾病(脑动脉血管壁粥样硬化斑块、血管瘤、血管畸形),可以显示磁共振血管成像(MRA)不能显示的血管壁上钙化斑块,能明确颅内肿瘤与邻近血管的关系,如血管移位、受压及侧支循环形成;也可部分地显示肿瘤滋养动脉,有利于术前肿瘤准确定位。

(一) 检查相关准备

(1) 嘱受检者扫描时保持体位,不配合者可采取适当镇静措施。

(2) 耐心向受检者做好解释,告知扫描所需的时间和注意事项,以消除受检者的紧张心理,争取配合完成检查。

(3) 其他准备工作见本章第一节有关扫描前准备。

(二) 检查技术

1. 对比剂用法　采用高压注射器静脉团注的方式给药,对比剂为非离子型碘对比剂(370 mg I/mL),用量 50～70 mL,速率 4.0～4.5 mL/s。对比剂注射完后以 4～5 mL/s 速率注射生理盐水 30～40 mL。

2. 扫描方案

(1) 扫描范围:一般情况下行颈动脉、脑动脉联合扫描。①定位像:头颈部正、侧位像;②扫描范围:主动脉弓至头顶。

(2) 扫描相关参数:见表 7-7。

表 7-7　脑动脉 CTA 扫描相关参数

项　　目	内　　容
扫描类型	螺旋扫描
管电压	100～120 kV
管电流	管电流自动剂量调节
螺旋因子	(0.937 5～1.062 5)∶1
采集矩阵	512×512
采集层厚	0.5～1 mm
显示矩阵	512×512

续 表

项 目	内 容
重建算法	软组织算法
扫描野	20～25 cm
重建层厚、层间距	0.5～1 mm

（3）扫描开始时间：采用触发扫描的方式，CT 阈值感兴趣区设置在主动脉弓稍下方，CT 阈值为 100 Hu。当对比剂的浓度达到阈值后，再延迟 5 s（不同的 CT 设备设置略有不同）开始扫描。

对于脑实质有病变者，在 CTA 结束后可以再行颅脑常规增强扫描，既可了解脑血管情况，也可了解血管之外脑内诸结构的情况及局部病灶的情况。

（三）图像后处理

可采用 MPR、曲面重组（CPR）、VRT、最大密度投影（MIP）等图像重组技术。主要运用 VRT 和 MIP 后处理技术进行多方位、多角度观察，重组时注意合理旋转和去除颅底骨骼的影响，经 MIP 重组的脑血管 CTA 图像，一般可以清晰显示 4 级以上脑血管，并可旋转 MIP 图像多角度观察，还可进行 MPR 及 SSD 重组，获取更多的诊断信息（图 7-8）。

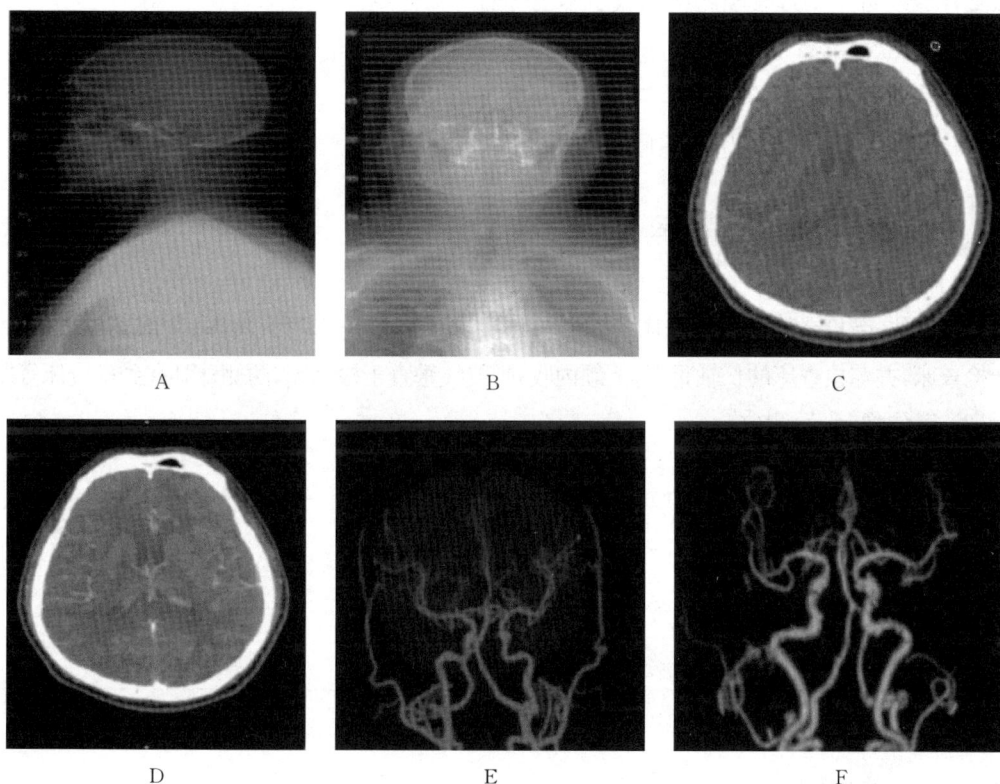

A B C

D E F

图 7-8 脑动脉 CTA 扫描

A. 侧位定位像；B. 正位定位像；C. 平扫图像；D. CTA 增强扫描图像；E. MIP 重组图像；F. VRT 重组图像。

（四）图像打印和存档

（1）按序排版,病变部位突出显示。

（2）扫描完成的图像及后处理好的安全归档备份。

八、脑灌注成像

CT 灌注成像(CTP)是结合高速注射碘对比剂(4～12 mL/s)和快速 CT 扫描技术而建立起来的一种成像方法。通过分析动态增强图像获得一系列组织参数,如脑血流量(CBF)、脑血容量(CBV)、平均通过时间(MTT)、峰值时间(TTF)、登顶时间(time to top, T_{max})等。主要用于了解脑组织的血流灌注情况。其有两个技术特点:①对比剂团注的速度要快;②时间分辨率要高。灌注成像目前临床上常用于脑组织、心肌、肝脏、胰腺、肾脏以及脾脏等脏器病变的诊断及鉴别诊断,还可用于器官移植后移植器官的状态评估。

（一）适应证

超早期脑梗死、短暂性脑缺血发作(TIA)、介入和外科术后评价、颅脑占位性病变、评价治疗效应、鉴别胶质瘤复发和治疗性坏死等。

（二）禁忌证

平扫证实为脑出血,患者处于昏迷状态;有严重的心、肝、肾疾病患者;明确的碘造影剂过敏史;妊娠;近 6 个月有颅内出血或手术史等。

（三）检查前准备

（1）检查前禁食 4 h。

（2）签署《碘对比剂使用知情同意书》。

（3）建立静脉通路。

（4）其他准备工作同"颅脑"的增强检查。

（四）检查技术

（1）体位:受检者仰卧于检查床上,头先进,头部置于检查床的头架内;头部正中矢状面垂直于检查床,并与检查床的长轴重合;下颌内收,听眦线垂直于检查床,两侧外耳孔到检查床等距。

（2）定位像:头颅侧位。

（3）扫描基线:与听眦线平行。

（4）扫描层面角度:机架呈 0°。

（5）扫描范围:全脑灌注。

（6）扫描相关参数:见表 7-8。

表 7-8　CT 脑灌注成像相关参数

项　　目	内　　容
扫描类型	螺旋扫描
管电压	100～120 kV

项 目	内 容
管电流	75 mAs—150 mAs—75 mAs
螺旋因子	(1.062 5～1.237 5)：1
采集矩阵	512×512
采集层厚	0.5～1 mm
显示矩阵	512×512
重建算法	软组织算法
扫描野	20～25 cm
重建层厚、层间距	0.5～1 mm

（7）脑灌注检查：对比剂为非离子型碘对比剂（370 mg I/mL），采用静脉团注的注射方式，对比剂用量50～55 mL，注射速率5～6 mL/s。于开始注射对比剂后5 s启动扫描，5～13.5 s：时间间隔3 s，重复扫描圈数5，75 mAs；14.5～31 s：时间间隔2 s，重复扫描圈数9，150 mAs；31.9～56.4 s：时间间隔3 s，重复扫描圈数9，75 mAs（根据不同的CT设备按实际情况而定）。

（五）图像后处理

CT脑灌注成像后处理的基本步骤：①将灌注图像导入工作站灌注后处理软件包；②进行位置矫正；③调节阈值，去除空气及骨的影响；④选择输入动脉和输出静脉，选择图像的范围；⑤确定感兴趣区，获得灌注参数。在脑灌注图像处理软件上得出CBV、CBF、MTT、TTP、T_{max}等参数图（图7-9），按阈值区分自动标记缺血区及梗死区图像，以及对应的体积值表格。阈值设置通常按照$T_{max}>6$ s识别为缺血区，局部脑血流量（rCBF）<30%识别为核心梗死区，两者的体积之差为不匹配区域。

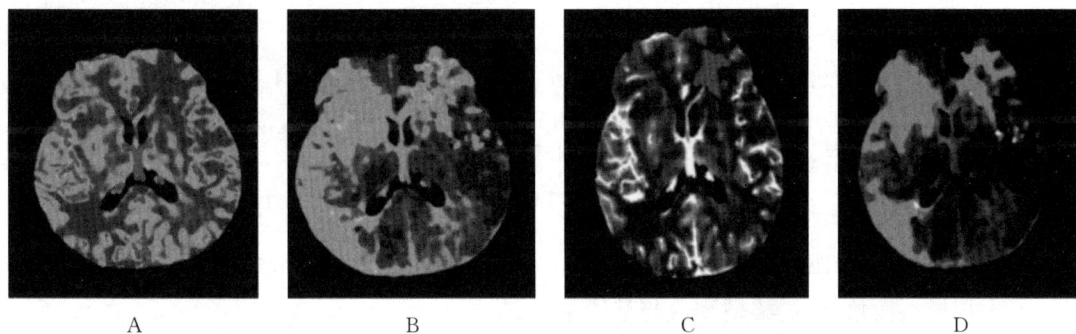

图7-9 脑灌注成像

A. 局部脑血流量（rCBF）；B. T_{max}，指碘对比剂可以达到所有组织的时间，代表脑组织储存血液功能达到最大值的时间，是反映组织灌注改变及脑组织梗死的敏感指标；C. 红色区域：rCBF<30%，总容积6.5 mL；D. 蓝色区域：$T_{max}>6$ s，总容积117.4 mL。

(六) 图像打印和存档

(1) 依次按顺序摄取定位片、平扫和增强图像。

(2) 病灶层面放大摄片(必要时)。

(3) 绘制动态灌注曲线,计算 CBV、CBF、MTT、TTP 等参数图(必要时)。

(朱　莉　刘亚洁　戚　虹　桑玉亭)

第三节　颈部 CT 扫描技术与应用

颈部组织结构较为复杂,包括大量的软组织,如肌肉、筋膜、软骨、淋巴组织及血管等,CT平扫上均表现为中等密度影,难以区分清楚正常的血管结构与增大的淋巴结或结节性病变。因此,颈部 CT 扫描往往需要做增强扫描,以增加病变组织与邻近正常组织间的密度差别。

一、咽喉部

(一) 适应证

咽喉部 CT 适应于咽喉部肿瘤、鼻咽腺样体肥大、鼻息肉、外伤,以及放疗后损伤的诊断及随访。

(二) 检查相关准备

(1) 去除检查部位金属异物,如耳环、项链、义齿、发夹等。

(2) 嘱受检者检查的过程中头部保持静止不动,避免吞咽动作。

(3) 其他准备工作见本章第一节有关检查前准备。

(三) 检查技术

1. 平扫

(1) 体位:受检者仰卧于检查床上,头先进,置于检查床的头架内;下颌稍内收,听眦线与床面垂直,避免受检区域组织重叠。两外耳孔与床面等距,正中矢状面与床面中线重合,使受检区域居中、对称。

(2) 定位像:颈部侧位。

(3) 扫描基线:与咽部、喉室平行。

(4) 扫描层面角度:机架呈 0°或与基线平行。

(5) 扫描范围:扫描范围依检查的部位而定。

鼻咽部扫描从鞍底到口咽部平面。鼻咽癌好发于鼻咽顶部,观察鼻咽顶壁时,作冠状面MPR,可以明确肿物对骨质的破坏及向颅内侵犯的情况。口咽部扫描从硬腭到会厌游离缘。喉咽部扫描从会厌游离缘或舌骨平面至环状软骨下缘。检查声带,扫描时嘱受检者发英文字母"e"音,使声带内收,梨状窝扩张,此时可较好地显示声带结构、梨状窝尖端、咽后壁及杓状会厌襞的形态及病变;肿瘤患者了解淋巴结受累情况时需扫描至颈根部。

（6）扫描相关参数:见表 7 – 9。

表 7 – 9　咽、喉部 CT 扫描相关参数表

项　目	内　容
扫描类型	螺旋扫描
管电压	120～140 kV
管电流	管电流自动剂量调节
螺旋因子	(0.812 5～0.937 5):1
采集矩阵	512×512
采集层厚	2 mm
显示矩阵	512×512
重建算法	软组织算法
扫描野	20～25 cm
重建层厚、层间距	1 mm

2. 增强　咽喉部组织结构较为复杂,多为中等密度的软组织影,因此须在平扫的基础上追加增强扫描来加以辨别(图 7 – 10)。扫描范围、扫描条件与平扫相同。采用高压注射器静脉团注的方式给药,对比剂浓度 300 mg I/mL 非离子型对比剂,对比剂用量 0.8～1.0 mL/kg,注射速率 2.5～3.0 mL/s,对比剂注入后 20～25 s 开始扫描。

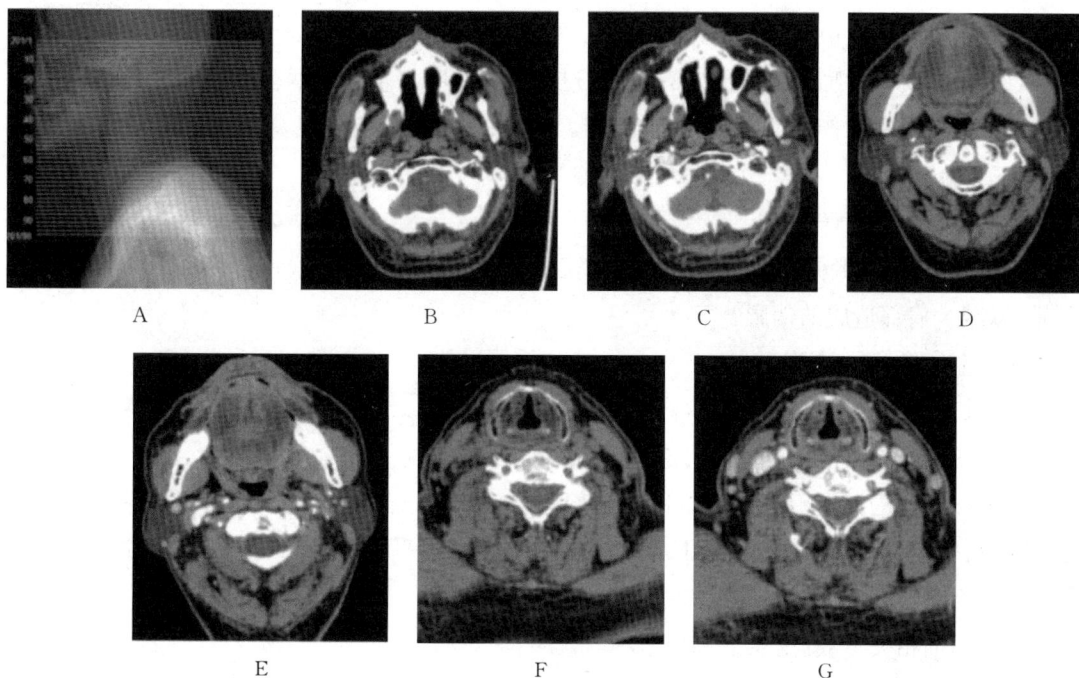

图 7 – 10　咽部 CT 扫描图像

A. 定位像;B. 鼻咽部平扫图像;C. 鼻咽部增强图像;D. 口咽部平扫图像;E. 口咽部增强图像;F. 喉咽部平扫图像;G. 喉咽部增强图像。

(四)图像后处理

(1)图像显示:显示软组织窗和骨窗。软组织窗的窗宽 250～350 Hu,窗位 30～40 Hu;骨窗的窗宽 1500～2 000 Hu,窗位 350～500 Hu。

(2)图像重组:经冠状面、矢状面重组后,可较好显示解剖结构和病变。CT 仿真内镜(CTVE)对轴位容积采集的数据,经表面阴影显示法或容积再现法三维处理后,可增加咽喉腔表面解剖及病变的信息,增强声门及声门上区病变的直观性,可作为喉镜检查的补充;对声门下区病变亦可以弥补喉镜检查的不足。

(五)图像打印和存档

1. 存档　扫描完成的图像及后处理好的安全归档备份。

2. 打印　采集横断位及冠状位图像。

二、颈部

(一)适应证

(1)颈部占位性的病变,如甲状腺肿瘤。

(2)各种原因引起的淋巴结肿大。

(3)血管性病变,如颈动脉狭窄扩张、颈动脉体瘤、动脉畸形及大血管栓塞等。

(4)颈部外伤。

(5)了解颈部肿瘤对气管的压迫情况。

(二)检查相关准备

(1)认真阅读申请单,明确检查部位,了解检查目的和要求。

(2)告知受检者嘴部略张开,在扫描的过程中避免咽口水等吞咽动作。

(3)其他准备工作同"咽喉部"CT 检查。

(三)检查技术

1. 平扫

(1)体位:受检者仰卧位,头先进,身体正中矢状面与检查床中线重合,下颌稍前伸,两肩下垂,以减少肩部造成的伪影。

(2)定位像:颈部侧位。

(3)扫描基线:扫描平面与中部颈椎间隙平行。

(4)扫描层面角度:机架呈 0°或与基线平行。

(5)扫描范围:①全颈部扫描,颞骨岩部上缘至胸骨颈静脉切迹;②甲状腺扫描,自舌骨平面至 T_1 椎体下缘;胸内甲状腺下界扫描至主动脉弓水平;③茎突扫描,自外耳道至 C_5 椎体上缘。

(6)扫描相关参数:见表 7－10。

表 7 - 10 颈部 CT 扫描相关参数表

项 目	内 容
扫描类型	螺旋扫描
管电压	120~140 kV
管电流	管电流自动剂量调节
螺旋因子	(0.812 5~0.937 5)∶1
采集矩阵	512×512
采集层厚	2 mm
显示矩阵	512×512
重建算法	软组织算法
扫描野	20~25 cm
重建层厚、层间距	1 mm

2. 增强 颈部软组织在 CT 上均呈中等密度,正常结构与病变组织不易区分,增强扫描易区分颈部淋巴结与丰富的颈部血管,能了解病变的侵犯范围,有利于对占位性病变的定位和定性诊断(图 7 - 11)。诊断颈部感染性病变、血管性病变、肿瘤或肿瘤样病变时,考虑增强扫描。

扫描范围、参数同平扫。采用高压注射器静脉团注的方式给药,对比剂为非离子型对比剂 300 mg I/mL,用量 60~80 mL,速率 2.5~3.0 mL/s。动脉期扫描延迟时间为 22~28 s。了解病变实质强化情况,延迟扫描时间为 55~65 s。

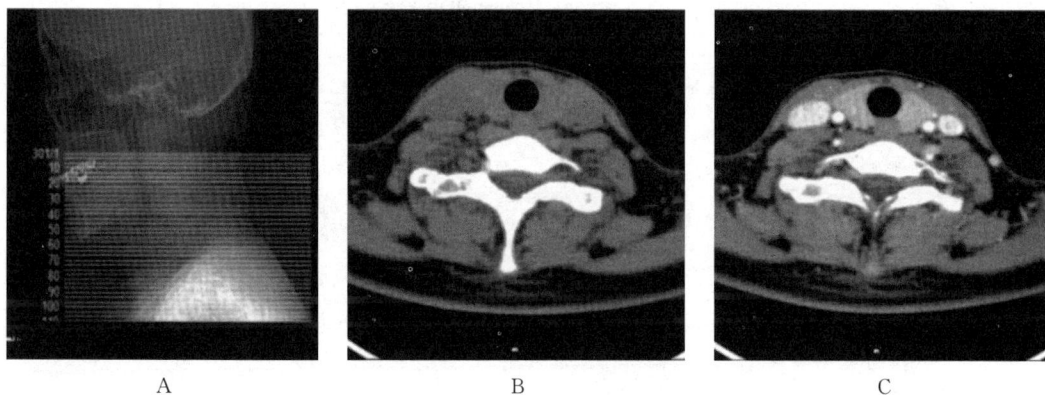

图 7 - 11 颈部甲状腺 CT 扫描
A. 定位像;B. 甲状腺平扫图像;C. 甲状腺增强扫描图像。

(四) 图像后处理

1. 软组织算法 窗宽:300 Hu;窗位:45 Hu。

2. 重组 冠状面、矢状面 MPR。

(五) 图像打印和存档

1. 存档 扫描完成的图像及后处理好的安全归档备份。

2. 打印

(1) 颈部图像采用软组织窗重建,排版打印时以横断位及冠状位重组的图像为主。

(2) 颈部占位性病变需测量大小、CT 值;病变部位突出显示。

三、颈动脉 CTA

(一) 适应证

(1) 颈部血管狭窄。

(2) 颈部肿物或者血管瘤。

(3) 颈部先天畸形。

(4) 颈部其他病变如夹层动脉瘤、血肿。

(二) 检查相关准备

准备工作同"脑动脉 CTA"检查前准备。

(三) 检查技术

(1) 体位:受检者仰卧位,头先进,身体正中矢状面与检查床中线重合,颈部过伸使颈部尽量与床面平行。

(2) 定位像采用颈部正、侧位像。

(3) 范围:从主动脉气管分叉水平到颞骨上缘水平。

(4) 扫描相关参数:见表 7 - 11。

表 7 - 11　颈动脉 CTA 扫描相关参数表

项　　目	内　　容
扫描类型	螺旋扫描
管电压	100~120 kV
管电流	管电流自动剂量调节
螺旋因子	(0.9375~1.0625)∶1
采集矩阵	512×512
采集层厚	0.5~1 mm
显示矩阵	512×512
重建算法	软组织算法
扫描野	25~30 cm
重建层厚、层间距	0.5~1 mm

(5) 对比剂注射方案:采用静脉团注非离子型碘对比剂(370 mg I/mL),对比剂用量 50~70 mL,注射速率 4.0~4.5 mL/s。对比剂注射完后以 4~5 mL/s 速率注射生理盐水 30~40 mL,使用生理盐水冲管,可在一定程度上减少头臂静脉内高浓度碘对比剂造成的线束硬化伪影。

（6）扫描方案：采取触发扫描的方式，CT 阈值感兴趣区设置在主动脉弓稍下方，CT 阈值为 100 Hu。当对比剂的浓度达到阈值后，再延迟 5 s 开始扫描。

（四）图像后处理

1. 窗宽、窗位的调节　颈部 CT 扫描图像常规采用软组织窗显示，窗宽 250～300 Hu，窗位 30～50 Hu。当病变侵犯骨组织时，需加骨窗：窗宽 1 000～1 500 Hu，窗位 500～700 Hu。

2. CTA 图像重组　将 CTA 的容积图像数据传至工作站，进行 MPR、CPR、VRT、MIP 等后处理。旋转 CTA 图像的不同角度进行多方位观察，选择显示病变最佳层面的图像（图 7 - 12）。颈部动脉粥样硬化性疾病，后处理时，以弓上血管起始部、椎动脉起始部和颈总动脉分叉部为重点观察区域。大动脉炎受检者，血管后处理应以 MPR 技术为主，MIP 或 VRT 不能显示血管壁的增厚，尤其是大动脉炎早期血管狭窄不明显时，往往容易漏诊。

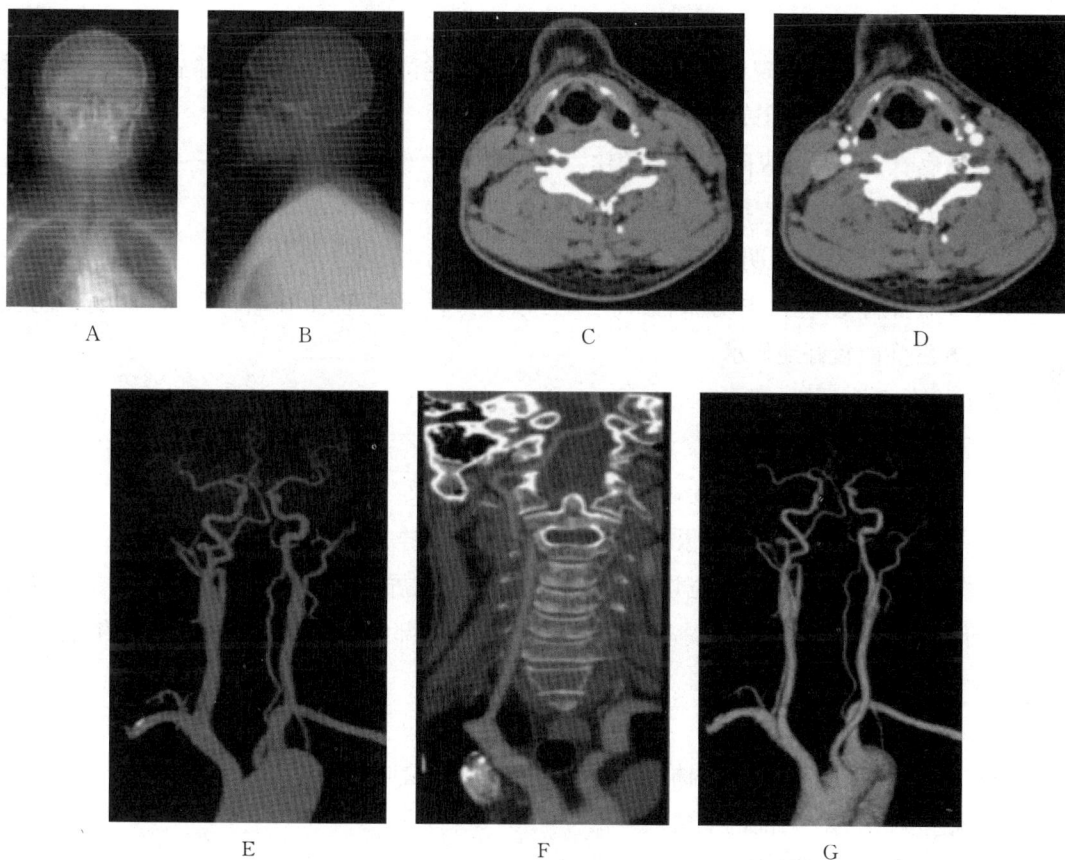

图 7 - 12　颈动脉 CTA

A. 正位定位像；B. 侧位定位像；C. 颈动脉平扫图像；D. 颈动脉 CTA 扫描图像；E. MIP 图；F. CPR 图；G. VRT 图。

（五）图像打印和存档

1. 存档　扫描完成的图像及后处理好的安全归档备份。

2. 打印 按序排版,病变部位突出显示。

(朱 莉 刘亚洁 戚 虹 桑玉亭)

第四节 胸部 CT 扫描技术与应用

16 排以上多层螺旋 CT(MSCT)随着其快速发展与应用,不仅成为肺、气管与支气管、纵隔及肺间质性疾病检查的重要方法,而且在心脏、冠状动脉与大血管疾病的检查与诊断中也发挥越来越突出的作用。

一、胸肺部

(一) 适应证

(1) 常规 X 线检查发现病变需要进一步定性或者定位者。如肺或者纵隔肿块的大小、形态、内部结构、密度特点,明确病变与周围结构的关系。

(2) 肺癌有无肺门及纵隔淋巴结转移。

(3) 增大的肺门是血管抑或肿大的淋巴结等。

(4) 心脏与心包病变,明确心包积液、心包肥厚及钙化程度。

(5) 大血管病变,包括主动脉瘤、夹层动脉瘤、肺动脉栓塞、大血管畸形等,对病变的程度、范围、并发症能较好地显示。

(二) 检查相关准备

1. 平扫准备

(1) 认真阅读检查申请单,明确检查的目的和要求。

(2) 去除胸部所有金属异物及各种饰品,如文胸、项链、挂件等。

(3) 训练呼吸,嘱受检者根据设备语音提示深吸气末屏住呼吸并保持一段时间。耳聋或不配合的受检者须陪同人员协助捏鼻完成检查。对检查部位邻近敏感部位进行辐射防护。

2. 增强准备

(1) 检查前需禁食 4～6 h。

(2) 无禁忌者,签署 CT 增强检查《碘对比剂使用知情同意书》。

(3) 做好对比剂注射前的准备。

(4) 其他同"平扫准备"。

(三) 检查技术

1. 平扫

(1) 胸部常规平扫。①体位:受检者头先进,仰卧于检查床上,身体置于床面中线,双臂上举,以减少肩部组织及双上肢产生的线束硬化伪影。若受检者上肢上举困难,可将上肢自然置于身体两侧。了解胸腔液体的流动性,鉴别包裹性积液时可采用俯卧位或其他特殊体位。对于驼背或脊柱强直者,可采取侧卧位或其他特殊体位。②定位像:胸部正位像(图 7 - 13)。③扫描基线:胸骨颈静脉切迹。④扫描层面角度:扫描机架呈 0°或基线与扫描床呈 90°。⑤扫描范围:自胸廓入口到较低侧肋膈下 2 cm。⑥扫描相关参数:见表 7 - 12。

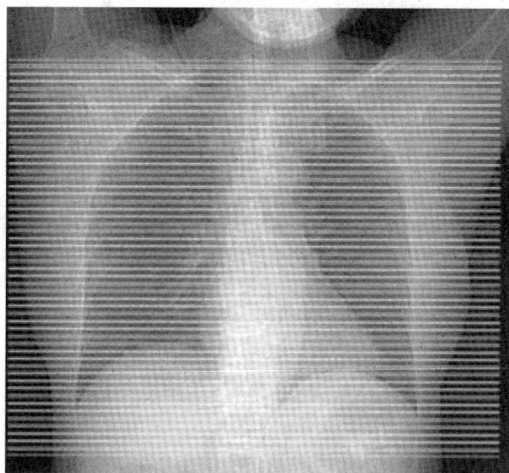

图 7 - 13　胸肺部 CT 扫描定位像及扫描范围

表 7 - 12　胸肺部 CT 扫描相关参数表

项　目	内　容
扫描类型	螺旋扫描
管电压	100~120 kV
管电流	管电流自动剂量调节
螺旋因子	(0.812 5~0.937 5):1
采集矩阵	512×512
采集层厚	2 mm
显示矩阵	512×512
重建算法	肺窗算法、纵隔窗算法
扫描野	45~50 cm
重建层厚、层间距	层厚、层间距 5 mm;薄层:2 mm 层厚,50%间隔

　　(2) 肺部高分辨率 CT(HRCT):肺部 HRCT 是由泽尔胡尼(Zerhouni)于 1985 年首先提出,基本内容是薄层(1~2 mm)扫描、高分辨骨算法重建和小扫描视野(FOV)模式,能获得良好的组织细微结构、极高的空间分辨率图像的成像方法。

　　1) 肺部 HRCT 扫描适用于:①肺部小结节病变;②肺部间质性病变;③肺部囊性病变;④气道病变(如支气管扩张);⑤胸膜病变等。

　　2) 检查相关准备、体位同"胸部常规平扫"。

3) 扫描范围:①全肺 HRCT,胸廓入口至肺底;②感兴趣区 HRCT,在胸部常规平扫的基础上作感兴趣区薄层扫描。对于可疑支气管扩张、肺部小结节等行高分辨率薄层扫描(局部缩小 FOV 放大扫描)(图 7-14)。

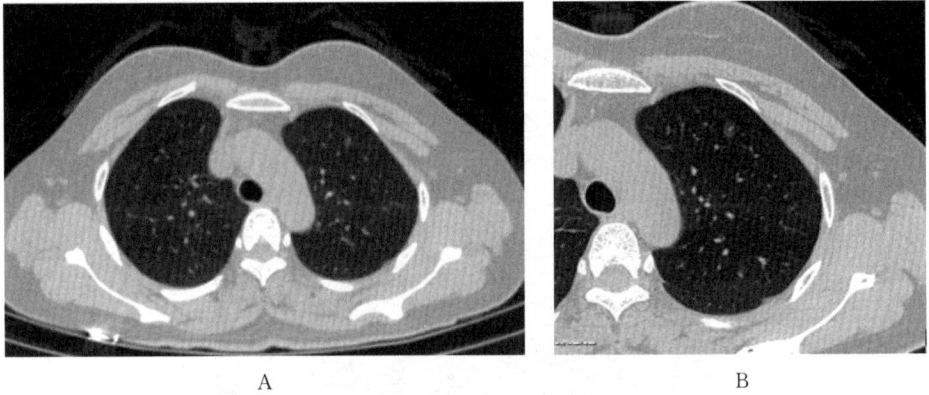

A   B

图 7-14　胸部螺旋 CT 扫描图像

A. 胸部常规扫描图像;B. 局部高分辨扫描图像。

4) 扫描相关参数:见表 7-13。

表 7-13　肺部高分辨率扫描相关参数表

项　　　目	内　　　容
扫描类型	螺旋扫描
管电压	100~120 kV
管电流	管电流自动剂量调节
螺旋因子	(0.937 5~1.187 5):1
采集矩阵	1 024×1 024
采集层厚	1~2 mm
显示矩阵	1 024×1 024
重建算法	肺窗算法、纵隔窗算法
扫描野	35~50 cm
重建层厚、层间距	层厚:1 mm,层间距:-0.5 mm

在肺部 CT 扫描中,HRCT 能详细显示正常肺解剖和病理改变细节的影像学手段,HRCT 的空间分辨率达到 0.3 mm。因此,HRCT 图像上,支气管壁厚度在 0.3 mm 以上、直径为 2~3 mm,相当于第 7~9 级的支气管均能显示。同样,肺血管直径达 0.3 mm 者也能被显示,相当于第 16 级肺动脉。但正常的小叶层间距厚度<0.3 mm,肺泡壁厚度正常只有 0.02~0.03 mm,在 HRCT 图像上均无法分辨。因此,肺部 HRCT 检查是评估急性或慢性呼吸系统症状、弥漫性间质性病变或肺泡病变的有效工具。

（3）胸部低剂量扫描：低剂量 CT(low dose CT，LDCT)扫描是指在不明显降低图像质量且满足诊断需要的前提下，尽量降低 X 线剂量进行 CT 扫描的技术。

1）胸部低剂量扫描适用于成人胸部健康体检、肺癌普查、肺小结节病变随访等。

2）检查相关准备、体位、扫描范围同"胸部常规平扫"。

3）扫描相关参数：见表 7 - 14。

表 7 - 14　胸部低剂量 CT 扫描相关参数表

项　目	内　容
扫描类型	螺旋扫描
管电压	100～120 kV
管电流	一般以 50 mA 作为低剂量标准。国内采用的 LDCT 扫描的参数各厂家各有不同
螺旋因子	(0.937 5～1.187 5)∶1
采集矩阵	512×512
采集层厚	2 mm
显示矩阵	512×512
重建算法	肺窗算法、纵隔窗算法
扫描野	40～50 cm
重建层厚、层间距	常规：5 mm；薄层层厚：2 mm，50%间隔

2. 胸部常规增强扫描

（1）胸部增强扫描适用于：①血管畸形或血管性病变。②明确肺或纵隔肿瘤与大血管的关系及受侵害的程度。③鉴别肺门或变异的纵隔血管与肿大淋巴结。④区分纵隔淋巴结、结核与恶性肿瘤的淋巴结肿大。⑤鉴别肺内孤立性病变，如结核病与肺癌等。⑥纵隔内缺少脂肪对比的患者，为观察纵隔有无病变时需增强检查。

（2）对比剂注射方案：采用高压注射器静脉团注的方式给药，对比剂为非离子型碘对比剂(300 mg I/mL)，对比剂用量 60～70 mL(0.8～1.0 mL/kg)，注射速率 2.5～3.0 mL/s。

（3）扫描方案：扫描参数、扫描范围、层厚同"胸部常规平扫"。

常规采用两期扫描的方式，扫描开始时间：开始注射对比剂后 25～30 s 扫描动脉期，55～65 s 扫描实质期。

（四）图像后处理

1. 窗宽、窗位的调节　胸肺部 CT 图像通常采用肺窗和纵隔窗双窗技术。肺窗：窗宽 1 500～2 000 Hu，窗位 -500～-700 Hu；纵隔窗：窗宽 250～450 Hu，窗位 30～50 Hu。肺窗可以显示肺组织及其病变，纵隔窗主要显示纵隔的结构及病变，并用于观察肺组织病变的内部结构，确定有无钙化、脂肪级含气成分等。对于外伤需了解肋骨、椎体等骨质情况，需结合骨窗（窗宽 1 000～1 500 Hu，窗位 250～350 Hu）。对于肺部的片状影、块状影及结节病变，可由肺窗向纵隔窗慢慢调节双窗图像（图 7 - 15）。

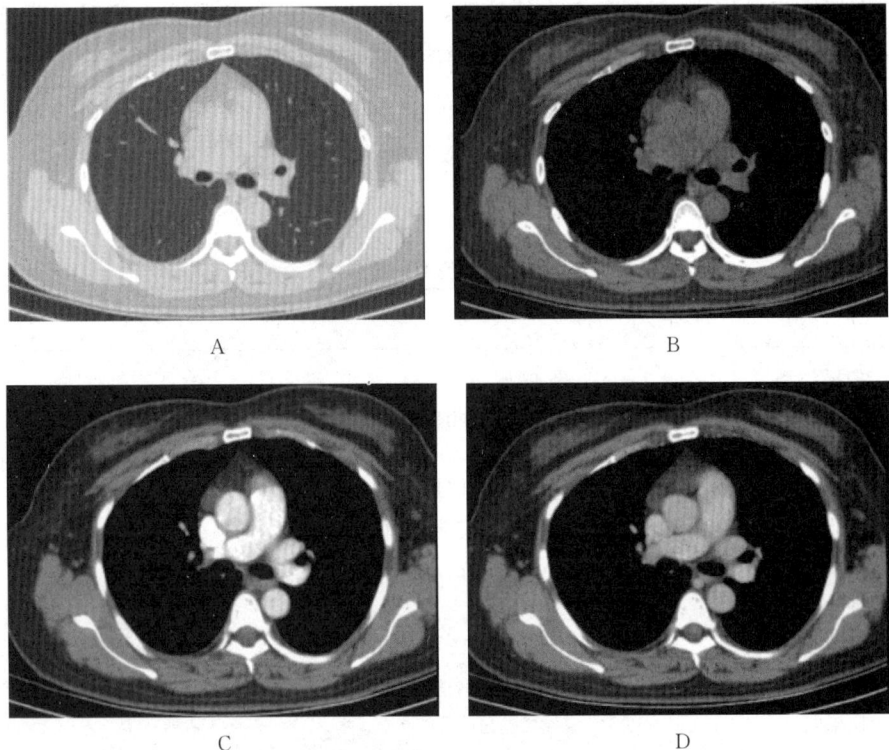

图 7‑15   胸部常规 CT 扫描图像

A. 肺窗图像;B. 纵隔窗图像;C. 胸部动脉期图像;D. 胸部实质期图像。

2. 图像重组   可以对胸部轴位容积图像数据进行横断面、冠状面 MPR、CPR、VRT、MIP 等后处理。SSD 应用于支气管、血管及肿瘤的表面形态显示,其空间立体感强,表面解剖关系清晰,有利于对病灶的定位和侵犯范围的判断;VRT 可用于肋骨、锁骨、肩胛骨、脊椎骨的骨折、骨质病变的显示;MPR 可用于胸部血管、食管及气管的管壁及管腔内外的显示;MIP 可清楚显示胸部血管管壁的钙化斑块,以及血管、气管、食管内支架情况,结合 MPR 可显示支架内管腔通畅情况;最小密度投影(Min IP)主要用于显示密度明显低的支气管等含气器官。

(五) 图像打印和存档

1. 存档   扫描完成的图像及后处理好的安全归档备份。

2. 打印   ①胸部图像采用肺窗与纵隔窗重建,排版打印时以横断位及冠状位重建的图像为主。②胸部占位性病变须测量大小、CT 值等,病变部位突出显示。

二、冠状动脉 CTA

(一) 适应证

(1) 冠状动脉各种先天性变异的诊断。

(2) 冠状动脉狭窄、闭塞的筛选与诊断。

(3) 冠状动脉斑块稳定性的诊断与评价。

（4）冠状动脉内支架术后对支架通畅情况的评价。

（5）冠状动脉搭桥,术前帮助制定手术计划及术后桥血管通畅程度的评价。

（6）心脏功能分析与评价。

（7）心脏各类肿瘤与先心病的检测与诊断等。

（二）检查前相关准备

（1）检查前禁食 4 h。

（2）签署《碘对比剂使用知情同意书》和《冠状动脉 CTA 检查知情同意书》。

（3）去除检查部位体外金属等物品。

（4）心理干预:向受检者讲解检查的过程、注意事项、检查过程中可能发生的情况及应对办法,争取受检者的理解和配合,消除紧张心理,有利于稳定心率,成功完成检查。

（5）心率控制:64 层 CT 需要心率控制在 70 次/分以下;256 层以上的 CT 设备基本不用控制心率,当心率>90 次/分时可以适当控制。对于基础心率过快者可使用 β 受体阻滞剂,如美托洛尔等。服用方法:于检查前口服 β 受体阻滞剂 25～50 mg,20 min 后复测心率,心率达标即可检查。

（6）呼吸训练:训练受检者于平静呼吸的吸气末屏气扫描。

（7）安装心电监护:冠状动脉 CTA 检查须与心电门控相结合,方可获得清晰可靠的冠状动脉图像。心电监护电极的安装可参照使用说明。电极片需要在手臂上举后粘贴,并且避开骨头,否则会降低心电图波形或者得不到稳定的信号。

（8）做好对比剂注射前的准备:建立静脉通道,连接高压注射器。

（三）检查技术

1. 体位 受检者仰卧于检查床上,足先进,双臂上举交叉于头部,身体置于检查床正中。

2. 定位像 胸部正、侧位双定位像(图 7-16)。

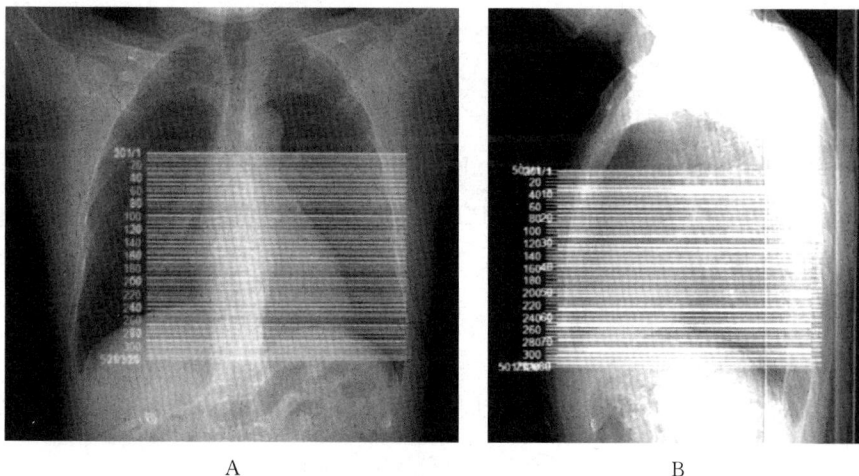

A   B

图 7-16 冠状动脉 CTA 检查定位像

A. 正位定位像;B. 侧位定位像。

3. 扫描基线 气管隆突下。

4. 扫描层面角度 机架呈 0°。

5. 扫描范围 自气管隆突下至心脏膈面下方 1～2 cm,左右前后各大于心缘 1～2 cm;冠状动脉搭桥术后,需要向上扩展达到胸锁关节水平。触发线设于隆突下,触发点设于降主动脉。

6. 扫描模式 大准直前瞻容积扫描。搭桥术后扫描模式:回顾式螺旋扫描。

7. 钙化积分扫描 采用前瞻性门控扫描,通过钙化积分图像,评估屏气状况及心率。

8. 冠状动脉 CTA 扫描 采用大准直前瞻容积门控扫描,无须动床,一次扫描覆盖整个心脏。

9. 扫描相关参数 见表 7 - 15。

表 7 - 15 冠状动脉 CTA 扫描相关参数

项　目	内　容
扫描类型	螺旋扫描、回顾性心电图门控扫描/前瞻性心电图门控扫描
管电压	80～120 kV
管电流	200～300 mAs
螺旋因子	(1.062 5～1.187 5):1
采集矩阵	512×512
采集层厚	0.5 mm
显示矩阵	512×512
重建算法	纵隔窗算法
扫描野	45～50 cm
重建层厚、层间距	0.5 mm

10. CTA 增强 采用触发扫描的方式检查,触发点降主动脉,CT 阈值设置为 120 Hu。静脉团注非离子型碘对比剂(370 mg I/mL),用量 50～65 mL,速率 4 mL/s。对比剂注射完后以 4～5 mL/s 速率注射生理盐水 25～30 mL。注射后 8 s 开始监测,达到阈值后延迟 5 s 启动扫描。冠状动脉强化程度保持在 300～350 Hu 时具有最好的观察效果。

11. 数据重建 使用自动时相选择(ePhase)在全心动周期自动选取最佳相位重建,必要时进行心电编辑及其他相位重建。

心率决定冠状动脉重建时相,通常 64 层螺旋 CT,由于时间分辨率有限,在心率<65 次/分时,舒张末期即为 75%～80% 时相,右冠状动脉和左冠状动脉都可以得到很好的显示;当心率在 70～80 次/分时,右冠状动脉最好的时相为 45%～50%,而左冠状动脉为 75%。

(四) 图像后处理

1. 窗宽、窗位的调节 CTA 的窗宽 600～800 Hu,窗位 300～400 Hu。即以冠状动脉的

CT值为窗位,适当调整窗宽,使冠状动脉为灰色,钙化影为白色,软斑块为黑色。

2. 图像重组 选择合适相位进行图像后处理(图7-17)。

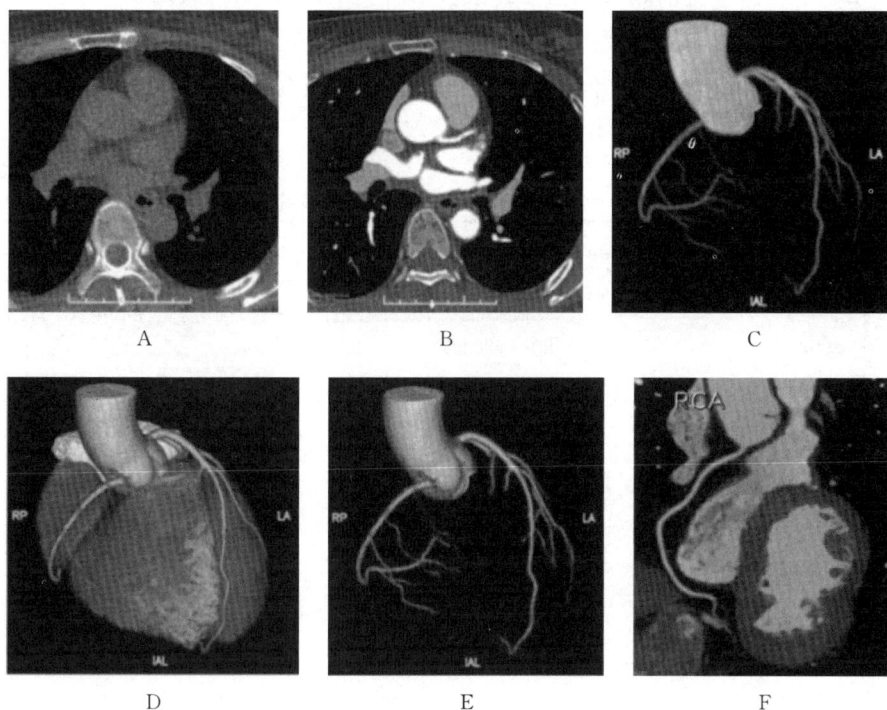

图7-17 冠状动脉CTA扫描图像

A. 钙化积分扫描;B. 冠状动脉CTA横断位扫描;C. MIP重组图像;D、E. VRT重组图像;F. CPR图像。

(五)图像打印和存档

1. 存档 扫描完成的图像及后处理好的安全归档备份。

2. 打印 将重组后的冠状动脉各分支排版打印。

三、左心耳CTA

(一)适应证

房颤患者行左心耳封堵术前了解左心耳内有无血栓等。

(二)检查前准备

同"冠状动脉CTA"检查。

(三)检查技术

1. 体位 受检者仰卧于检查床上,足先进,双臂上举交叉于头部。

2. 定位像 胸部正、侧位双定位像。

3. 扫描基线 气管隆突下。

4. 扫描层面角度 机架呈0°。

5. 扫描范围　自气管隆突下至心脏膈面下方 1～2 cm,左右前后各大于心缘 1～2 cm;冠状动脉搭桥术后,需要向上扩展达到胸锁关节水平。

6. 扫描模式　大准直前瞻容积扫描。搭桥术后扫描模式:回顾式螺旋扫描。

7. 钙化积分扫描　采用前瞻性门控扫描,通过钙化积分图像,评估屏气状况及心率。

8. 心耳 CTA 扫描　采用大准直前瞻容积门控扫描,无须动床,一次扫描覆盖整个心脏。

9. 扫描相关参数　见表 7-16。

表 7-16　左心耳 CTA 扫描相关参数表

项　目	内　容
扫描类型	螺旋扫描、回顾性心电图门控扫描/前瞻性心电图门控扫描
管电压	80～120 kV
管电流	200～300 mAs
螺旋因子	(1.062 5～1.187 5)∶1
采集矩阵	512×512
采集层厚	0.5 mm
显示矩阵	512×512
重建算法	纵隔窗算法
扫描野	45～50 cm
重建层厚、层间距	0.5 mm

10. CTA 增强　采用触发扫描的方式检查,触发点左心房,CT 阈值设置为 140 Hu。静脉团注非离子型碘对比剂 370 mg I/mL,用量 65 mL,速率 4 mL/s;对比剂注射完后以 4～5 mL/s 速率注射生理盐水 25～30 mL。注射后 8 s 开始监测,阈值触发后 7.5、16.8 s 两次曝光扫描。

(1)数据重建:使用自动时相选择在全心动周期自动选取最佳相位重建,必要时进行心电编辑及其他相位重建。

(2)图像后处理:选择合适相位进行图像后处理。VRT、MPR 可观察左心耳情况(图 7-18)。

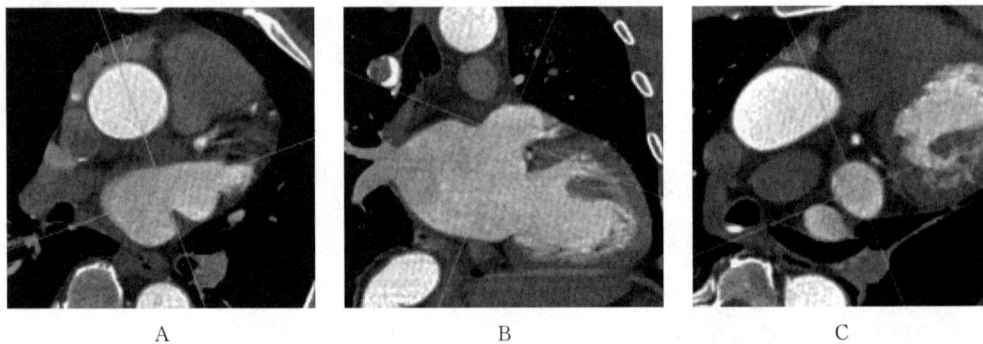

A　　　　　　　　　　B　　　　　　　　　　C

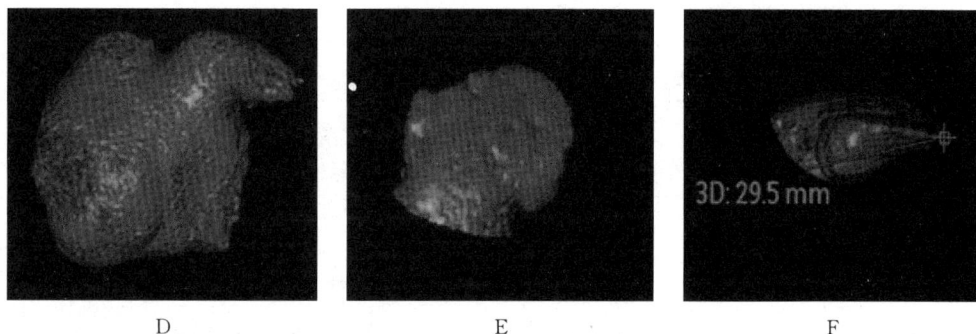

图 7 - 18 左心耳 CTA 图像

A～C. 左心耳的开口；D、E. 左心房及左心耳的体积；F. 左心耳的深度。

(四) 图像打印和存档

(1) 存档：扫描完成的图像及后处理好的安全归档备份。

(2) 打印：将重组后的血管排版打印。

四、主动脉 CTA

(一) 适应证

主动脉疾病：主动脉夹层动脉瘤、主动脉瘤、血管变异等。

(二) 检查前准备

同"胸部增强 CT"检查。

(三) 检查技术

(1) 体位：受检者仰卧于检查床上，足先进，双臂上举交叉于头部。

(2) 定位像：胸腹部正位。

(3) 扫描基线：主动脉弓上缘。

(4) 扫描层面角度：机架呈 0°。

(5) 扫描范围：胸廓入口至耻骨联合。

(6) 扫描相关参数：见表 7 - 17。

表 7 - 17 主动脉 CTA 扫描相关参数表

项 目	内 容
扫描类型	螺旋扫描
管电压	80～120 kV
管电流	管电流自动剂量调节
螺旋因子	(1.062 5～1.187 5)∶1
采集矩阵	512×512
采集层厚	0.5 mm

项　目	内　容
显示矩阵	512×512
重建算法	纵隔窗算法
扫描野	45～50 cm
重建层厚、层间距	0.5 mm

(7) CTA 增强检查：以触发扫描的形式检查，触发点胸主动脉，CT 阈值设置为 120 Hu。对比剂为静脉团注非离子型碘剂 370 mg I/mL，用量 80～100 mL，速率 4.0 mL/s。对比剂注射完后以 4～5 mL/s 速率注射生理盐水 40 mL。注射后 8 s 开始监测，达到阈值后延迟 5 s 开始扫描。

(四) 图像后处理

图像后处理技术：MPR、CPR、VRT、MIP 等(图 7 - 19)。

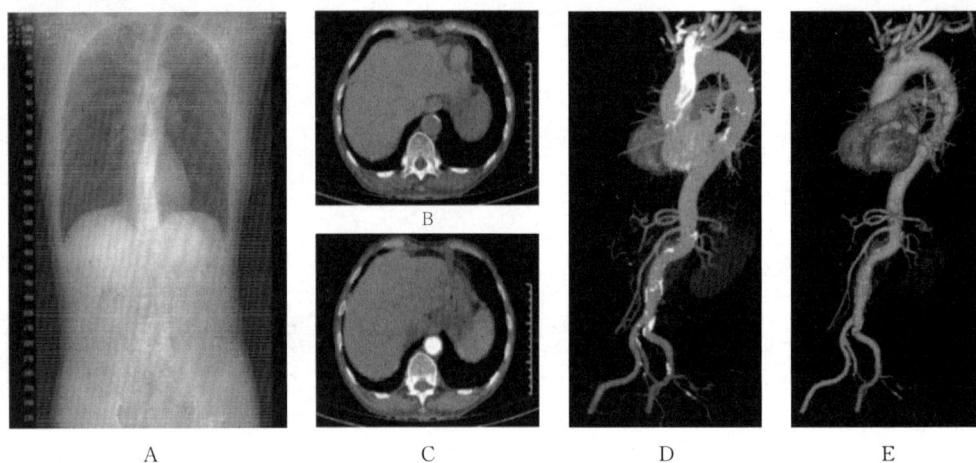

图 7 - 19　主动脉 CTA 扫描图像

A. 定位像；B. 平扫图像；C. 主动脉 CTA 增强扫描图像；D. MIP 图像；E. VRT 图像。

(五) 图像打印和存档

1. 存档　扫描完成的图像及后处理好的安全归档备份。

2. 打印　将重组后的血管排版打印。

五、肺动脉 CTA

(一) 适应证

肺动脉疾病：肺动脉栓塞、血管畸形等。

(二) 检查前准备

同"胸部增强 CT"检查。

（三）检查技术

（1）体位：受检者仰卧于检查床上，足先进，两臂上举抱头，胸部正中矢状面与检查床中线重合。

（2）定位像：胸部正位。

（3）扫描基线：主动脉弓水平。

（4）扫描层面角度：机架呈 0°。

（5）扫描范围：膈上至主动脉弓水平。

（6）扫描相关参数：见表 7 - 18。

表 7 - 18　肺动脉 CTA 扫描相关参数表

项　　目	内　　容
扫描类型	螺旋扫描
管电压	80～120 kV
管电流	管电流自动剂量调节
螺旋因子	(1.062 5～1.187 5)∶1
采集矩阵	512×512
采集层厚	0.5～1 mm
显示矩阵	512×512
重建算法	纵隔窗算法
扫描野	45～50 cm
重建层厚、层间距	0.5～1 mm

（7）CTA 增强检查：以触发扫描的形式检查，触发点为肺动脉干，CT 阈值设置为 80 Hu。对比剂为非离子型碘对比剂 370 mg I/mL，用量 30～45 mL，静脉团注，注射速率为 4.5～5.0 mL/s。对比剂注射完后以 4～5 mL/s 速率注射生理盐水 30～40 mL。达到阈值后延迟 5 s 开始扫描。

（四）图像后处理

1. 窗宽、窗位的调节　肺动脉 CTA 的窗宽 600～800 Hu，窗位 300～400 Hu。

2. 图像重组　图像后处理技术：MPR、VRT、MIP 等（图 7 - 20）。

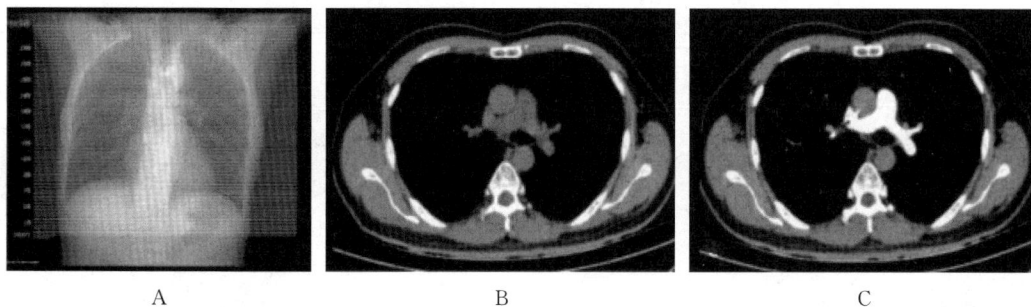

A　　　　　　　　　　B　　　　　　　　　　C

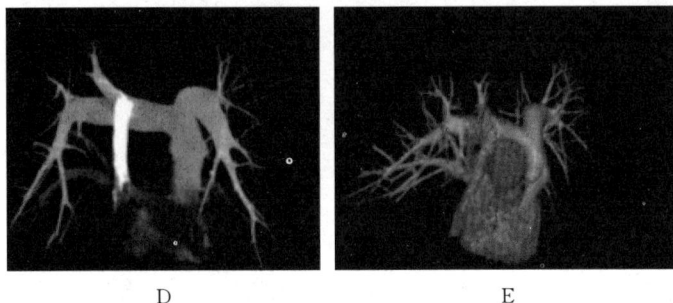

D   E

图 7 - 20 肺动脉 CTA 图像

A. 定位像;B. 平扫图像;C. 肺动脉 CTA 扫描图像;D. MIP 图像;E. VRT 图像。

(五) 图像打印和存档

1. 存档 扫描完成的图像及后处理好的安全归档备份。

2. 打印 将重组后的血管排版打印。

六、肺静脉 CTV

(一) 适应证

房颤患者拟行射频消融术前评估肺静脉情况及肺癌术前定位等。

(二) 检查前准备

同"胸部增强 CT"检查。

(三) 扫描体位和参数

(1) 体位:受检者仰卧于检查床上,足先进,两臂上举抱头,胸部正中矢状面与检查床中线重合。

(2) 定位像:胸部正位。

(3) 扫描基线:主动脉弓水平。

(4) 扫描层面角度:机架呈 0°。

(5) 扫描范围:膈上至主动脉弓水平。

(6) 扫描相关参数:见表 7 - 19。

表 7 - 19 肺静脉 CTV 扫描相关参数表

项 目	内 容
扫描类型	螺旋扫描
管电压	80～120 kV
管电流	管电流自动剂量调节
螺旋因子	(1.062 5～1.187 5)∶1
采集矩阵	512×512
采集层厚	0.5～1 mm

续　表

项　目	内　容
显示矩阵	512×512
重建算法	纵隔窗算法
扫描野	45～50 cm
重建层厚、层间距	0.5～1 mm

（7）CTV 增强检查：以触发扫描的形式检查。触发点在左心房，CT 阈值设置为 140 Hu。对比剂为 370 mg I/mL 非离子型对比剂，用量 60～65 mL，静脉团注，注射速率 4.5～5.0 mL/s。对比剂注射完后以 4～5 mL/s 速率注射生理盐水 30～40 mL。注射后 8 s 开始监测，达到阈值后延迟 7 s 开始扫描(图 7 - 21)。

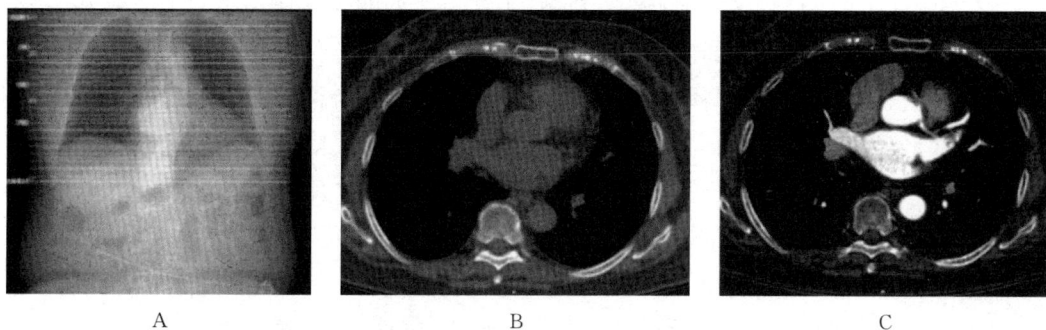

图 7 - 21　肺静脉 CTV 扫描图像
A. 定位像；B. 肺静脉平扫图像；C. 肺静脉 CTV 增强扫描图像。

（四）图像后处理

1. 窗宽、窗位的调节　肺静脉 CTV 的窗宽 600～800 Hu，窗位 300～400 Hu。

2. 图像重组　图像后处理技术：MPR、VRT、MIP 等。肺静脉 VRT 重组，用于显示肺静脉的开口、走行和大体解剖。

（五）图像打印和存档

1. 存档　扫描完成的图像及后处理好的安全归档备份。

2. 打印　将重组后的血管排版打印。

（朱　莉　刘亚洁　戚　虹　桑玉亭）

第五节　腹部 CT 检查技术与应用

随着 CT 技术的快速发展，扫描速度的不断加快，密度分辨率的不断提高，腹部的 CT 检查已经取代了大部分的普通 X 线平片而成为临床检查的主要手段。由于腹部各脏器的组织密度相近,均为中等密度的组织,平扫有时可遗漏呈等密度的病变。为了提高病变的检出率,应常规进行平扫和增强检查,不仅可以显示病变的大小、形态、边缘、密度,还可反映病变的血供特点。

一、腹部 CT 常用对比剂

常用对比剂可分为阳性、中性和阴性三大类。

(一) 阳性对比剂

阳性对比剂是一类原子序数高、比重大的物质,以水溶性碘化合物为主。其特点是水中溶解度大、黏稠度低,容易配制成高浓度溶液。这类对比剂以人体血浆渗透压作为参考,分为高渗对比剂、低渗对比剂和等渗对比剂。临床上,以检查器官特点和人体的过敏情况,可进行选择使用,以减少过敏反应的发生。目前,阳性对比剂的临床使用是静脉注射方式。注射后血液内碘浓度升高,血管和血供丰富的组织结构含碘量高,使得不同组织结构的密度差别加大。临床上也有些将其稀释成 1%～3% 碘对比剂溶液进行口服来充盈胃肠道的,虽明显增强了对比,但人体吸收对比剂的剂量明显增加。目前口服阳性对比剂已经逐步被中性对比剂取代。

(二) 中性对比剂

中性对比剂为水,优点是简单、方便、安全,与胃肠道壁有一定的对比层次,显示效果好。缺点是与腹腔内囊性病变容易混淆;同时水的吸收快,容易排空,需要按照机体代谢时间来进行检查前的准备,达到临床满意的对比效果。临床上,也有使用甘露醇加水稀释,配制成 2.5% 的水溶液来进行胃肠道的充盈准备的;这种溶液能减少在胃肠道的排空时间,使检查的准备时间充裕些。

(三) 阴性对比剂

阴性对比剂是一类原子序数低、比重轻的物质。常见的是空气、氧气和二氧化碳。产气粉为粉状物质,口服后与胃液接触产生的二氧化碳气体可迅速充盈胃肠道,形成对比效果。使用二氧化碳气体也可减少肠痉挛的发生率。针对结、直肠检查,临床上通常采用灌肠的方式,将空气从肛门灌入,使肠道充盈,与周围组织形成对比。

二、腹部辅助对比剂

(一) 抗胆碱类药物

腹部 CT 检查前常用的抗胆碱药物为山莨菪碱、阿托品。检查前使用可有效抑制肠道痉挛,降低管壁张力,使管壁扩张,减少因胃肠道蠕动带来的图像伪影。山莨菪碱的使用方法是检查前 30 min 肌内注射 10～20 mg。该药物使用有相关的禁忌证,包括青光眼、前列腺肥大、尿潴留、严重心脏病、脑出血急性期、器质性幽门狭窄或麻痹性肠梗阻等,使用前需要询问患者病史后使用。

（二）肠道清洁药物

腹部 CT 检查常用肠道清洁药物有甘露醇、蓖麻油、番泻叶、复方聚乙二醇电解质散（和爽）等，用于检查前的肠道清洁，目的是避免因肠道内的粪便残留影响病变的观察。使用方法可遵医嘱或参考药品使用说明书。

（三）利尿剂

腹部尿路 CT 检查常用利尿剂是呋塞米，检查前使用，可缩短受检者憋尿时间，减少检查前准备时间，减轻受检者痛苦。使用方法为肌内注射 20 mg。

三、适应证

（1）腹部实质脏器的肿瘤性病变、炎性病变及先天性病变。评估肿瘤及炎性病变的性质、大小、范围，侵犯及转移情况。

（2）探查外伤引起的腹部脏器的损伤，评估损伤程度及范围。

（3）腹部结石的大小和位置的显示。

（4）腹膜后病变。

（5）腹部血管性病变，如血管壁斑块、血管狭窄程度、动脉瘤、主动脉夹层及动静脉畸形等。

（6）急腹症，如急性阑尾炎、各种类型的肠梗阻、胃穿孔等。

四、检查相关准备

（1）检查前 3～7 d 内禁服原子序数高或含重金属成分的药物。禁做消化道钡餐。

（2）检查前需禁食 4～6 h。

（3）检查前需去除身体上的可能会产生伪影干扰的饰物，如外敷膏药、金属物品等。有条件的话，可更换检查专用衣服（见本章第一节有关内容）。

（4）呼吸训练：对受检者反复进行屏气呼吸训练，尽可能保持每次呼吸幅度一致。腹部检查以深吸气后呼气末屏住气效果最佳。

（5）不合作的受检者，可适当给予镇静剂（婴幼儿可口服 10% 水合氯醛，成人可静脉注射地西泮等）。

（6）增强检查：除签署知情同意书外，还须向受检者及家属解释增强检查目的和意义，并告知检查的全过程。

（7）对射线敏感器官做必要的防护措施。

此外，胃肠道迂曲冗长，相互重叠，同时又不断蠕动，给影像检查带来不便。为更好地显示腹部脏器结构，区分胃肠道与周围脏器及病变的关系，在进行 CT 检查前合理的胃肠道准备非常重要。针对不同脏器的检查，具体准备如下：

（1）肝、胆、脾：检查前 15～20 min 口服温水 500～1 000 mL。检查即刻再口服 200～300 mL 温水，使胃及十二指肠壶腹部充盈。

(2) 胰腺:检查前 15～20 min 口服温水 500～1 000 mL(注:急性胰腺炎患者可不用准备)。

(3) 肾及肾上腺:检查前 30 min 口服温水 1 000 mL。

(4) 腹膜后病变:检查前 1～2 h 内口服温水 800～1 000 mL。

(5) 胃:检查前 15～20 min 口服温水 1 000～1 500 mL。也可以服用等量的 2.5%甘露醇溶液,检查即刻再口服 300～500 mL。检查前 15 min 肌内注射山莨菪碱 10 mg。

(6) 小肠:检查前 1～3 d,以低纤维食物为主。便秘者,可于检查前一日口服泻药,以清洁肠道。非便秘者,可于检查当日,用开塞露塞肛,排净大便即可。检查当日禁食。检查前 45 min 分次口服温水或 2.5%甘露醇溶液 1 500～2 000 mL。检查前 15 min 肌内注射山莨菪碱 10 mg。

(7) 结肠:检查前一日口服泻药,清空肠道。检查前 3～4 h 口服温水量须达到 1 500～2 000 mL。检查时肛门注入气体 1 000 mL。充气实施过程中,受试者采取左侧卧位,充气完毕依次转体(如俯卧位、右侧卧位、仰卧位)并在各体位停留 10～15 s 后再行扫描检查。检查前 15 min 肌内注射山莨菪碱 10 mg。

(8) 泌尿系:检查前 30 min 口服温水 1 000～1 500 mL,待膀胱中度充盈,受检者有轻微憋胀感觉时进行检查。

五、检查技术

(一) 平扫

1. 体位　常规选择仰卧位,头先进,身体矢状面平行定位激光中心线(Z 轴)并置于扫描床面中心,冠状面平对定位激光水平线,双手上举抱头。

2. 定位像　腹部正位定位像。

3. 扫描基线　胸骨柄与剑突连线中点。

4. 扫描范围　腹腔脏器较多,按检查部位来确定扫描范围,具体如下:

(1) 肝脏、胆囊、脾脏:膈肌顶部平面至肝右叶下缘,脾大者应扫完全部脾。

(2) 胰腺:肝门开始扫至胰腺钩突下缘十二指肠水平段,应扫完全部胰腺。

(3) 肾:肾上极上缘到肾下极下缘。

(4) 肾上腺:膈肌顶部开始到肾门水平。

(5) 泌尿系统:第十二胸椎上缘平面至耻骨联合平面。

(6) 胃、十二指肠:膈肌顶部开始至脐平面。

(7) 小肠、结肠:全腹扫描,即从膈下平面至耻骨联合平面。

(8) 腹膜后:腹膜腔和腹膜后病变扫描范围根据病变所在的部位可分别做上、中、下腹部扫描,病变部位不确定时则自剑突开始向下扫至髂嵴水平。

(9) 腹部血管:膈肌层面到股动脉上段。其中,肾动脉 CTA 从肾上极到肾下极。肠系膜上动脉从第 11 胸椎上缘平面至髂前上棘平面。

5. 扫描范围　螺旋扫描为腹部常规扫描方式。扫描相关参数见表 7-20。

表 7-20　腹部 CT 扫描参数

项　　目	内　　容
扫描类型	螺旋扫描
管电压	120~140 kV
管电流	200~300 mAs
螺旋因子	(0.986~1.375)∶1
采集矩阵	512×512,1 024×1 024
采集层厚	0.625~1.25 mm
显示矩阵(dFOV)	512×512,1 024×1 024
重建算法	软组织算法

(二) 增强扫描

腹部 CT 增强检查的期相依据各脏器血供的特点来设计。目前应用较多的是双期或多期增强。需要注意的是,增强检查的扫描参数、体位、层厚、扫描野均需要与平扫保持一致(图 7-22~图 7-27)。

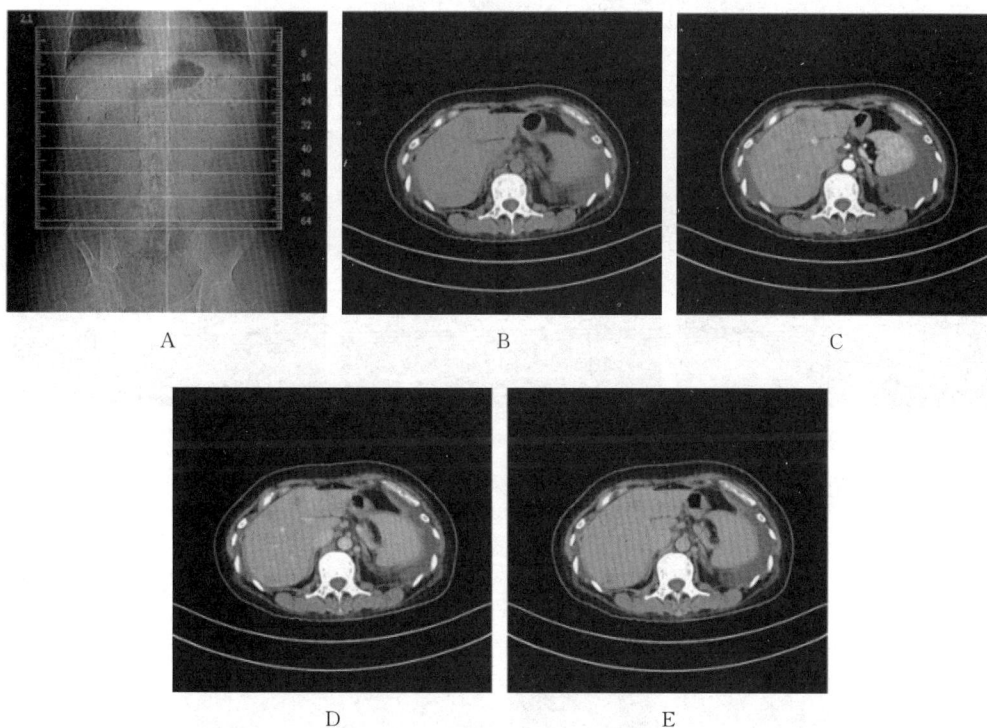

图 7-22　肝、胆、脾、胰 CT 图像

A. 定位像;B. 平扫图像;C. 动脉期图像;D. 静脉期图像;E. 平衡期图像。

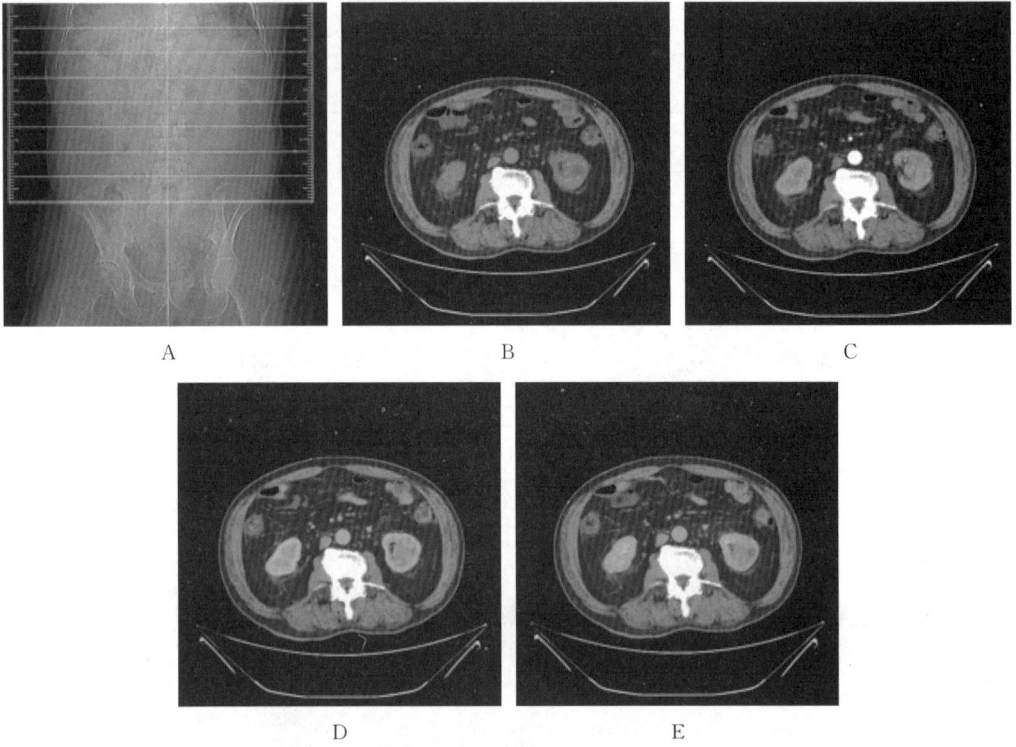

图 7‑23 肾脏 CT 图像
A. 定位像;B. 平扫图像;C. 皮质期图像;D. 髓质期图像;E. 分泌期图像。

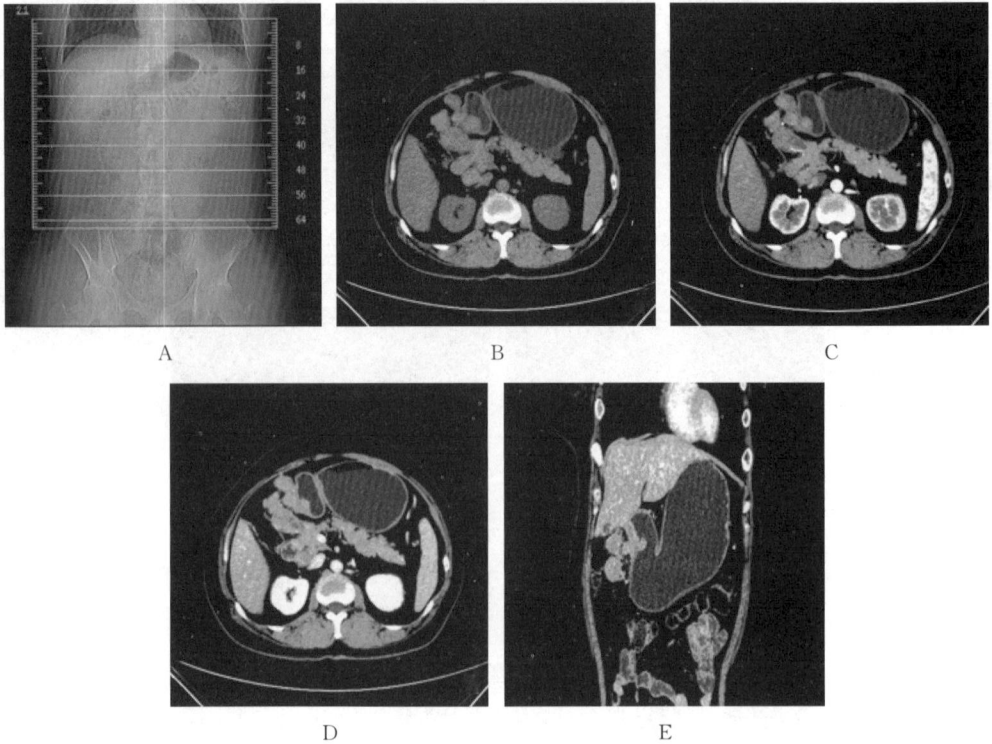

图 7‑24 胃 CT 图像
A. 定位像;B. 平扫图像;C. 动脉期图像;D. 静脉期图像;E. MPR 图像。

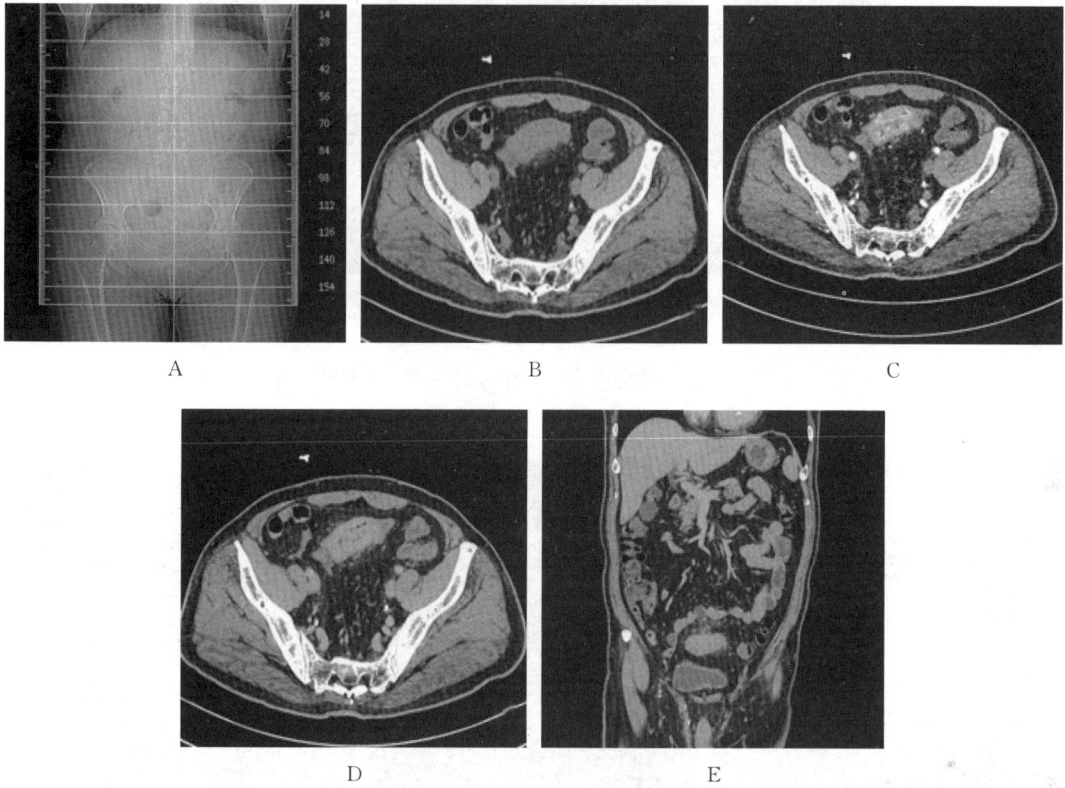

图 7 - 25　结肠 CT 图像

A. 定位像；B. 平扫图像；C. 动脉期图像；D. 静脉期图像；E. MPR 图像。

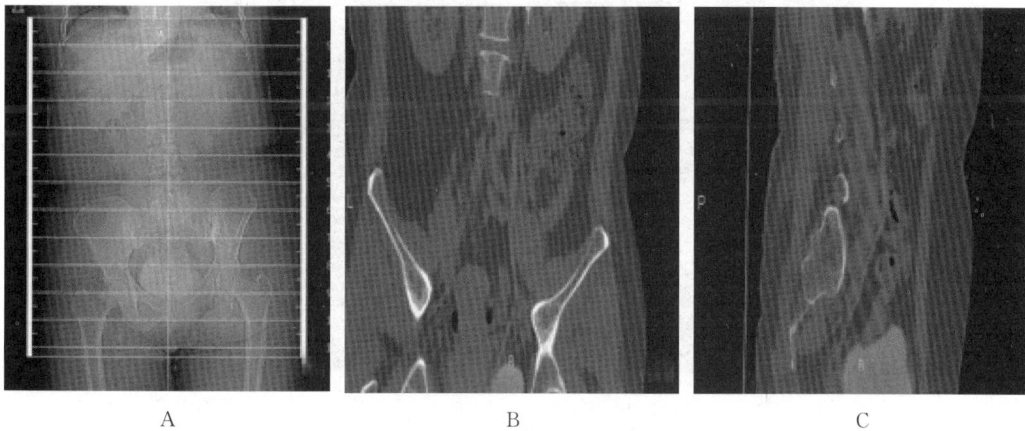

D　　　　　　　　　　E

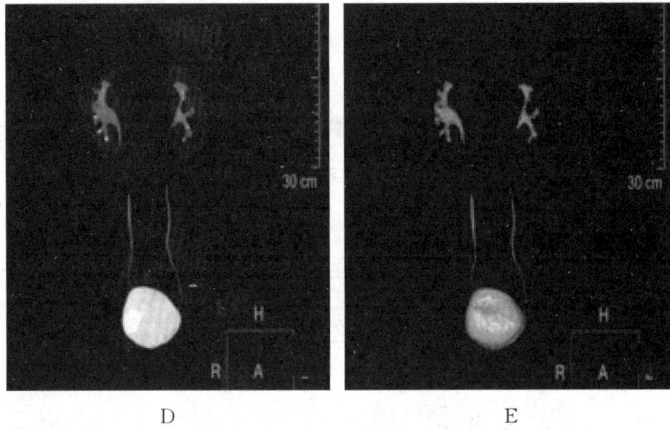

图 7 - 26　泌尿系统 CT 图像

A. 定位像;B. 左侧输尿管全程图像;C. 右侧输尿管全程图像;D. MPR 图像;E. VRT 图像。

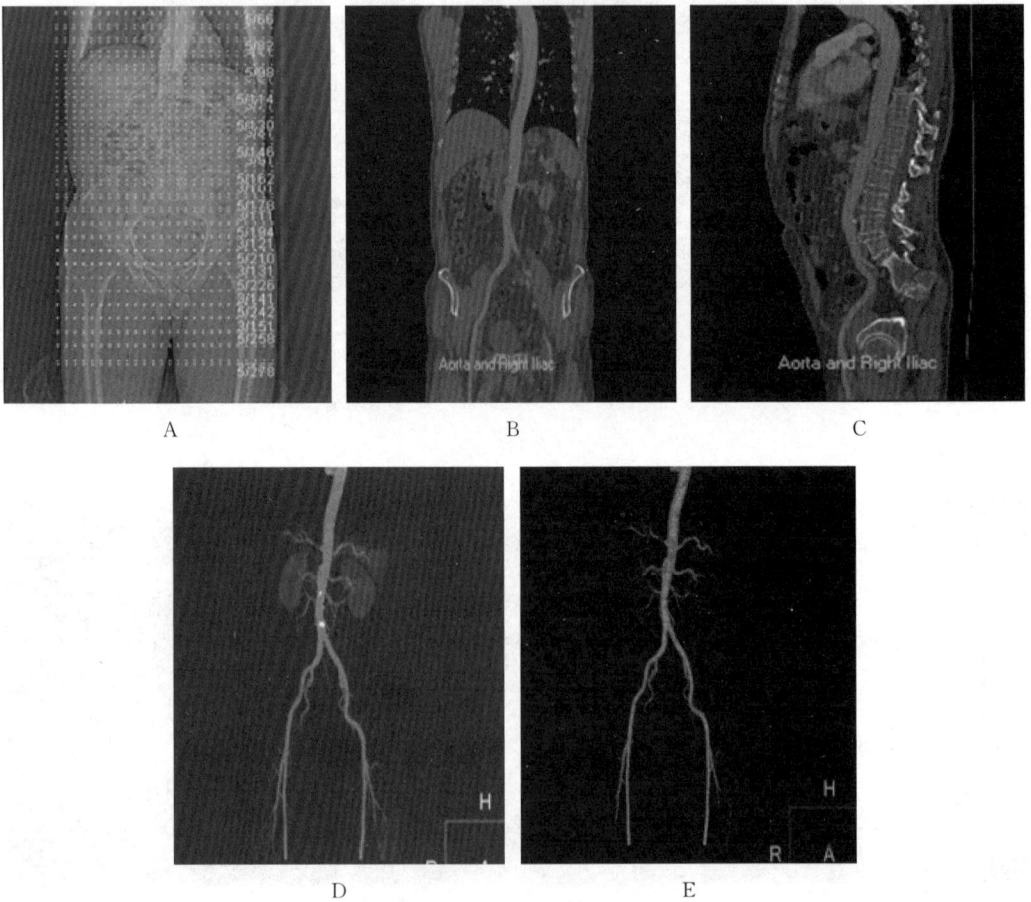

A　　　　　　　　　　B　　　　　　　　　　C

D　　　　　　　　　　E

图 7 - 27　腹主动脉 CTA 图像

A. 定位像;B. 冠状位重组图像;C. 矢状位重组图像;D. MPR 图像;E. VRT 图像。

1. 普通增强

(1) 对比剂的用法:成人用量 1.5～2.0 mL/kg,儿童用量 1.0～1.5 mL/kg,也可参考药品说明书。压力注射器静脉团注给药。

1) 肝、胆、脾、胰:对比剂用量 60～100 mL,速率 2.0～3.0 mL/s,随即再以相同速率注射生理盐水 15～20 mL。

2) 肾、肾上腺:对比剂用量 60～100 mL,速率 2.0～3.0 mL/s,随即再以相同速率注射生理盐水 15～20 mL。

3) 泌尿系统:对比剂用量 70～100 mL,速率 3.0～4.0 mL/s,随即再以相同速率注射生理盐水 15～20 mL。

4) 小肠、结肠:对比剂用量 80～100 mL,速率 2.5～3.5 mL/s,随即再以相同速率注射生理盐水 15～20 mL。

5) 腹膜后:对比剂用量 60～100 mL,速率 2.0～3.0 mL/s,随即再以相同速率注射生理盐水 15～20 mL。

(2) 扫描时相:依腹部脏器血供的不同,扫描时相会有所不同。有双期扫描(动脉期和静脉期)、三期扫描(动脉期、静脉期和平衡期)和四期扫描(动脉期、静脉期、平衡期和延迟期)等。同时,在各个扫描时相,腹部脏器的不同表现给临床提供了丰富翔实的诊断信息而获得临床的认可。如肝脏增强的动脉期肝实质密度与平扫相似,而肝动脉呈显著高密度,门静脉呈轻度高密度,肝静脉无强化的特点;肝脏增强的静脉期影像表现为肝实质明显强化,肝内门静脉密度高于肝实质,清晰显示,肝静脉均匀强化;平衡期影像表现是肝实质仍然明显强化,肝内静脉密度仍然高于肝实质。肾脏增强的皮质期可见肾血管和肾皮质明显强化,强化的肾皮质向肾实质深入。髓质仍维持较低的密度,可清晰分辨肾皮、髓质。而肾脏增强的实质期可呈现髓质强化程度类似或略高于皮质,皮、髓质分界不再清晰。排泄期肾实质强化程度下降,而肾盏和肾盂发生明显强化的过程。

(3) 延迟时间:动脉期可根据病情采用两种方式进行对比剂的跟踪。

1) 阈值法。阈值设置为 130～150 Hu。不同腹腔脏器监测平面略有不同:肝、胆、脾、胃、小肠及结肠的监测平面为肝门平面对应的腹主动脉,胰腺监测平面为腹腔干对应的腹主动脉,肾脏监测平面为肾动脉对应的腹主动脉。达到阈值开始启动。

2) 经验法。①肝、胆、脾:肝脏增强通常采用三期扫描,动脉期延迟扫描时间 25～30 s,门静脉期扫描时间 45～60 s,实质期延迟扫描时间为 90～120 s;怀疑肝血管瘤肝实质期延迟扫描的时间为 5～8 min 或更长。②胰腺:通常应扫描动脉期、静脉期,动脉期延迟扫描时间为 25～35 s,静脉期延迟扫描时间为 60～70 s。③肾脏:通常应扫描皮质期、髓质期和分泌期,皮质期扫描延迟时间 25～30 s,髓质期扫描延迟时间 60～70 s,分泌期扫描延迟时间 2～3 min。④泌尿系统:通常应扫描三期或四期。皮质期扫描延迟时间 25～30 s,髓质期扫描延迟时间 60～70 s,分泌期扫描延迟时间 2～3 min。根据病情需要可再延迟至 20～30 min;可改变体位扫描,以显示泌尿系统全程。扫描数据导入后处理工作站,MIP 3D 重组,可整体观察肾盏、肾盂、输尿管和膀胱(图 7-26)。⑤胃、小肠、结肠:双期扫描,动脉期扫描延迟时间为 25～35 s,静脉期扫描延迟时间为 55～65 s。⑥腹膜后:双期扫描,动脉期扫描延迟时间为 35～40 s,静脉期扫描延迟时间为 65～70 s。

2. **腹部血管增强**

(1) 对比剂的用法:以非离子型高浓度对比剂为最佳。成人用量 2.0～2.5 mL/kg,儿童用量 1.5～2.0 mL/kg,也可参考药品说明书。压力注射器静脉团注给药,用量 50～80 mL,速率 4.0～5.0 mL/s。

(2) 扫描时相:动脉期通常采用阈值法。阈值设置为 130～150 Hu,监测平面为肝门平面对应的腹主动脉;经验法腹部动脉期为 30～35 s,静脉期为 70～80 s。

(3) 肾动脉 CTA:团注对比剂后 10～30 s 行肾区螺旋扫描,扫描数据导入后处理工作站,MIP 或 VR 3D 重组,可显示肾动脉及其主要分支。

(4) 腹主动脉 CTA:动脉期可采用团注对比剂追踪技术,监测平面为降主动脉内,扫描范围为膈肌层面至股动脉(腹股沟处)。阈值设置为 100～120 Hu,自动触发扫描。经验法腹部动脉期为 30～35 s,静脉期为 70～80 s。扫描数据导入后处理工作站,MIP 或 VRT 重组,可显示腹主动脉及其主要分支(图 7-27)。

3. **肝脏灌注成像**　灌注成像在腹部脏器的应用,主要是反映活体内肿瘤血管生成的微血管变化,评价肿瘤的良性和恶性程度。对肿瘤的分期、分级、预后,以及对肿瘤的疗效观察都有比较重要的作用。

(1) 对比剂的用法:注射速率为 5.0～6.0 mL/s,随即再以相同速率注射生理盐水 20 mL。

(2) 扫描参数:管电压 80 kV,管电流 20 mA,扫描层厚 0.625×128,矩阵 512×512。扫描时间 1 s,灌注时间 30～40 s。将原始数据导入后处理工作站,自动生成时间-密度曲线(TDC),选取感兴趣区可得到相应的灌注参数和灌注伪彩图(图 7-28)。

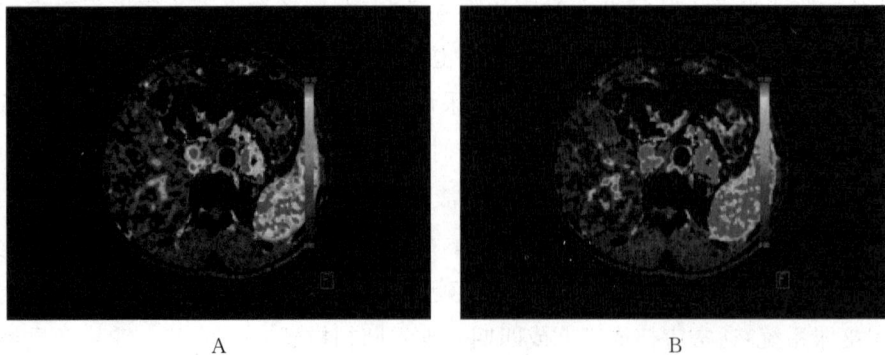

A　　　　　　　　　　　　B

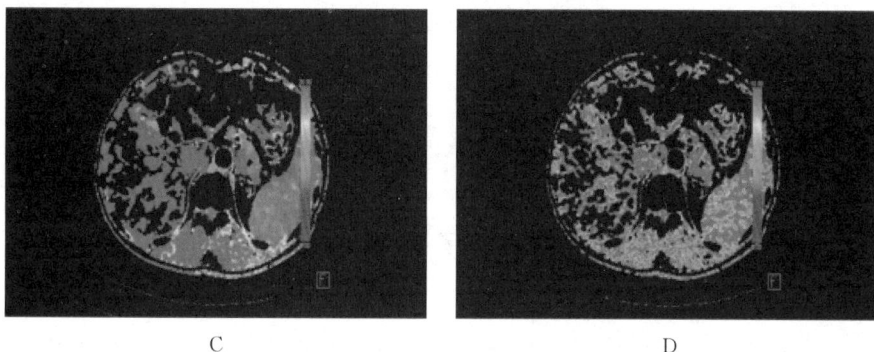

C   D

图 7-28 肝灌注图像
A. BF 图像;B. BV 图像;C. TTP 图像;D. MTT 图像。

六、图像处理

1. 图像重建 腹部 CT 通常是软组织函数进行重建。因脏器大小不同,重建层厚和重建间隔会有所不同。具体如下:

1) 肝脏、脾脏:扫描野(SFOV)45～50 cm,重建层厚 5～7 mm,重建间隔 5～7 mm。

2) 胆囊、胰腺:扫描野 45～50 cm,重建层厚 3～5 mm,重建间隔 3～5 mm。

3) 肾及肾上腺:扫描野 45～50 cm,重建层厚≤5 mm,重建间隔≤5 mm。

4) 泌尿系统:扫描野 45～50 cm,重建层厚 5～7 mm,重建间隔 5～7 mm。

5) 胃:扫描野 45～50 cm,重建层厚≤5 mm,重建间隔≤5 mm。

6) 小肠:扫描野 45～50 cm,重建层厚 4～5 mm,重建间隔 4～5 mm。

7) 结肠:扫描野 45～50 cm,重建层厚 4～5 mm,重建间隔 4～5 mm。

8) 腹膜后:扫描野 45～50 cm,重建层厚 5 mm,重建间隔 5 mm。

9) 腹部血管:扫描野 45～50 cm,重建层厚 5 mm,重建间隔 5 mm。

2. 窗口技术 合理地使用窗口技术,可最佳显示人体组织或结构。腹部 CT 图像观察和排版的窗宽与窗位因脏器不同而异。一般地说,肝脏窗宽为 150～200 Hu,窗位为 35～50 Hu;胰腺窗宽为 200～350 Hu,窗位为 35～50 Hu;肾脏窗宽为 150～250 Hu,窗位为 35～45 Hu;肾上腺窗宽为 250～350 Hu,窗位为 30～45 Hu;腹腔及腹膜后窗宽为 150～250 Hu,窗位为 30～40 Hu。

3. 血管及图像重组 腹部各脏器的影像,需要保存各期相的轴位原始数据,同时根据病变的性质及观察的需求,选择相应的重组方式进行重组。依腹部螺旋扫描数据进行重组可显示除轴位以外的影像。如肝脏的 MPR 可从不同角度观察病变及其与周围结构的毗邻关系;胰腺的 MIP 对胰头动脉弓、胰体及胰尾等小血管显示较为理想;胃肠道的 MPR 可以任意平面显示胃肠道壁有无增厚、积气等;胃肠道仿真内镜(VE)可显示管腔内异物、新生物、钙化及管腔狭窄等。

4. 打印及存档

(1)打印:打印腹部脏器各个时相的图像,必要时可增加打印重组图像。

(2) 存档:图像处理完成后,将原始图像与重组图像上传网络,供医生阅片。

(刘亚洁　朱　莉　戚　虹　桑玉亭)

第六节　盆腔 CT 检查技术与应用

盆腔内主要脏器有泌尿生殖器官和部分的消化道器官。CT 检查技术可以显示一些脏器的形态改变,如泌尿系各脏器的形态、部位。也可以显示位于盆腔内的一些病变,如泌尿系下段的结石、输尿管狭窄等;而对于被膜内的病变,X 线对其分辨能力有限,这一类疾病以 MRI 检查为首选。目前,盆腔 CT 检查主要针对外伤、结石、炎症及肿瘤的转移。

一、适应证

(1) 盆骨的外伤,观察骨折及盆腔各脏器的损伤情况。

(2) 盆腔脏器的良性和恶性肿瘤及肿瘤样病变的诊断。

(3) 男性生殖系统病变,如增生、炎症、结石等。

(4) 女性生殖系统病变,如炎症、肌瘤等。

二、检查相关准备

(1) 检查前 1 周内禁服原子序数高或含重金属成分的药物,禁做消化道钡餐检查。

(2) 禁食 3~4 h,检查前大量饮水,憋尿,使膀胱处于充盈状态。

(3) 怀疑肠道疾病时,须进行肠道准备,清洁灌肠。保证直肠、结肠内无粪便存留,无气体积聚。

(4) 训练受检者呼吸:消除紧张情绪,保持每次呼吸幅度一致。其余准备详见本章第一节相关内容。

三、检查技术

(一) 平扫

1. 体位　仰卧位,两臂上举。双足内旋 15°。盆腔置于床面正中,侧面定位线对准盆腔冠状面。

2. 定位像　骨盆正位定位像。

3. 扫描基线　两侧髂嵴连线中点。

4. 扫描范围　骨盆扫描从髂嵴上缘至耻骨联合下缘;骶髂关节扫描包括整个骶骨与髂骨的连接处;盆腔及其脏器的扫描从髂嵴平面至盆底。

5. 扫描参数　螺旋扫描为盆腔常规扫描方式(图 7 - 29、图 7 - 30)。扫描相关参数见

表 7 - 21。

表 7 - 21　盆腔 CT 扫描参数

项　　目	内　　容
扫描类型	螺旋扫描
管电压	120～140 kV
管电流	200～300 mA
螺旋因子	(0.986～1.375)∶1
采集矩阵	512×512,1 024×1 024
采集层厚	0.625～1.25 mm
显示矩阵(dFOV)	512×512,1 024×1 024
重建算法	软组织算法及骨算法
扫描野	35 cm×35 cm～40 cm×40 cm
重建层厚	≤5 mm
重建间隔	≤5 mm

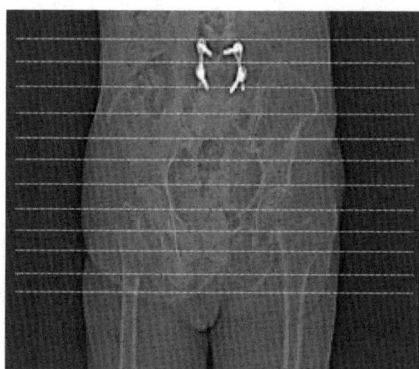

A

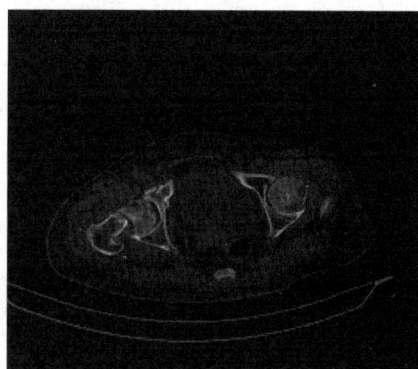

B

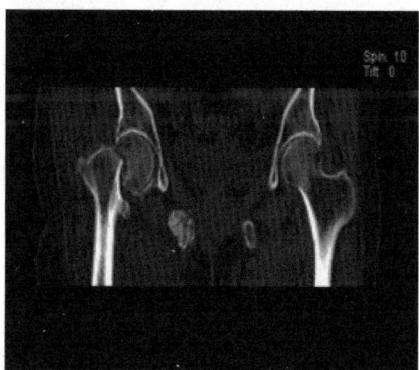

C

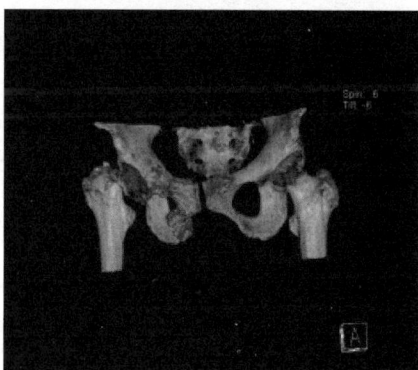

D

图 7 - 29　骨盆 CT 图像

A. 定位像;B. 骨窗图像;C. MPR 图像;D. VRT 图像。

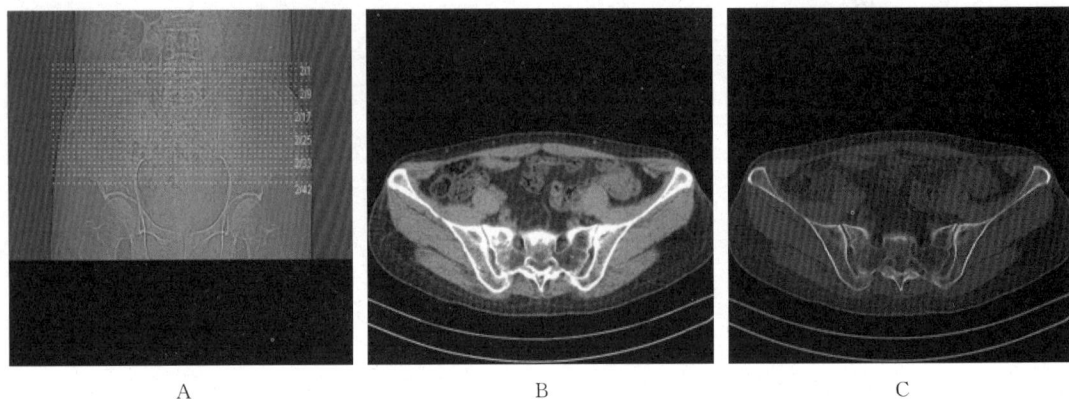

图 7-30 骶髂关节 CT 图像

A. 定位像;B. 软组织窗图像;C. 骨窗图像。

(二) 增强扫描

盆腔 CT 增强检查的期相可以做多期,如动脉期、静脉期和延迟期。值得注意的是,增强检查的扫描参数,需要与平扫保持一致。

1. 普通增强扫描

(1) 对比剂的用法:成人用量 $1.5\sim2.0\,mL/kg$,儿童用量 $1.0\sim1.5\,mL/kg$,也可参考药品说明书。压力注射器静脉团注给药,对比剂用量 $60\sim100\,mL$,速率 $2.0\sim3.0\,mL/s$,随即再以相同速率注射生理盐水 $15\sim20\,mL$。

(2) 扫描时相:可采用阈值触发法行多期扫描(图 7-31)。将监测平面设置在腹主动脉,监测阈值设为 $160\sim180\,Hu$。经验法是动脉期延迟时间为 $30\sim35\,s$,静脉期延迟时间 $60\sim75\,s$,延迟期为 $90\sim120\,s$。

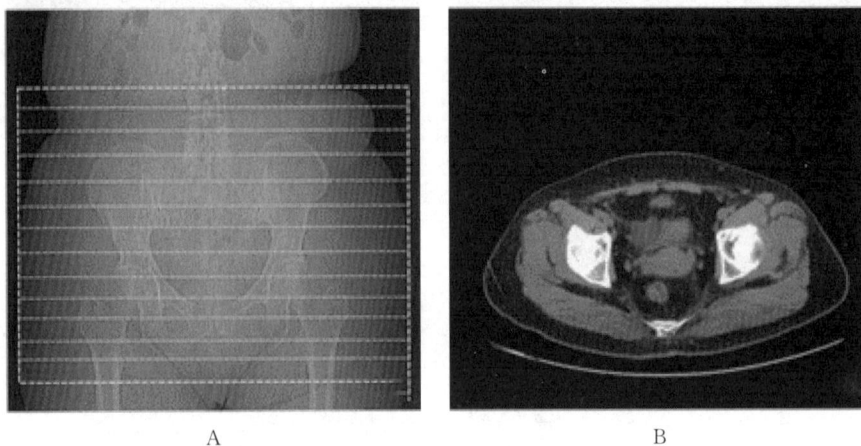

A

B

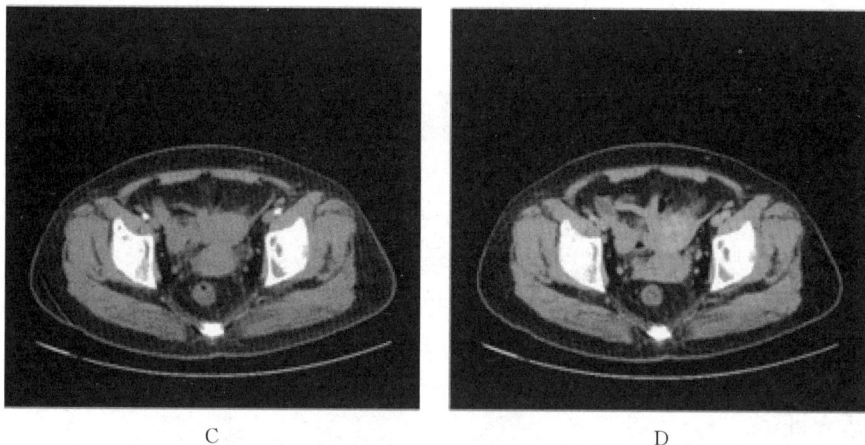

图 7-31　盆腔 CT 图像

A. 定位像；B. 软组织窗图像；C. 动脉期图像；D. 静脉期图像。

2. 血管增强扫描

(1) 对比剂的用法：成人用量 1.5～2.0 mL/kg，儿童用量 1.0～1.5 mL/kg，也可参考药品说明书。压力注射器静脉团注给药，对比剂用量 60～100 mL，速率 4.0～4.5 mL/s，随即再以相同速率注射生理盐水 15～20 mL。

(2) 盆腔血管有 3 种增强扫描方法：①可将监测平面设置在髂总动脉分叉上 2～3 cm 处，监测阈值设为 100～120 Hu；②可将监测平面设置在髂内动脉，观察监测点，对比剂进入即可进行扫描；③经验法是盆腔动脉期为 30～35 s，静脉期为 60～90 s。

四、图像处理

1. 图像重建　盆腔各脏器的 CT 检查采用软组织函数算法进行重建。如有外伤史，需要增加骨算法进行重建。扫描野：35～50 cm；重建层厚：≤5 mm；重建间隔：≤5 mm。

2. 窗口技术　盆腔 CT 观察的软组织窗窗宽为 300～500 Hu，窗位为 30～50 Hu；骨窗的窗宽为 1 000～3 000 Hu，窗位为 200～400 Hu。

3. 血管及图像重组　盆腔血管重组以 MIP 为主，可显示髂血管和盆腔各脏器血管等的关系。盆腔需要保存各期相的轴位原始数据，同时根据病变的性质及观察的需求，选择相应的重组方式，进行三维重组。盆腔各脏器的影像重组以 MPR 为主，可以从不同方位观察盆腔各脏器病变的解剖结构和毗邻关系；直肠或乙状结肠的显示可以做 VE 重组，对内壁的显示占有优势；骨折的显示，可以做 SSD 重组。

4. 打印及存档

(1) 打印：打印盆腔脏器各个时相的图像，必要时可增加打印重组图像。

(2) 存档：图像处理完成后，将原始图像与重组图像上传网络，供医生阅片。

（刘亚洁　朱　莉　戚　虹　桑玉亭）

第七节 脊柱 CT 检查技术及应用

脊柱 CT 检查按照观察椎体和椎间盘的不同可选择轴位扫描（非螺旋扫描）或容积扫描（螺旋扫描），通过薄层数据的重组可获得任意截面的图像，如冠状面和矢状面图像。对骨质病变也可进行三维容积彩色重组，如用 VRT 更直观地显示观察对象。由于骨质结构与邻近组织的密度差异较大，一般 CT 平扫即可解决脊柱的临床问题。

一、适应证

（1）椎管狭窄性病变、椎管内占位性病变、椎管及脊髓病变。

（2）椎间盘突出、膨出，脊柱节段不稳，骨质增生等。

（3）椎体外伤及椎体术后改变，观察椎体及附件骨折、脱位，术后内固定位置等。

（4）椎体骨病，如椎体结核、肿瘤良性和恶性鉴别等。

（5）其他脊柱及周围软组织病变等。

二、检查相关准备

（1）检查前叮嘱被检者检查过程中保持体位不动，平静状态下呼吸，避免呼吸幅度不一致。

（2）颈椎扫描时避免受检者做吞咽运动，腰椎扫描时让受检者双膝呈屈膝位。

（3）脊柱损伤的病变，如外伤引起的颈髓损伤、椎体脱位、椎体骨折导致脊髓受损引起肢体活动障碍的，在上下 CT 检查床时避免硬性搬动，以免因身体扭转造成二次损伤。其余的准备参见本章第一节，在此不再赘述。

三、检查技术

（一）平扫

1. 体位　脊柱 CT 检查通常是按椎体部位和椎体的个数来进行检查。具体地说，有颈椎及颈椎间盘检查、胸椎及胸椎间盘检查、腰椎及腰椎间盘检查、骶尾椎检查 4 个部分。

（1）颈椎及颈椎间盘：被检者通常采取仰卧位，头先进，两臂自然下垂置于躯体两侧，肩膀放松向下，下颌微仰；颈部两侧采用棉垫固定。身体正中线与检查床中心重合，保持不动。

（2）胸椎及胸椎间盘：被检者通常采取仰卧位，头先进，双手上举抱头，身体正中线与检查床中心重合，保持不动。

（3）腰椎及腰椎间盘：被检者通常采取仰卧位，头先进，双手上举抱头，身体正中线与检查床中心重合，保持不动。双腿屈曲 35°～40°并固定，使腰椎的生理曲度尽可能地与床面平行。

（4）骶尾椎：被检者通常采取仰卧位，头先进，双手上举抱头，身体正中线与检查床中心重合，保持不动。

2. 定位像　颈椎侧位为颈椎定位像；胸椎正、侧位为胸椎定位像；腰椎侧位为腰椎定位像；骶尾椎侧位为骶尾椎定位像。颈椎定位像需要包括颈椎体；胸椎定位像需包括颈椎体，或包括骶椎椎体；腰椎定位像需包括骶椎体，便于计数椎体。

3. 扫描基线　以观察椎体和椎旁组织为主，扫描基线平行于椎体；以观察椎间盘为主，扫描基线平行于椎间盘。

4. 扫描范围

(1) 颈椎及颈椎间盘：颅底层面向下至 T_1 椎体上部层面。

(2) 胸椎及胸椎间盘：C_7 椎体向下至 L_1 椎体上部层面。

(3) 腰椎及腰椎间盘：T_{12} 椎体向下至 S_1 椎体上部层面。

(4) 骶尾椎：L_5 椎体向下至全部尾椎。

5. 扫描模式　以观察对象来确定脊柱是螺旋扫描还是非螺旋扫描（图 7-32～图 7-35）。扫描相关参数见表 7-22。

表 7-22　脊柱 CT 扫描参数

项　目	内　容
扫描类型	椎体选用螺旋扫描；椎间盘选用螺旋与非螺旋扫描
管电压	120～140 kV
管电流	200～300 mA
螺旋因子	(0.986～1.375)∶1
采集矩阵	512×512,1 024×1 024
采集层厚	0.625～1.0 mm
显示矩阵(dFOV)	512×512,1 024×1 024
重建算法	椎体采用骨重建算法和软组织重建算法；椎间盘采用软组织重建算法
扫描野	35 cm×35 cm～40 cm×40 cm
重建层厚	椎体 3～5 mm；椎间盘 2～3 mm
重建间隔	椎体 3～5 mm；椎间盘 2～3 mm

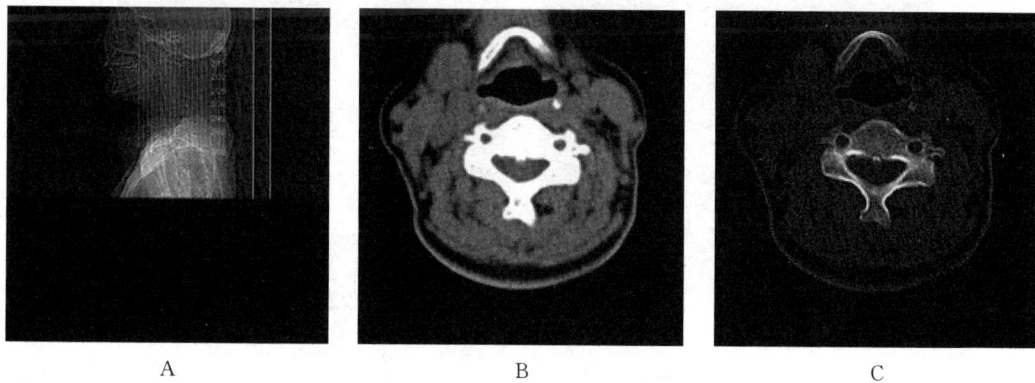

图 7-32　颈椎 CT 图像

A. 定位像；B. 软组织窗图像；C. 骨窗图像。

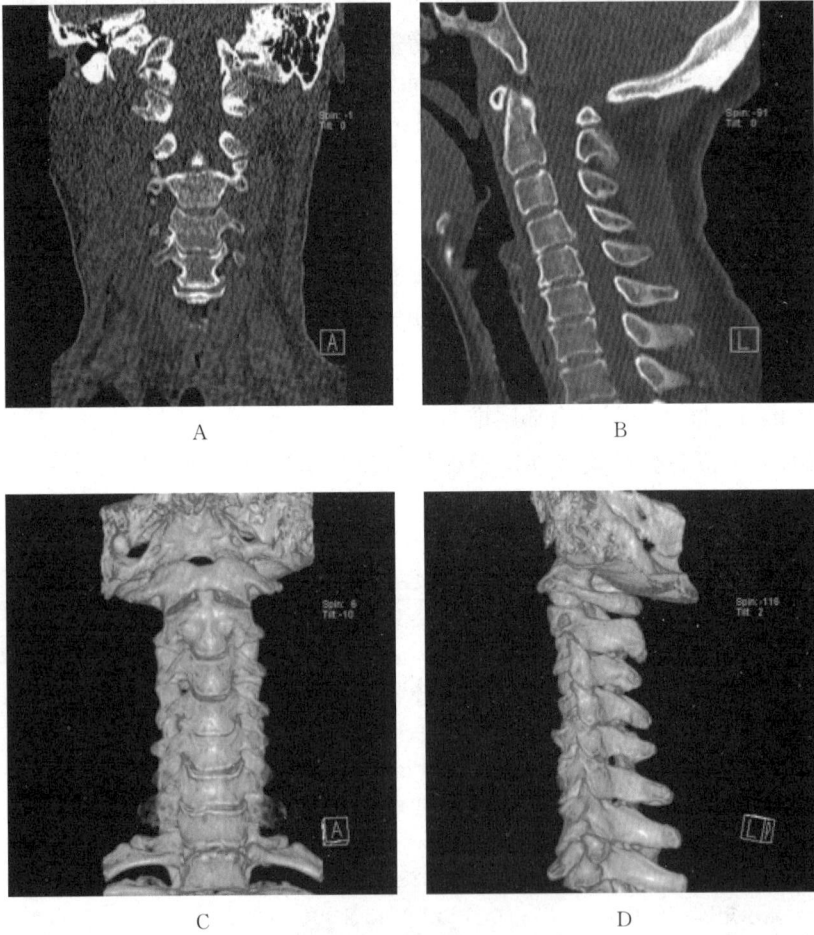

图 7‑33 颈椎重组图像

A. 冠状位 MPR 图像;B. 矢状位 MPR 图像;C. 冠状位 VRT 图像;D. 矢状位 VRT 图像。

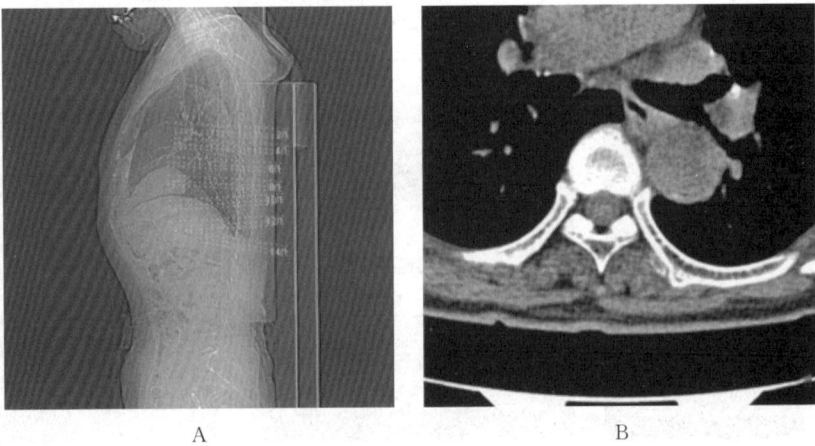

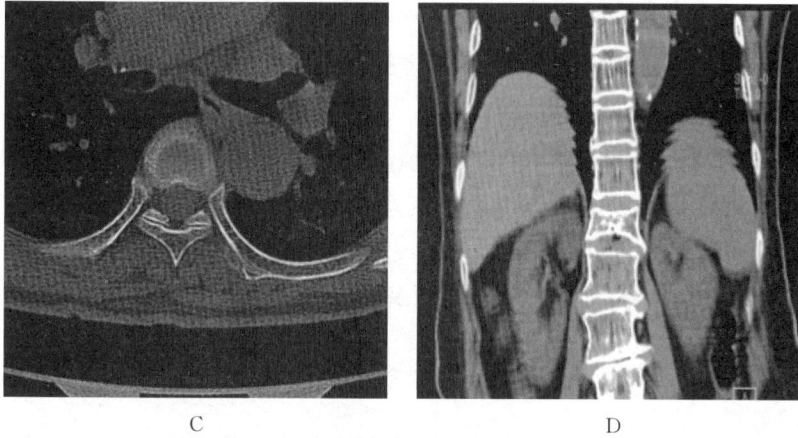

C

D

图 7-34 胸椎 CT 图像

A. 定位像;B. 软组织窗图像;C. 骨窗图像;D. MPR 图像。

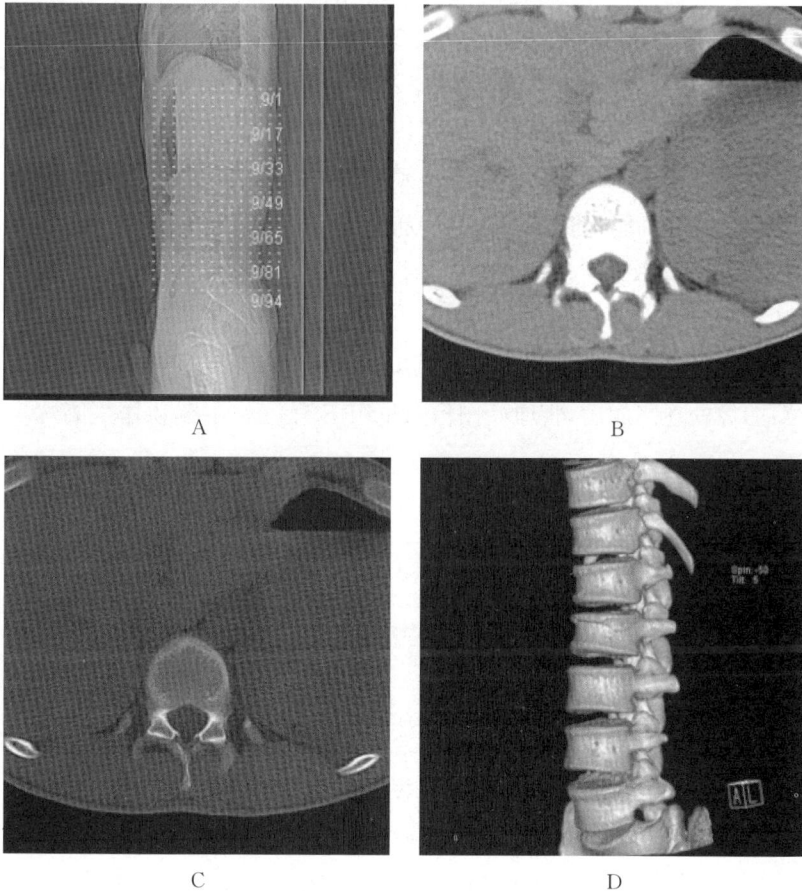

A

B

C

D

图 7-35 腰椎 CT 图像

A. 定位像;B. 软组织窗图像;C. 骨窗图像;D. VRT 图像。

(二) 增强扫描

进行脊柱 CT 常规检查,包括临床外伤和脊柱退行性病变,一般不进行增强扫描即可诊断。对于脊椎肿瘤、骨肿瘤、椎管内肿瘤和血管性病变,一般应行平扫和增强扫描,以了解肿瘤及病变的增强特点;增强时,其扫描方案与平扫保持一致。

1. 普通增强

(1) 对比剂的用法:成人用量 1.5~2.0 mL/kg,儿童用量 1.0~1.5 mL/kg,也可参考药品说明书。压力注射器静脉团注给药,对比剂用量 60~100 mL,速率 2.0~3.0 mL/s,随即再以相同速率注射生理盐水 15~20 mL。

(2) 扫描时相:可以进行多期扫描。多采用经验法,动脉期延迟时间 40~45 s,静脉期延迟时间 60~90 s,延迟期 90~120 s。

四、图像处理

1. 图像重建　脊柱的 CT 检查采用软组织函数算法和骨算法进行重建。颈椎扫描野:20~30 cm;重建层厚:≤3 mm;重建间隔:≤3 mm。胸椎扫描野:30~40 cm;重建层厚:≤3 mm;重建间隔:≤3 mm。腰椎扫描野:26~34 cm;重建层厚:≤3 mm;重建间隔:≤3 mm。骶尾椎扫描野:26~34 cm;重建层厚:≤3 mm;重建间隔:≤3 mm。

2. 窗口技术　脊柱 CT 图像观察的软组织窗窗宽为 300~500 Hu,窗位为 30~50 Hu;骨窗的窗宽为 800~1 500 Hu,窗位为 200~400 Hu。

3. 图像重组　脊柱的影像重组以 MPR 为主。可以从不同方位观察脊柱的生理曲度以及与周围病变的关系。VRT 可以显示椎体骨折的情况,对手术方案的选择有指导意义。

4. 打印及存档

(1) 打印:打印脊柱各个时相的图像,必要时可增加打印重组图像。

(2) 存档:图像处理完成后,将原始图像与重组图像上传网络,供医生阅片。

(刘亚洁　朱　莉　戚　虹　桑玉亭)

第八节　四肢骨、关节 CT 检查技术及应用

人体四肢部位具有良好的自然密度对比。CT 的断面成像很好地避免了四肢解剖结构的重叠,能清楚显示各种骨结构,对 X 线难以发现的骨折和钙化,以及周围软组织改变均可清楚显示。同时,其丰富的后处理技术,为诊断提供了更多的诊断信息,越来越成为四肢骨检查的首选。

一、适应证

(1) 四肢骨、骨关节及软组织的肿瘤或肿瘤样骨病。

(2) 骨关节病及骨关节感染、结核等。

（3）四肢骨及关节外伤骨折及愈合、内固定后复查。

（4）四肢关节脱位及复位后复查。

（5）追踪观察骨转移瘤或术后效果，或 CT 引导下定位穿刺。

二、检查相关准备

（1）检查前叮嘱被检者检查过程中保持体位不动，必要时使用绑带进行固定。

（2）检查前应去除被检查部位的体表金属异物，如金属纽扣、膏药、固定绑带等容易产生硬化伪影的物品。

（3）检查前应对被检查部位以外的射线敏感器官进行有效防护，包括陪护人员。

（4）对于躁动不能配合检查的被检者，检查前应在临床医生的配合下给予镇静措施，以防检查中产生运动伪影。

（5）四肢关节检查常须双侧同时检查，以便对照诊断。

三、检查技术

（一）平扫

1. 体位　四肢关节 CT 检查时被检者体位采取仰卧位，身体正中线与检查床中心重合，保持不动。通常上肢关节扫描，头先进；下肢关节扫描，足先进。具体如下：

（1）双手、腕关节和尺桡骨：可以采用俯卧位，前臂向头侧伸直，掌心向下，紧贴检查床面；如受检者不能俯卧，可采取仰卧位，双臂上举过头，掌心向上，紧贴检查床面。

（2）肘关节、肱骨、肩关节：仰卧位，双上肢自然下垂置于身体两侧，双手掌心向上并紧贴检查床面。

（3）上肢 CTA：仰卧位，头先进，可以将上肢上举；如上肢不能上举，可自然下垂置于身体两侧，掌心向上，平放于检查台面上。

（4）髋关节、股骨：仰卧位，头先进，双足尖向内旋转，关节紧贴检查床面，双上肢置于胸前。

（5）膝关节、胫腓骨、踝关节：仰卧位，足先进；双下肢伸直并拢并紧贴检查床面，足尖向上。

（6）双足：仰卧位，足先进；双足平踏并紧贴于检查床面；身体不动。

（7）下肢 CTA：仰卧位，足先进；双下肢并拢保持对称，足尖向上。

2. 定位像　四肢扫描定位像以正位像为主。在必要情况下，可以增加侧位像准确定位。四肢关节定位须包含相邻两侧的长骨；四肢长骨的定位须包含相邻关节。

3. 扫描范围　在定位像上确定扫描范围。四肢关节扫描须包含相邻两侧的长骨近端；四肢长骨的扫描须包含一侧的相邻关节。

（1）肩关节：肩峰上 2 cm 向下至肩胛下缘，包括整个肩关节。

（2）肱骨：肩峰至肱骨远端，包括一侧关节及周围软组织。

（3）肘关节：肱骨远端至尺、桡骨近端，包括整个关节及周围软组织。

(4) 尺、桡骨:尺骨鹰嘴上缘至桡骨茎突下缘,至少包括一侧关节及周围软组织。

(5) 腕关节及掌骨:尺、桡骨远端至掌骨体,包括整个腕关节、掌骨体及周围软组织。

(6) 上肢CTA:肩峰水平至手指远端。

(7) 双髋关节:髋臼上方2cm向下扫描至股骨小转子下缘,包括整个髋关节。

(8) 股骨:髋关节上缘至膝关节下缘,包括至少一侧关节及周围软组织。

(9) 膝关节:髌骨上5cm至胫骨平台下5cm,包括整个关节及周围软组织。

(10) 胫、腓骨:膝关节上缘至踝关节下缘,包括至少一侧关节及周围软组织。

(11) 踝关节:胫、腓骨远端至距骨中段,包括整个关节及周围软组织。

(12) 双足:包括踝关节,整个足部及周围软组织。

(13) 下肢CTA:股动脉上方水平至足跟。

4. 扫描模式　四肢骨关节以螺旋扫描为主(图7-36~图7-45)。扫描相关参数见表7-23。

表7-23　四肢CT扫描参数

项　　目	内　　容
扫描类型	螺旋扫描
管电压	120~140 kV
管电流	肩:200~300 mAs 肱骨、肘关节:100~200 mAs 尺、桡骨,腕关节,手:80~100 mAs 髋关节、股骨、膝关节:300~400 mAs 胫、腓骨,踝关节,足:200~300 mAs
螺旋因子	(0.986~1.375):1
采集矩阵	512×512,1024×1024
采集层厚	0.625~1.0 mm
显示矩阵(dFOV)	512×512,1024×1024
重建算法	骨和骨关节采用骨算法和软组织算法;血管采用标准算法

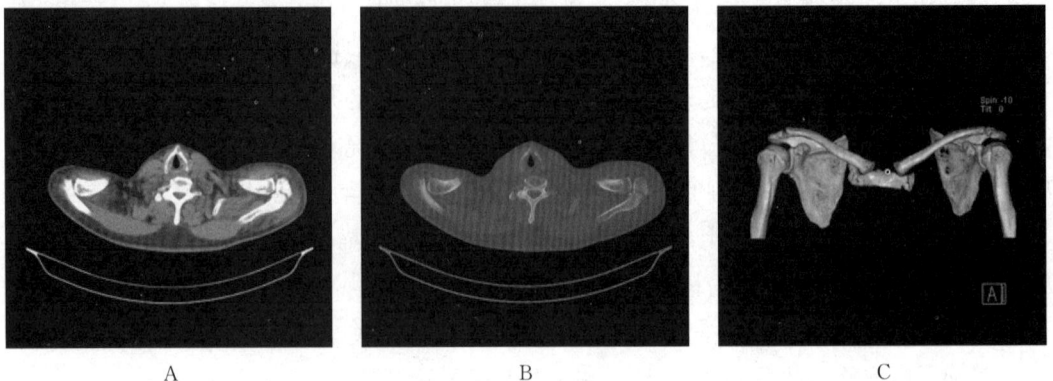

图7-36　肩关节CT图像

A. 软组织窗图像;B. 骨窗图像;C. VRT图像。

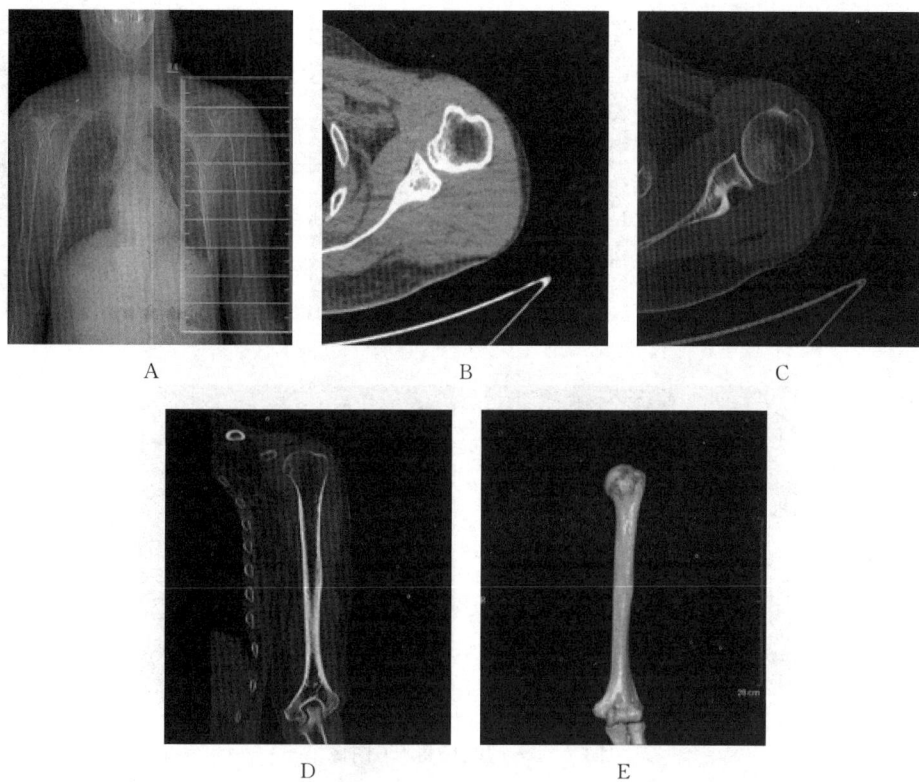

图 7‑37 肱骨 CT 图像

A. 定位像；B. 软组织窗图像；C. 骨窗图像；D. MPR 图像；E. VRT 图像。

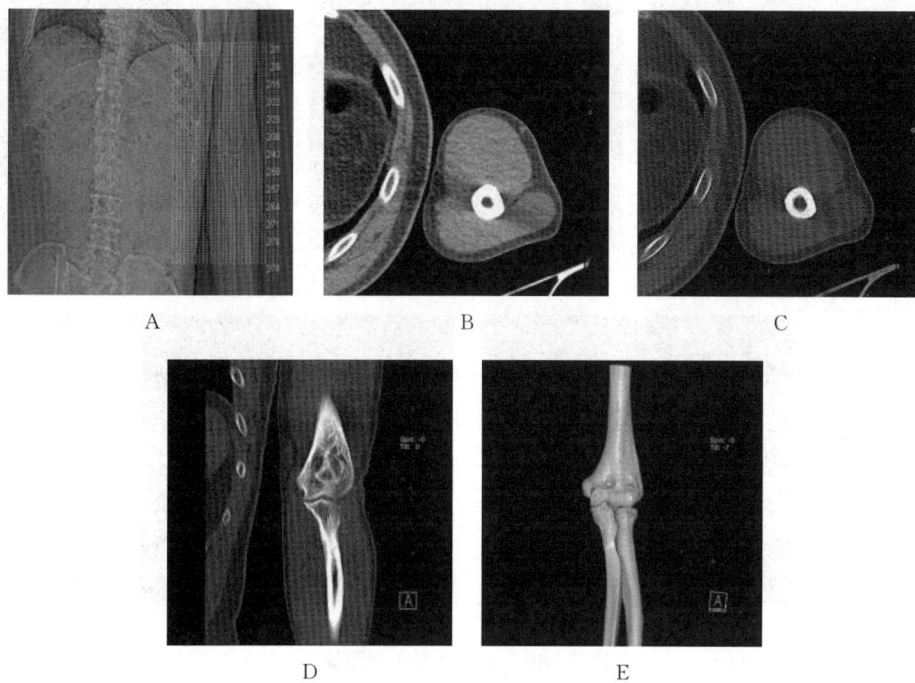

图 7‑38 肘关节 CT 图像

A. 定位像；B. 软组织窗图像；C. 骨窗图像；D. MPR 图像；E. VRT 图像。

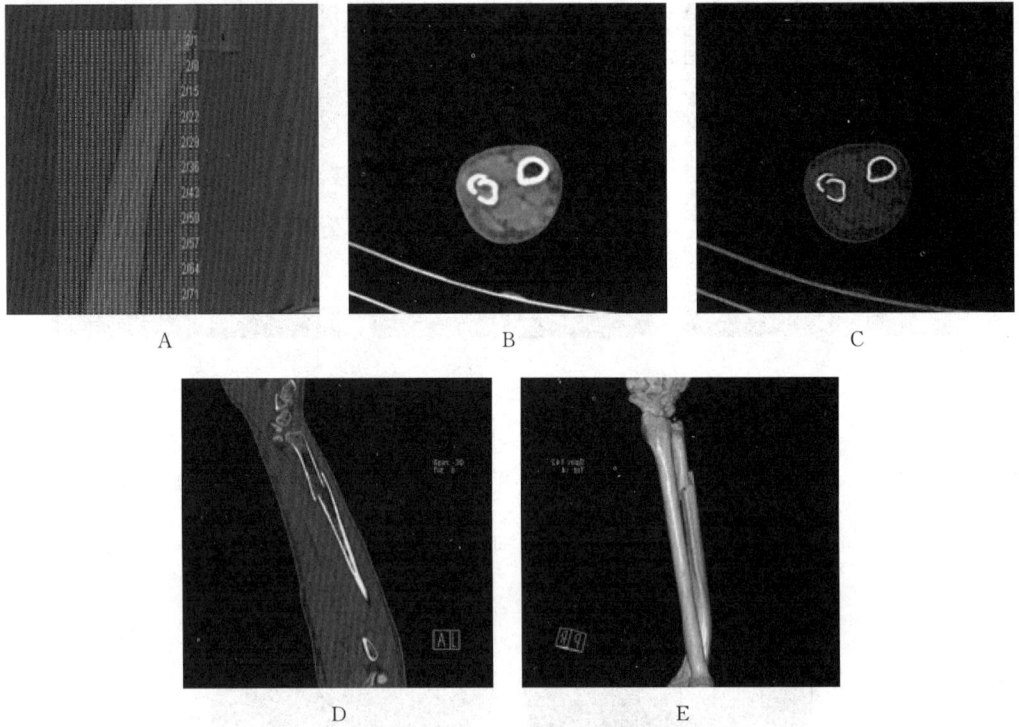

图 7‑39　尺、桡骨 CT 图像

A. 定位像;B. 软组织窗图像;C. 骨窗图像;D. MPR 图像;E. VRT 图像。

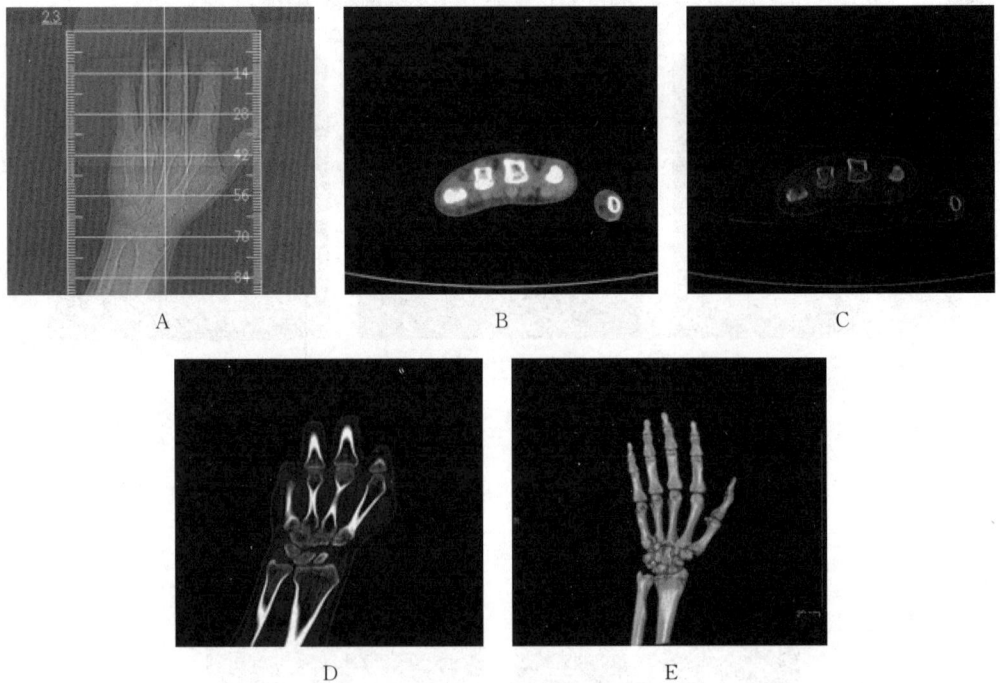

图 7‑40　手及手腕 CT 图像

A. 定位像;B. 软组织窗图像;C. 骨窗图像;D. MPR 图像;E. VRT 图像。

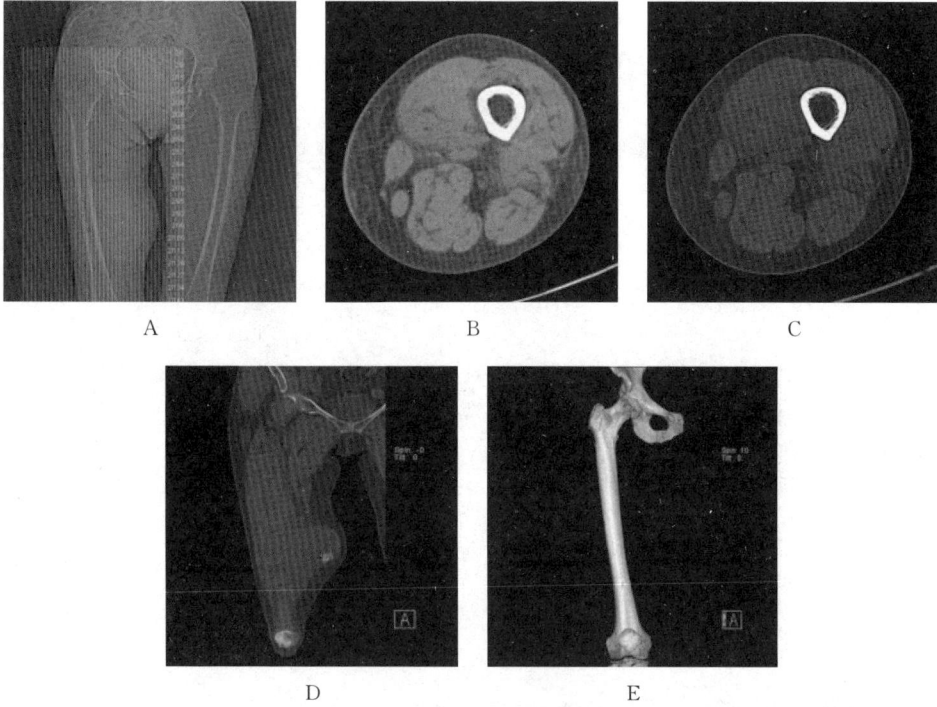

图 7-41 股骨 CT 图像

A. 定位像;B. 软组织窗图像;C. 骨窗图像;D. MPR 图像;E. VRT 图像。

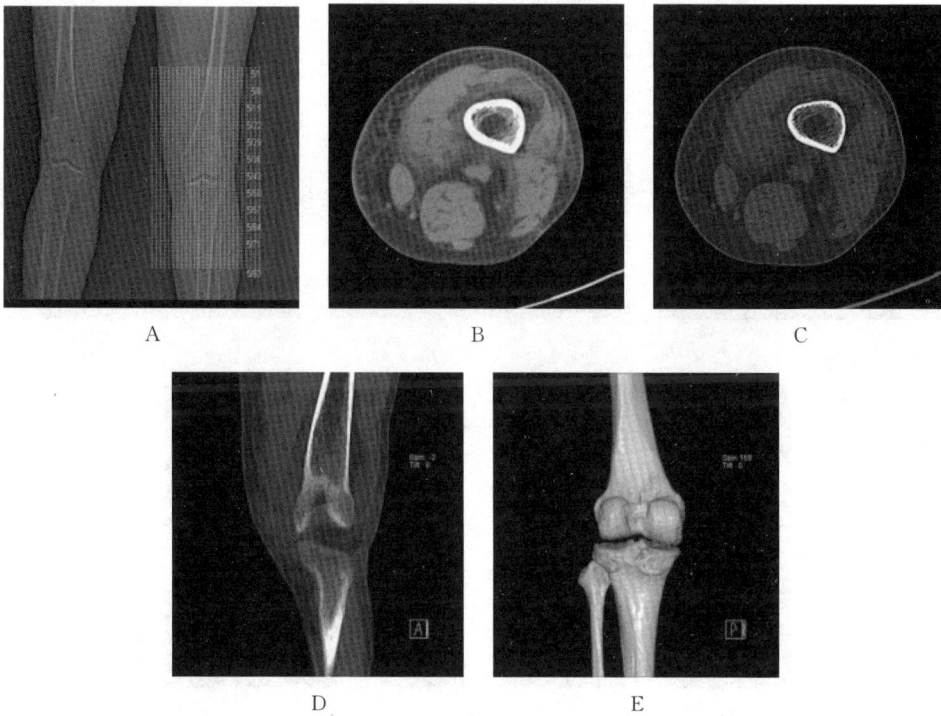

图 7-42 膝关节 CT 图像

A. 定位像;B. 软组织窗图像;C. 骨窗图像;D. MPR 图像;E. VRT 图像。

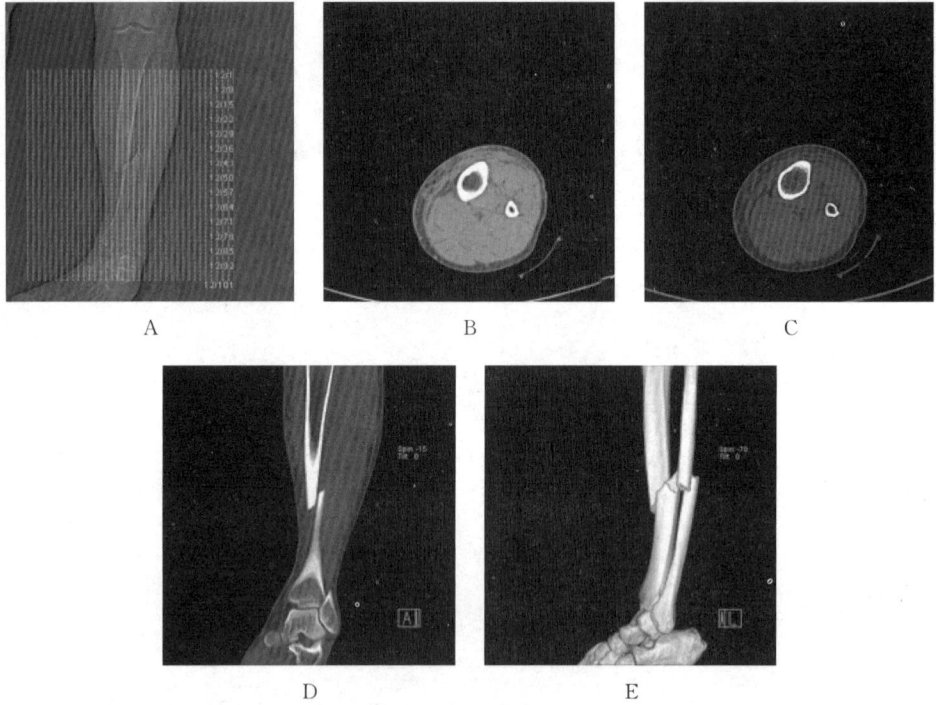

图 7 - 43 胫、腓骨 CT 图像

A. 定位像;B. 软组织窗图像;C. 骨窗图像;D. MPR 图像;E. VRT 图像。

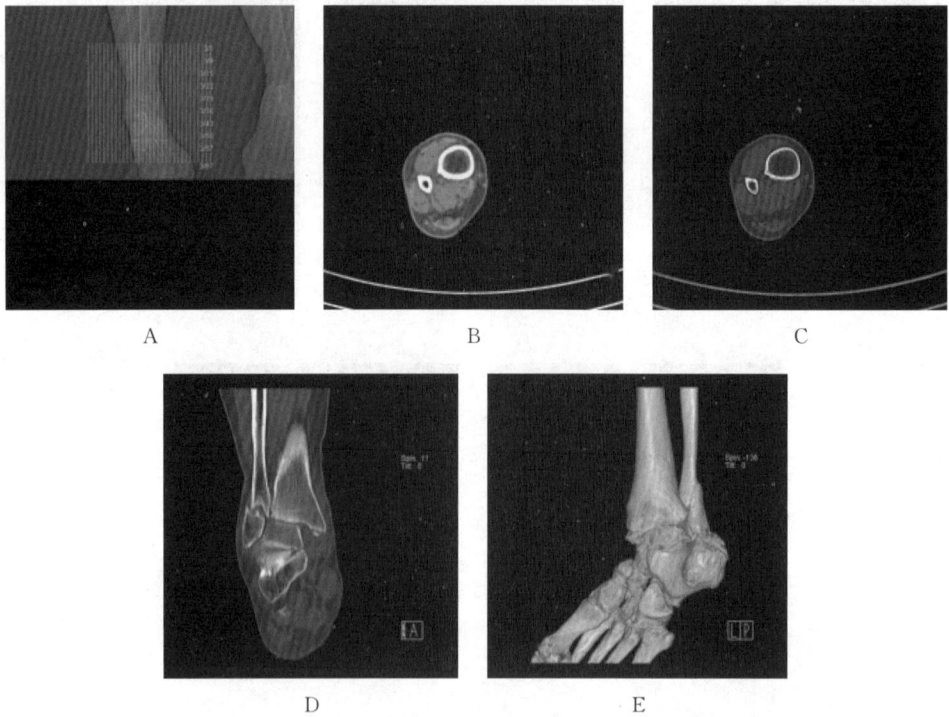

图 7 - 44 踝关节 CT 图像

A. 定位像;B. 软组织窗图像;C. 骨窗图像;D. MPR 图像;E. VRT 图像。

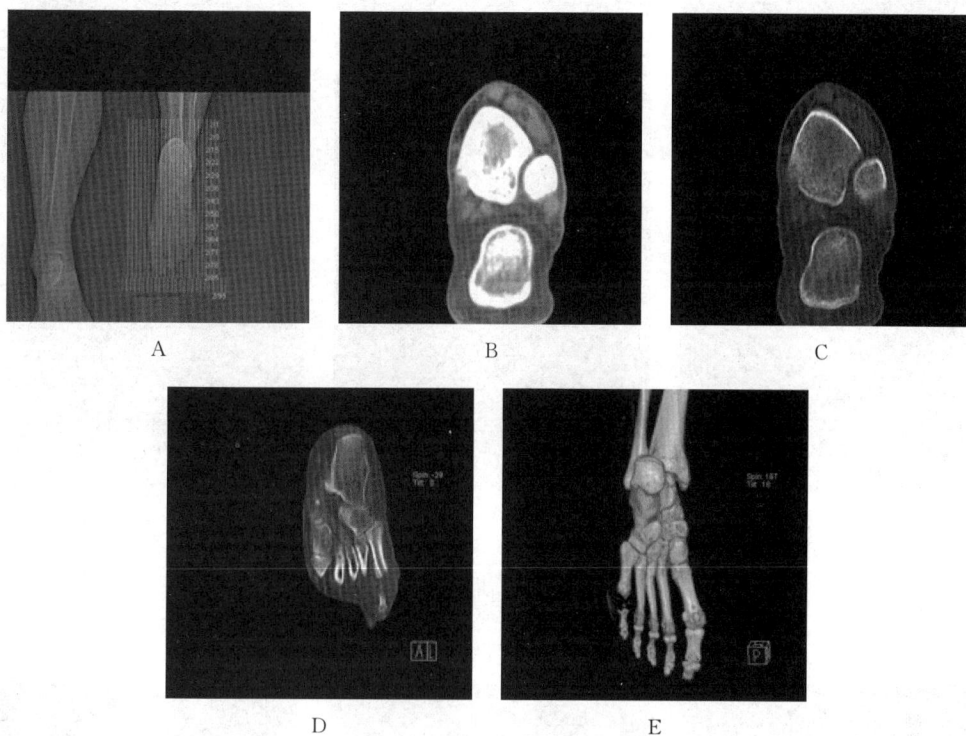

图 7 - 45　足 CT 图像

A. 定位像；B. 软组织窗图像；C. 骨窗图像；D. MPR 图像；E. VRT 图像。

(二) 增强扫描

1. 普通增强

(1) 对比剂的用法：成人用量 1.5～2.0 mL/kg，儿童用量 1.0～1.5 mL/kg，也可参考药品说明书。压力注射器静脉团注给药，对比剂用量 60～100 mL，速率 2.0～3.0 mL/s，随即再以相同速率注射生理盐水 15～20 mL。

(2) 扫描时相：可以进行多期扫描，一般动脉期延迟时间 40～45 s，静脉期延迟时间 60～90 s，延迟期 90～120 s。

2. 血管增强

(1) 对比剂的用法：成人用量 1.5～2.0 mL/kg，儿童用量 1.0～1.5 mL/kg，也可参考药品说明书。压力注射器静脉团注给药，对比剂用量 60～100 mL，速率 3.0～4.0 mL/s，随即再以相同速率注射生理盐水 15～20 mL。

(2) 上肢 CTA：推荐采用对比剂智能跟踪技术。监测平面为主动脉弓，设阈值为 100～150 Hu，扫描方向与目标血管的血流方向一致（图 7 - 46）。

(3) 下肢 CTA：推荐采用对比剂智能跟踪技术。监测平面为腹主动脉，设阈值为 100～150 Hu，扫描方向与目标血管的血流方向一致（图 7 - 47）。

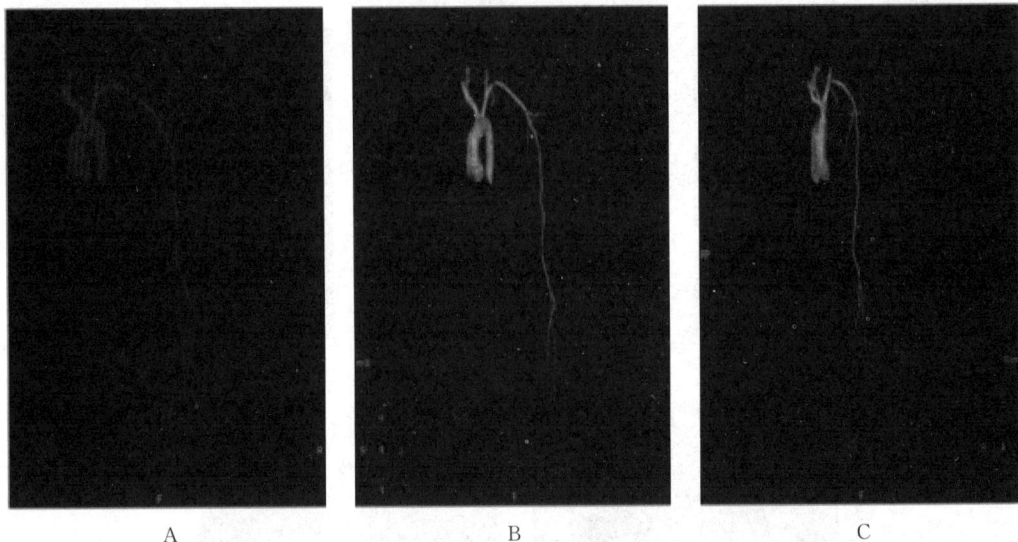

图 7 - 46　上肢血管图像

A～C.不同方位的上肢血管 VRT 图像。

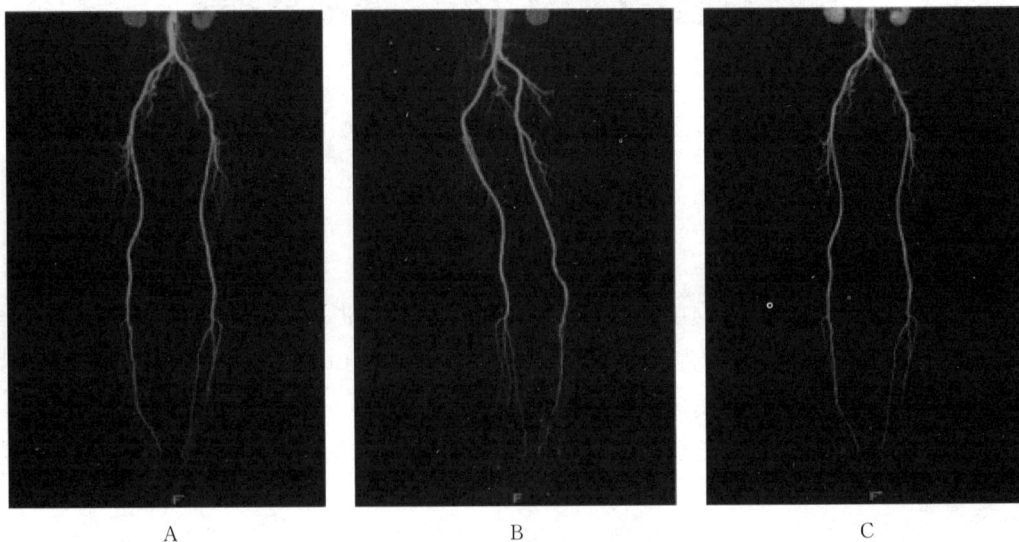

图 7 - 47　下肢血管图像

A～C.不同方位的下肢血管 VRT 图像。

四、图像处理

1. **图像重建**　四肢的 CT 检查采用软组织函数算法和骨算法进行重建。血管采用标准算法重建。扫描野的大小根据检查部位进行调整。上肢的重建层厚≤3 mm,重建间隔≤3 mm;下肢的重建层厚≤5 mm,重建间隔≤5 mm。

2. **窗口技术**　四肢 CT 图像观察的软组织窗窗宽为 200～400 Hu,窗位为 40～50 Hu;

骨窗窗宽为 1 000～1 500 Hu,窗位为 300～400 Hu。

3. 图像重组 四肢的影像重组以 MPR 为主,有利于显示病变的全貌。血管 VRT 可以有效地显示狭窄、钙化等病变。

4. 打印及存档 打印四肢的图像,必要时可增加打印重组图像;图像处理完成后,将原始图像与重组图像上传网络,供医师阅片。

（刘亚洁 朱 莉 戚 虹 桑玉亭）

思 考 题

1. 简述 CT 扫描前准备、扫描注意事项。
2. 简述图像后处理中重建技术和重组技术的区别。
3. 简述颅脑扫描技术要点与图像后处理技术应用。
4. 为何颈部病变 CT 检查常规运用增强 CT 扫描?
5. 简述胸部高分辨率扫描术。
6. 叙述心脏与冠状动脉 CT 扫描的准备与技术操作。
7. 叙述肝脏与肾脏疾病 CT 增强 3 期扫描的技术操作要点。
8. 叙述脊柱 CT 扫描的技术要点与注意事项。
9. 叙述四肢 CT 扫描的技术要点与注意事项。

第八章 CT 设备质量保证和质量控制

质量保证(quality assurance, QA)是确保 CT 系统及其组成部分良好运行所必需的计划和系统措施。医用设备质量保证是指为保证设备有良好的性能要求,能提供高质量的医疗服务,同时使受检者可能发生的意外最少、不适感和检查费用最低而采取的全部措施。医用设备质量保证应符合医疗卫生主管部门、行业委员会和医疗卫生机构等多层次的要求,包括保持设备的最佳性能、维护设备的标准运行环境和提高使用者的素质等。保持设备最佳性能的措施有安装验收、保养、维修和定期检测等;维护设备运行环境的措施有制定并执行标准的运行规范;提高使用者素质的措施有组织管理、思想教育、技能培训和考核等。

一、CT 质量保证的意义

CT 设备的性能不佳或使用不当,不仅会增加受检者的经济负担,也会给受检者健康带来损害,如图像质量差导致误诊、漏诊,或辐射剂量过大可能造成正常组织器官的电离辐射损害等。CT 设备必须保证质量合格、性能优良,能规范完成临床需求的 CT 检查,并把对受检者的辐射剂量减小到合理限度,达到 CT 设备本身能实现的最佳诊疗效果。CT 质量保证的意义就是保证 CT 设备在临床应用中的最佳效率和受检者的医疗安全。

依据国家、行业标准,按照质控管理部门要求,各医疗单位 CT 质量控制小组负责本单位质量保证程序的整体规划,设定质量保证的目标和方向,制定规范并评价有效性,组织质量保证技能培训并考核,完善工作措施并监督反馈等。质量控制小组由放射医生、医学物理师、CT 技术专家及其他相关人员组成。CT 设备的主管技师和护士承担质量保证程序具体措施的执行工作,包括设备日常维护、操作检查、图像质量分析、设备运行状态的记录和上报工作等。

二、CT 设备性能保证要求

CT 设备性能保证是决定 CT 质量的关键因素,直接影响疾病诊断的准确性和受检者的辐射安全。CT 设备性能保证的内容包括日常维护、设备检测、检测结果的评估等。在 CT 设备性能保证中,CT 质量控制小组要设专人负责监督整个计划,赋予其解决问题的权利。责任人应全面掌握 CT 设备性能保证的技术细节,并参与评估和定期比较结果的工作。在质量保证过程中,如果某一结果不在目标容许范围内,需根据相关操作规范暂停 CT 检查工作,采取校正或维修措施恢复 CT 设备性能。

设备检测是 CT 设备性能保证中的重要措施。与"计量法"不同,大型医用设备质量保证依据的是"产品质量法",在目的、要求、标准和方法上都有所不同。CT 设备质量保证检测主要是由卫生行政部门授权的具有相应资质的卫生技术服务机构进行,而计量检测由计量测试中心进行。质量保证中设备检测类型主要有以下 3 种:

(一) 验收检测

验收检测(acceptance test)是指设备安装完毕或设备重大维修后,为鉴定其性能指标是否符合约定值而进行的质量控制检测。验收检测应在 CT 新安装或重大维修后立即委托有资质的技术服务机构进行,以便在保修期内解决设备存在的损坏或缺陷。验收检测未表明新安装 CT 设备调试达标前,医疗卫生机构不得启用设备;重大维修后不能正常运行或未通过相关项目验收检测的设备,一律不得进行受检者的扫描诊断操作。验收检测应严格依据确定的规程进行。检测时,CT 设备供应商代表应到场,协助提供处理验收检测不达标的方法和措施。

(二) 状态检测

状态检测(status test)是指对运行中的设备,为评价其性能指标是否符合相关标准要求而定期进行的质量控制检测。使用中的 CT 设备应委托有资质的技术服务机构每年进行状态检测。状态检测的检测项目与技术要求和验收检测有差异。状态检测应严格依据确定的规程进行。检测时,CT 设备质量控制小组的专职人员应在场协助完成检测,记录并及时上报性能检测不达标的项目和建议措施。

(三) 稳定性检测

稳定性检测(constancy test)是指为确定设备在给定条件下获得的数值,相对于一个初始状态的变化是否符合控制标准,而定期进行的质量控制检测。CT 设备的稳定性检测应由医疗机构自行实施或者委托有能力的技术机构进行。稳定性检测项目与技术要求和验收检测及状态检测都有差异。

稳定性检测的某些检测项目需要建立基线值,即设备性能参数的参考值,通常由验收检测合格所获得的值或相应标准给定的值建立基线值。为使检测结果有可比性,每次检测要保持条件一致。

与某些国家不同,我国的状态检测属于周期性强制检测。某些国家的状态检测是一种对稳定性检测结果进行确认而实施的检测,只有在稳定性检测的结果表明 CT 设备存在问题时,才由使用单位向有关机构提出申请,对不合格项目进一步确定,是一种自觉行为,目的是确认 CT 设备存在的问题,然后由用户根据状态检测结果作出处理意见。所以在这些国家只要使用单位认定稳定性检测结果合格,就不需要进行状态检测。从制度设计和质量保证的角度看,全维度监督和多重保障状态检测更能确保 CT 设备的性能。

三、CT 质量保证要求

CT 的质量不仅与 CT 设备性能有关,也与设备的运行环境和使用相关。为规范和加强医疗卫生机构医用装备的科学、安全管理,提高医用设备使用人员的业务素质,《大型医用设备配置与使用管理办法》要求医疗卫生机构应当对 CT 等大型医用设备的使用人员进行应用培训和考核,业务能力考评合格者方可上岗操作。医疗卫生机构中的 CT 质量控制小组和使用人员不仅应具备相应资质,更应严格按照设备运行要求和行业标准做好相关工作。

1. 建立良好的工作环境 良好的工作环境对 CT 设备稳定运行是十分重要的。设备运行的外部环境包括电源、接地线电阻、电磁干扰、环境温度、环境湿度和室内清洁度等。

供电稳定、电压波动小的电源是 CT 设备正常运行的必要条件。供电电压波动较大时,稳压电路不能安全有效地稳定输出,容易产生瞬时过高压,危及 X 线管安全,损害 CT 的质量。

良好的接地线对于消除各类干扰是非常有效的。CT 设备要求专用保护接地线,接地干线选择线径$\geqslant 16\,mm^2$ 的铜线,接地电阻$<2\,\Omega$。

强交流磁场会干扰 CT 设备的工作。CT 扫描间和操作间必须位于静磁场 $0.1\,mT(1\,Gs)$高斯、交变磁场 $0.001\,mT(0.01\,Gs)$以外的地方。

CT 设备元器件有热容量限制。X 线管、扫描架、操作控制台和电源稳压系统工作时会产生大量热量,使操作间和扫描间内温度上升。一方面为便于设备元器件热量及时散发,对环境温度有一定要求;另一方面室内温度突然变化,会使水蒸气凝聚到元器件表面。应配置空调将温度保持在 18～22℃。

CT 扫描间湿度过高会导致设备组件发生性能变化或锈蚀;湿度过低会导致组件及材料的结构变形或产生静电。CT 扫描间的相对湿度应保持在 40％～65％。

CT 扫描间的清洁度对保证设备长期稳定运行具有潜在意义。灰尘会因静电感应附着于元器件表面,一方面会影响元器件散热,损害其性能和寿命;另一方面会造成图像模糊和伪影。扫描间通风口应安装有效的空气过滤装置,避免灰尘颗粒从外面进入扫描间。

2. 选择优良的与原机配套的 X 线管 为获得良好的图像,防止产生设备伪影,要求射线质量优良、计量恒定。高质量的 X 线管具有良好的旋转阳极靶面,旋转平面稳定,热容量性能好,能满足各种扫描要求,保证 CT 的质量。

3. 正确地实施系统调整 系统调整包括 X 线管的高压和电流、扫描架旋转、X 线准直系统,以及各类校正表。各类性能调整与校正方法由厂家给定,须严格按顺序实施,以保证成像质量。

4. 定期维护　定期维护包括检查电源系统接线和接触器接点是否良好;查看各种电源的输出电压是否正常;检查设备各组件结构和紧固松动部件;查看扫描架上碳刷磨损度,检查滑环轨道,清除滑环面和刷组的碳粉碎屑;测试扫描架旋转速度及稳定性;检测扫描床机械运动的平稳性。这样才能使 CT 设备长期稳定运行,确保成像质量。

5. 正确选择检查程序和扫描参数　CT 的质量不仅要求良好的图像空间分辨力和密度分辨力,一些特殊成像对扫描的时间分辨力也有很高要求。CT 设备使用人员应能对扫描参数进行正确的选择,平衡质量评价参数间的内在关系,例如,在提高图像空间分辨力的同时,必然降低图像密度分辨力,就须适度增加照射剂量、采用高级重建算法来减少图像噪声。总之,应合理选择扫描参数和重建参数,以使图像质量尽可能达到理想的水平。

6. 诊断参考水平的应用　放射诊断活动中,应以获得可接受的图像质量或足够的诊断信息为主要目的。采用诊断参考水平辅助管理受检者的辐射剂量,使辐射剂量和临床诊断目的相匹配,降低非正当过高或过低剂量的发生频率。

(殷志杰　潘宇新)

第二节　CT 质量控制参数

质量控制(quality control,QC)是保持产品、过程或服务满足规定的质量要求所采取的技术措施和活动。CT 的图像形成要经过多个环节,各种因素和技术参数选择不当都可能影响成像质量,造成临床医生的误诊。作为一名放射工作人员首先要掌握 CT 质量控制参数,才能及时分析和判断影响 CT 质量的因素,合理选择技术参数和 CT 图像后处理功能改善成像质量。

一、CT 成像系统的主要技术参数

成像系统整体性能的好坏决定了图像质量的优劣,对成像系统整体性能的评价和检测就代表了对 CT 质量的评价和检测。

1. 扫描时间　又称采集时间(acquisition time),是指完成某体层数据采集所需要的时间,即 X 线管和探测器阵列围绕人体旋转扫描所需的 X 线曝光时间。CT 设备通过设置不同扫描参数改变扫描时间,扫描时间越短,器官运动对 CT 质量影响越小。如多排螺旋 CT 机可在一次屏气期间获得全部扫描的层面数据,消除多次屏气扫描出现的漏扫或重复扫描弊端。

CT 扫描过程中,最短的扫描时间是指 X 线管扫描移动角度在 $210°\sim240°$ 时的扫描时间,称为半程扫描时间(half-scan time)。在管电流固定的情况下,扫描时间短,会增加图像

噪声。在人体器官或组织运动影响不大的情况下,360°的全程扫描(full-scan)获取的 CT 图像质量比较高,但所需的扫描时间通常是半程扫描时间的 1.5~1.7 倍。扫描时间代表了扫描架旋转时间、X 线管热容量等性能指标。

2. 扫描周期　CT 设备完成规定扫描任务的时间周期,即从开始扫描、图像重建一直到图像显示的成像过程。

早期 CT 层面采集中,一个体层平面扫描开始到下一个体层平面扫描开始的时间为一个扫描周期。扫描周期通常包括扫描时间、数据采集系统的数据处理和恢复时间、扫描设备重新定位时间等,其中扫描时间在扫描周期中占比最大,在 60% 以上。

螺旋 CT 层面采集中,X 线管旋转一周(360°)完成数据采集的时间为一个扫描周期。其周期时间是扫描时间和重建时间之和。目前 CT 设备的计算功能强大,具有并行处理和多任务处理的能力,一次扫描后的重建未结束,就可以开始下一次扫描。因此,周期时间并非始终是扫描时间和重建时间之和,缩短扫描时间成为缩短扫描周期的主要途径。CT 发展趋势之一是从提高扫描速度方面提高成像质量,包括缩短数据采集时间和计算机运算处理时间。

3. 扫描范围　检查床每秒移动的距离与 X 线管连续曝光时间之积,即螺旋 CT 扫描受检体的最大区域。例如 10 mm 的准直,曝光时间 20 s,螺距 1.0 时,扫描范围为 200 mm;当螺距改为 2.0 时,同样的准直和曝光时间,扫描范围则达 400 mm。

4. 空间分辨力　又称高对比度分辨力,是指在高对比度(物体与均质环境 X 线衰减系数的相对值>10%,即△CT>100 Hu)的情况下鉴别细微结构的能力。空间分辨力在技术指标中大多以线对数/厘米(LP/cm)来表示,线对数越多,表明空间分辨力越高。早期 CT 设备的空间分辨力一般在 10 LP/cm 左右,目前多层螺旋 CT 可达 24 LP/cm 或以上。CT 的空间分辨力的上限由 X 线管焦点的几何尺寸、探测器单元的几何尺寸、采样率等性能指标和像素尺寸决定。在 X 线剂量一定的情况下,空间分辨力与密度分辨力存在一定的制约关系,不可能同时改善。

临床实践工作中应当全面衡量 CT 成像系统的性能,根据需求将各个性能指标进行综合考虑。

二、CT 图像与传统 X 线图像评价比较

CT 与传统 X 线摄影有很大的区别,不能沿用评价传统 X 线图像的方法来评价 CT 的图像质量。CT 的图像与传统 X 线图像相比较,主要区别如下:

1. CT 图像没有严重的散射线影响　传统 X 线摄影采用锥形 X 线束,其穿过人体后产生较多的散射线作用于 X 线图像上;CT 的成像设备中采用狭窄的扇形 X 线束,其穿过人体后产生的散射线易被后准直器滤过,CT 的图像质量受 X 线散射产生的影响较少。

2. CT 图像没有组织影像重叠　传统 X 线摄影将三维的物体成像在一个二维平面上,X 线图像上的人体结构影像相互重叠,降低了图像的对比度;CT 解决了影像重叠问题,显著增强各种器官或病变组织的密度分辨能力,提高低对比度软组织的成像质量。

3. CT 图像中干扰源的影响较严重　传统 X 线摄影中某处干扰源产生伪影的影响一般只限于照片局部,图像影响程度低;而 CT 中某处干扰源产生伪影的影响会远超图像局部,影响程度高(图 8-1)。

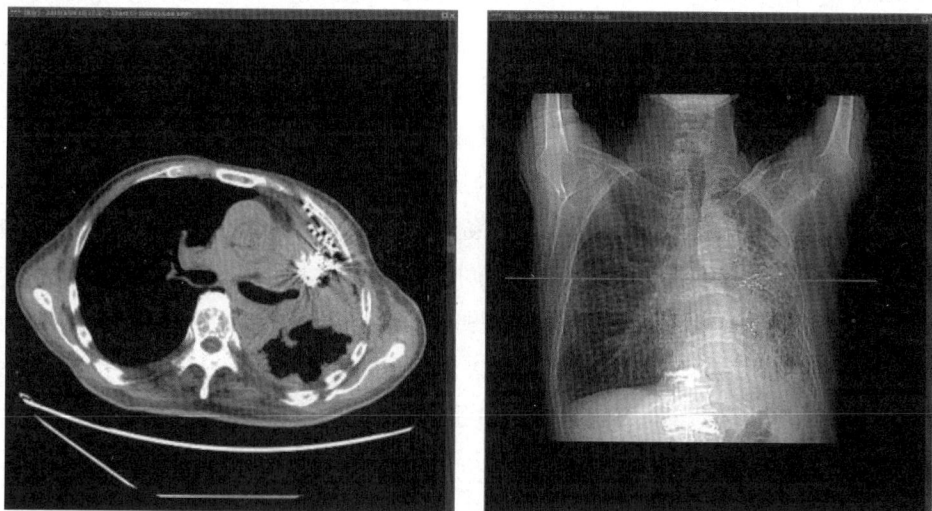

图 8-1　CT 的图像伪影与 X 线图像伪影的影响程度比较

4. CT 图像的空间分辨力在某种情况下比传统 X 线图像低　X 线照射人体后用感光底片直接摄影,胶片感光颗粒要比 CT 设备中探测器取样尺寸小得多;CT 的图像还要经由一定数量的测量值计算出 CT 值,得到显示灰度的图像后打印图像照片,这些过程都影响 CT 图像照片的空间分辨力。

5. CT 图像的影响因素较多　不同扫描方式及参数设置都会直接对图像质量产生影响。如探测器丢失某一投影数值、重建时某一投影数值出现干扰,以及滤波参数选择不当等都会影响 CT 的图像质量。

总之,CT 的图像质量评价比传统 X 线图像复杂,要准确掌握 CT 的图像质量参数,保证成像质量。

三、CT 的图像质量参数

1. 对比度　表示不同物体(受检者的组织器官及病变组织等)密度差异的量,是对不同物体密度的分辨能力,数值上用 CT 值差异表示。

图像对比度为一综合性概念,受 X 线束对比度、物体对比度、接收装置对比度和显示对比度等的影响。CT 的图像要能准确反映受检者的组织器官和病变情况,穿过受检者前 X 线束强度必须是均匀的,即 X 线束对比度为零。现有 CT 设备 X 线管发射的是全能谱 X 线,成像过程中容易受线束硬化的影响,须做好射线硬化伪影的减少工作。物体对比度是指相邻两个物体间的 X 线吸收差异,是影响图像对比度准确性的相关因素。接收装置的基本接收单元对等强度 X 线束的反应应一致,必要时需要做校准工作。

2. 分辨力 CT 的空间分辨力、密度分辨力和时间分辨力是判断 CT 设备性能和图像质量的 3 个重要指标。当泛指某种分辨能力而不涉及具体量纲单位时,常用"分辨力",而各种"分辨率"有特定的量纲单位。

(1) 空间分辨力:能分辨图像内相邻两点的能力。影响空间分辨力的因素有:①CT 设备精度、噪声;②探测器性能(如数目、距离、孔径、宽度等);③焦点的大小;④重建算法;⑤像素尺寸;⑥采样频率;⑦层厚;⑧物体组织间的密度差异等。

针对以上影响因素,可采用以下方法提高图像空间分辨力:①选用机械精准度高、噪声小的 CT 设备;②选用探测器数目多的 CT 设备;③选用探测器单元间距小的探测器;④选用孔径窄的探测器;⑤扫描时采用较小的焦点尺寸;⑥采用锐利算法,如 HRCT 采用骨算法,边缘锐利,空间分辨力高;⑦提高采样频率;⑧视野不变的情况下,减小层厚,采集体素变小。

空间分辨力通常采用两种方法来测试和表示:①采用 CT 设备扫描成对排列、黑白相间的分辨力测试体模,对于获得的线对数进行辨别,可辨别的线对即为空间分辨力(图 8-2)。②采用调制传递函数(modulation transfer function,MTF),通过扫描细金属丝(XY 平面)和金属薄片(Z 轴方向),重建图像后获得点扩展函数,然后作傅里叶变换得到 MTF 曲线。在 MTF 曲线中一般用 10% 和 50% 调制对比度值对应的线对数代表空间分辨力(图 8-3)。

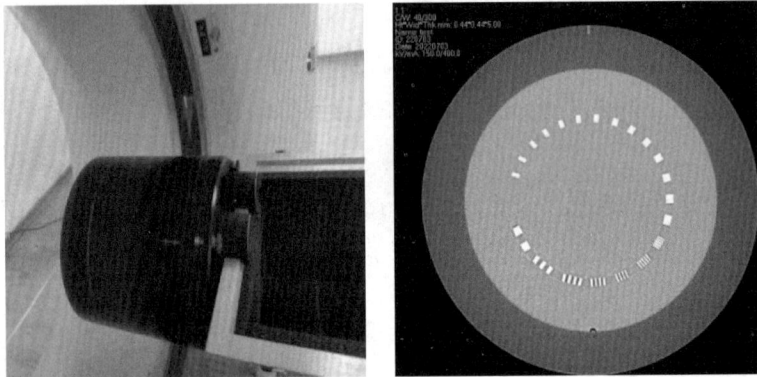

图 8-2 空间分辨力体模和测试图像

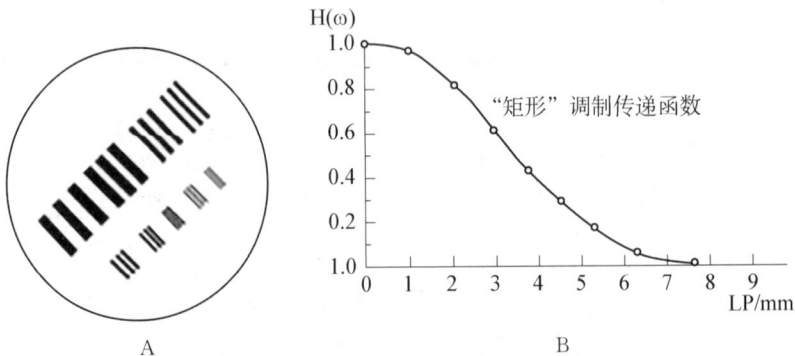

A

B

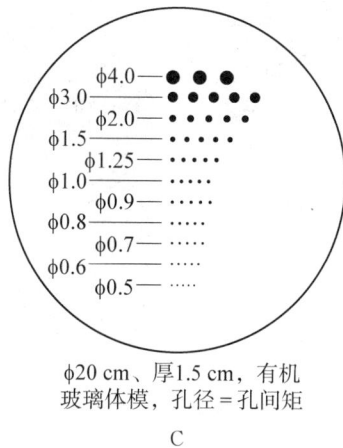

φ20 cm、厚1.5 cm，有机
玻璃体模，孔径＝孔间矩

C

图 8－3　空间分辨力的表示方法

A. 黑白线条体模；B. MTF 传递函数；C. 圆孔体模。

（2）密度分辨力：又称低对比度分辨力，是图像中能显示的最小密度差别，常以百分单位/毫米（%/mm）表示。用 CT 设备对密度分辨力体模进行扫描，密度分辨力通常为（0.25～0.5）%/（1.5～3）mm（图 8－4）。如果密度分辨力为 0.5%/3 mm，则表示背景和目标物体的密度差别等于 0.5% 时最多可辨别直径 3 mm 大小的目标物体。

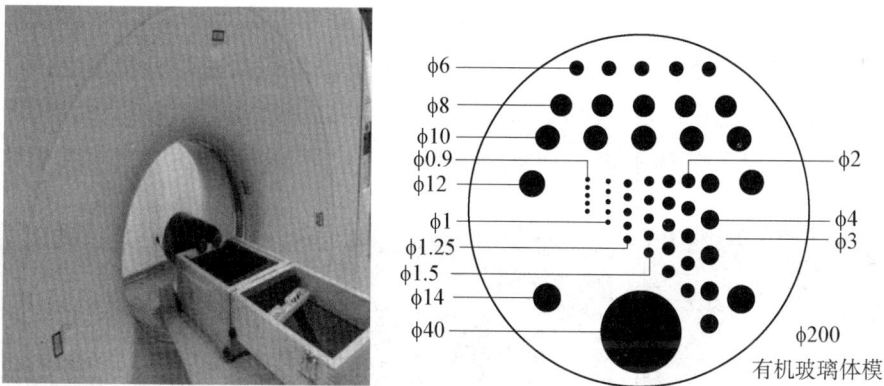

图 8－4　密度分辨力体模和结构示意图

影响密度分辨力的因素有噪声、信噪比和层厚等。噪声、信噪比由探测器灵敏度、X 线剂量决定。探测器灵敏度越高、X 线剂量越大，则信噪比越高，密度分辨力越大。层厚越大，量子噪声越小，密度分辨力越大。临床实践中采用较大的层厚可以减少噪声的影响，但由于部分容积效应的影响会降低诊断信息的可靠性；如果采用较小的层厚则可以减少部分容积效应，但量子噪声增大会使图像的密度分辨力下降（图 8－5）。

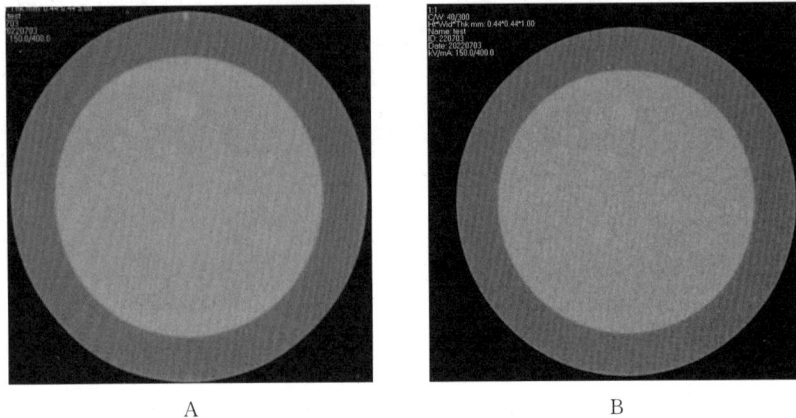

图8-5　密度分辨力测试图像

A.5mm层厚;B.1mm层厚。

CT的图像密度值采用计算机二进制数字表示,模拟数字转换器将连续变化的密度转换为一系列离散的灰阶水平,并将数值同某一密度级相比较,与其相似的灰阶被转换为准确的该级灰阶水平。黑白之间灰阶值有许多级,由灰阶等级或灰阶水平 2^n 决定, n 是二进制的位数,称为比特(bit)。比特值越大,表示量化的精度越高,信息量也越大。比特值可决定CT的图像密度分辨力;同一幅图像用不同的比特值量化,会获得不同的密度分辨力。比特值越大,量化精度越高,密度分辨力也越好。

同一台CT设备在相同的曝光量下,空间分辨力和密度分辨力互相制约。例如使用平滑的重建算法可以降低图像噪声,从而提高密度分辨力,但是会降低空间分辨力。层厚越大,与被检体作用的X线光子数越多,量子噪声越小,图像越细腻,密度分辨力较高,而空间分辨力较低;层厚较薄图像的空间分辨力较高,而密度分辨力较低。不同的密度分辨力图像见图8-6。

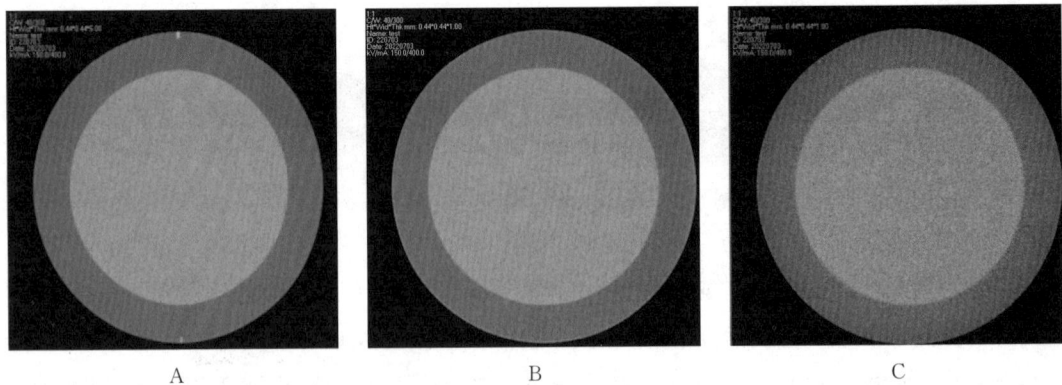

图8-6　不同密度分辨力扫描图像

A.平滑重建算法重组的5mm图像;B.平滑重建算法重组的1mm图像;C.锐利重建算法重组的1mm图像。

(3)时间分辨力:又称动态分辨力,是CT的成像系统对运动部位成像的瞬时显示能力。

时间分辨力越高,同样的检查所需时间就越短,对运动器官及不能很好配合受检者的成像就越清晰。高时间分辨力在心脏成像中发挥重要的作用,减少了心脏搏动伪影对图像质量的影响,有助于观察心脏特定时相;冠状动脉扫描无须屏气可获得满意影像。可通过增加 X 线管和探测器的数量来提高时间分辨力;也可通过多扇区重建或提高扫描架旋转速度和探测器宽度等来提高时间分辨力。

3. 噪声　表示均匀物质影像中感兴趣区域内的各 CT 值对其平均值的变化量,用感兴趣区(region of interest,ROI)CT 值的标准偏差 σ 表示,其检测标准为信噪比(SNR)。CT 设备扫描一个均匀材料物体,观察某感兴趣区域内的 CT 值,会发现 CT 值并不是一个固定值,而是围绕着某一平均值做上下随机分布,这种随机分布就是由成像设备产生的噪声所致(图 8-7)。可以在这一特定观察区域中用 CT 值的标准差 σ 来描述噪声的大小,它是围绕此区域平均 CT 值上下变化的定量值。噪声标准差是一个可测量的参数,通过计算所考虑区域内的平均 CT 值的标准偏差来求得。设 CT 图像中 ROI 内标准偏差为:

$$\sigma = \sqrt{\frac{1}{n} \sum (CT_i \text{ 值} - \overline{CT} \text{ 值})^2} \qquad \text{式}(8-1)$$

式中 n 为 ROI 内的实际 CT 值个数;CT_i 值为等 i 个 ROI 值,i 从 1 到 n;$\overline{CT}$ 值为 ROI 内平均 CT 值,$\overline{CT}$ 值 $= \frac{1}{n} \sum CT$ 值。

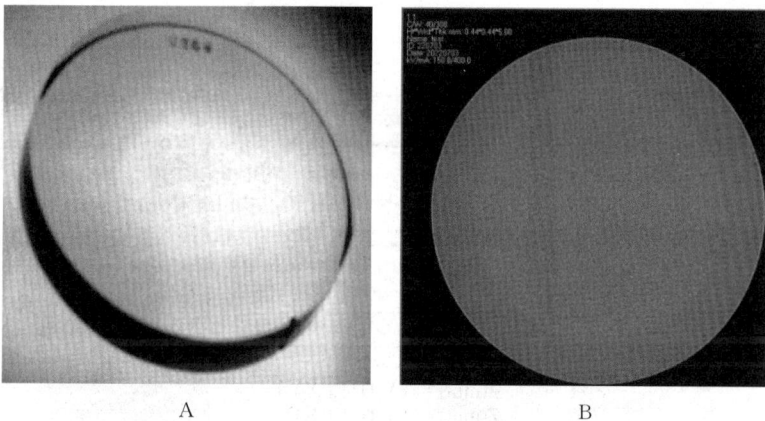

图 8-7　均质水模与噪声测量图像

A. 水模;B. 扫描后影像。

CT 的图像噪声主要分为组织噪声和光量子噪声。组织噪声由各种组织的平均 CT 值的差异造成,即同一组织的 CT 值有一定的变化范围,不同组织也可具有相同的 CT 值。光量子噪声是由于 X 线穿过人体后到达探测器的光子数量有限,致使光子在矩阵内各像素上分布不均,造成扫描均匀组织的图像上各点的 CT 值不相等,CT 值在一定范围内呈常态分布特点。影响噪声的因素主要有:①X 线剂量;②像素尺寸;③层厚;④重建算法;⑤X 线穿过物体的厚度等。

　　针对以上影响因素,可采用以下方法减少噪声:①增加X线曝光量(mAs),可以降低影像中亮度或密度的随机波动,使图像的噪声降低,影像信息量增大,密度分辨力提高。②增大像素尺寸,像素尺寸与扫描野(FOV)及矩阵关系为:像素尺寸＝FOV/矩阵。在FOV一定时,减小矩阵,像素尺寸变大,每个像素内所包含的光子数增加,降低图像噪声。③增加层厚,可增大光通量,降低噪声,但空间分辨力会相应下降。④采用合适的重建算法,重建算法的选择对CT的图像噪声影响较大,不同检查部位应选用不同的重建算法,例如对于软组织的图像重建,可采用软组织算法,图像噪声小,密度分辨力高;而对于骨、肺组织重建,可采用骨算法,图像空间分辨力高,但噪声增大。⑤减小X线穿过物体的长度,被检体对X线衰减量减少,到达探测器的光子数目多,噪声随之下降。

　　4. **层厚** 层厚即体层图像所代表的实际解剖厚度,是影响图像质量的重要因素。层厚越薄,图像的空间分辨力越高,此时探测器所获得的X线光子数越少,CT的图像密度分辨力下降。增加层厚,探测器所获得的X线光子数增多,密度分辨力提高,而空间分辨力下降。CT层厚的大小主要由组织和病变的大小而定。小病变和微小结节的显示,必须采用薄层或薄层加重叠的方式,同时适当增加X线剂量;大病变或组织范围较大的部位,可选择厚层厚且层厚和层间距尽量相等,但对病变内部结构及细微信息的显示,必须采用薄层,以利于观察细节和测量CT值,帮助病变定性。

　　测量层厚的方法通常是扫描体模中一斜置金属丝(片),利用几何投影原理,斜置金属丝(片)在扫描影像上的长度(CT值分布曲线的半高宽)乘以金属丝(片)与扫描平面夹角的正切值即为层厚(图8-8)。

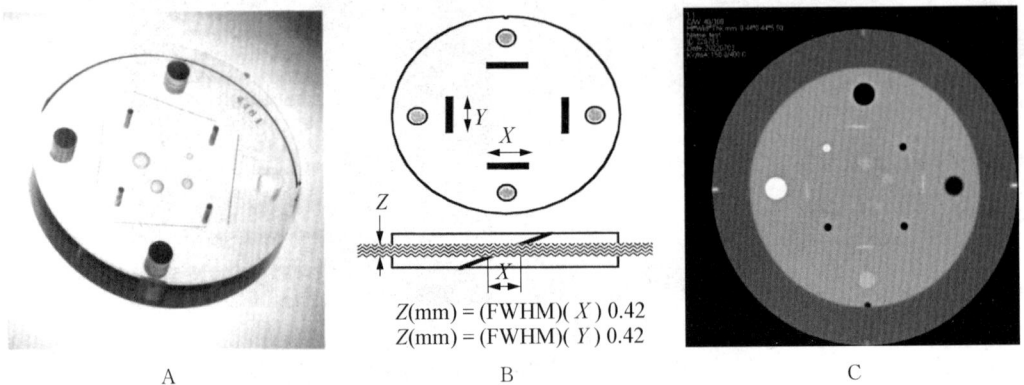

$$Z(mm) = (FWHM)(X)\ 0.42$$
$$Z(mm) = (FWHM)(Y)\ 0.42$$

A   B   C

图8-8 层厚测量示意图
A. 体模;B. 计算示意图;C. 断面像。

　　5. **X线剂量** 在CT扫描过程中,对不同的被检者及同一被检者的不同部位,应根据组织的厚度和密度选择不同的X线剂量。在管电压一定的情况,X线剂量主要通过管电流和扫描时间来改变。管电流大,扫描时间长,X线剂量大;相反,管电流小,扫描时间短,X线剂量小。改变剂量的原则:在保证图像质量的前提下,尽可能降低被检者所接受的X线剂量;

对于密度较大的组织或微小结构的显示,为保证图像质量,可加大剂量,以提高图像的密度分辨力和空间分辨力。

剂量可用辐射检测设备在检测体模内测定 CT 剂量指数(computed tomography dose index, CTDI)来确定。测试剂量的体模为直径 16 cm(用于头部)和直径 32 cm(用于体部)的有机玻璃圆柱体,厚度要大于所用辐射检测设备中电离室的长度。测试体模内有平行于对称轴的电离室放置孔,共有 5 个孔,中心 1 个孔,其他 4 个孔相互间隔 90°且离测试体模表面 1 cm。检测时,不用的孔须插入与测试体模相同材料的插件。辐射检测电离室的长度至少为 10 cm,直径应与测试体模中的孔径相一致(图 8 - 9)。

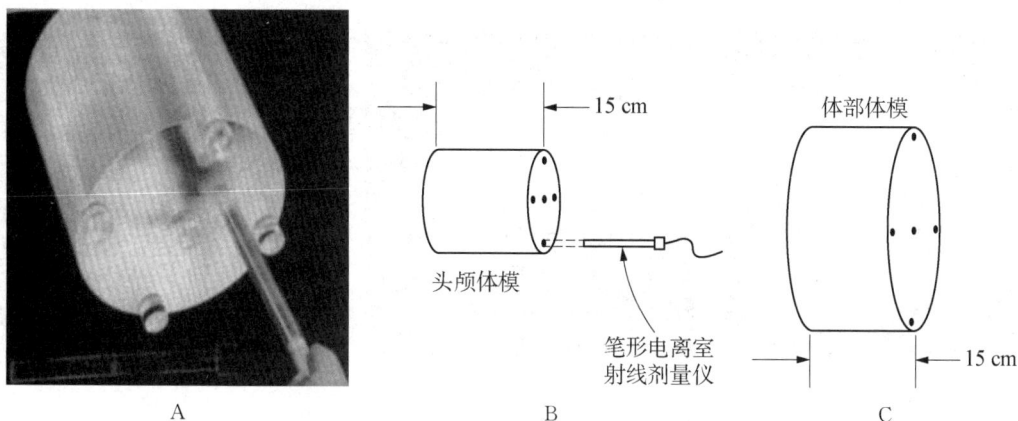

图 8 - 9 笔形电离室测量 CT 设备剂量

A. 实物图;B. 头模测量示意图;C. 体模示意图设备。

6. 伪影 正常 CT 图像以外的非正常影像,是衡量 CT 设备性能好坏的重要技术指标。CT 伪影是由一些非真实的或近似 X 线束衰减完成重建的影像。

根据产生的原因不同,伪影可分成两大类:受检者造成的伪影和设备引起的伪影。常见的伪影:①运动伪影,指受检者呼吸运动、肠蠕动、心脏搏动等不自主运动,或在扫描过程中受检者的运动、X 线管的抖动等,这些导致在图像中产生粗细不均、黑白相间的条状影。②细条状伪影,指成像范围内相邻组织密度相差大,采集的数据量相对不足时产生的伪影。③放射样条状伪影,指成像范围有高密度结构或金属异物所致的伪影。④射线束硬化伪影,指窗口滤过不足导致低能光子被成像范围内高密度物质吸收而形成的伪影。⑤环形条状伪影,指数据采集系统故障,如探测器漂移、探测器间隙变大、探测器与主机的信号传递故障、D/A 转换器故障、采样频率低、采样或测量系统误差等造成的伪影。⑥指纹状伪影,指 X 线管老化造成的伪影。⑦假皮层灰质伪影,指骨与脑组织交界处出现白雾状伪影。⑧模糊伪影,主要指图像重建中心与旋转中心不重合形成的伪影。⑨其他有噪声引起的伪影、部分容积伪影等(图 8 - 10)。

针对以上伪影,可通过以下方法进行改善:①受检者运动伪影,通过屏气、缩短曝光时间并提高管电流、固定成像部位等手段减少或消除伪影。②受检者引起的细条状伪影,扫描时

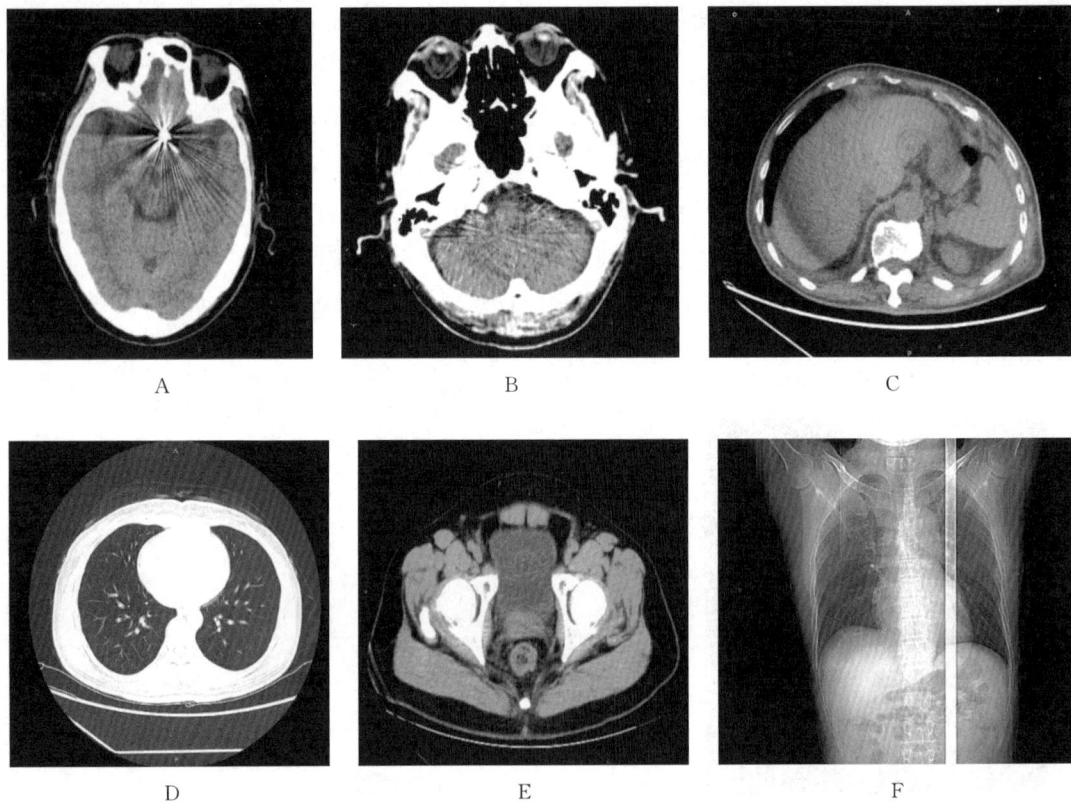

图 8-10 CT图像各类伪影

A. 金属放射状伪影；B. X线束硬化伪影；C. 多同心圆伪影；D. 呼吸运动伪影；E. 单同心圆伪影；F. 窗口硬币定位像伪影。

增加扫描剂量；观察图像时，加大窗宽改善显示效果。③放射样条状伪影，受检者携带的金属物应在扫描前去除，对于头部扫描时无法取下的金属义齿可采用机械倾斜扫描架角度避开。④射线束硬化伪影，增加滤过板的厚度，可使X线光束在穿过人体前，能量更加集中；增加管电压或采用双能成像方法，可有效减少射线束硬化伪影；应用射线束硬化校正、线性内插值及自适应正弦图修复和分频去金属伪影等多种迭代计算，可以明显改善图像质量。⑤部分容积效应，观察图像时尽可能采用薄层重建图像。

（杨　蓉　殷志杰　潘宇新　韩志刚）

第三节　CT 的质量评价

CT设备性能评价是十分复杂的。从应用的层面来看，判断CT系统质量优劣的决定性标准是CT质量。成像系统获得的图像质量是否满足诊断要求，受检者在CT检查过程中受到的电离辐射是否合理，这些都是CT质量控制中需要关注和评价的。

一、CT 的诊断要求

在 CT 检查中,诊断要求的影像标准有解剖学影像标准和物理学影像标准。解剖学影像标准是指 CT 的图像必须满足临床提出问题的需求,用影像解剖学特征的"可见度"和"清晰显示"进行定义,也就是说利用一个主观的、特定的"可视程度"来表征检查部位内解剖结构成像的特征,可视程度分为:①"可见",即器官和组织结构在成像范围内可观察到,但细节未显示。②"关键结构显示",即对有特殊要求的结构的辨别达到了诊断所需的水平,包含"显示"和"清晰显示"两种情况。"显示",即解剖结构细节可见,但不能清晰辨认;"清晰显示",即解剖细节显示清晰,能清晰辨认。以解剖学标准为依据的影像质量评价,应关注对明确病理改变具有重要意义的成像区域内不同组织间的对比,即考虑病变组织与相邻组织间要有一定的对比。

CT 设备扫描性能检测体模获得的物理量,能客观地评价 CT 设备性能和 CT 的影像质量,这些物理量称为 CT 物理学影像标准。这些物理量包括:①图像的噪声、对比度、密度分辨力和空间分辨力。②CT 值的均匀性和稳定性。③扫描层厚和剂量参数。④CT 设备输出量的线性和一致性等。这些物理参数依赖于 CT 设备的技术性能和所使用的曝光参数;定期测量是实施质量保证的重要程序,目的是保持 CT 性能处在最佳状态。

二、CT 的辐射剂量

CT 图像密度分辨力高,在疾病诊断中发挥重要作用。但 CT 被公认为是一种辐射剂量相对较高的成像方式。国际放射防护委员会(International Commission on Radiological Protection,ICRP)推出医用辐射剂量约束的概念,包含了诊断放射学的诊断参考水平。辐射剂量约束概念与《计算机体层成像(CT)的质量标准》(欧共体工作文件)中提出的标准体型受检者的参考剂量值一致。CT 参考剂量值利用对空气吸收剂量的两种描述方式来表示,即用容积剂量指数($CTDI_{vol}$)和剂量长度乘积(DLP)来表示。容积剂量指数是指在标准头颅体模或体部体模单层平面内的平均剂量近似值,用对空气的吸收剂量来表达(mGy);剂量长度乘积是指在标准头颅体模或体部体模某单层平面内平均剂量值与体模被扫描长度的乘积值,用对空气的吸收剂量来表达(mGy·cm)。这两种描述方式适用于标准体型受检者。

医源性辐射已成为公众受到辐射的主要来源,受检者的辐射剂量值应不高于国家有关部门规定的最低辐射防护标准。参考剂量值提供量的指导,有助于在临床工作中判定相对较差或不满意的技术参数,避免使用这样参数的组合。在不影响成像诊断价值的前提下,应通过技术改进选择低于参考值的剂量。

三、CT 扫描与数据处理对成像质量的影响

CT 扫描和数据处理中影响影像质量的成像参数主要有两方面:①与剂量相关的参数,有曝光参数(管电压、管电流和扫描时间)、准直、扫描野、螺距、扫描容积、扫描架倾角等;

②与数据处理和影像观察相关的参数,有显示视野、重建矩阵、重建算法、窗宽、窗位等。CT的成像流程中,每一步骤都会对成像质量造成影响。

1. 检查前准备　CT检查适应证的确认是保证CT图像质量的首要工作;优秀的解释和问诊工作是取得受检者配合、成功完成检查的关键;去除成像部位的异物可以保证图像质量并降低辐射剂量;对邻近成像部位的辐射敏感器官进行包裹式防护是减少受检者辐射剂量的有效手段;对受检者进行必要的呼吸训练可最大限度地减少胸腹部CT扫描的呼吸运动伪影。

2. 定位影像的应用　CT利用定位影像制定扫描计划(如扫描范围、扫描野等),设备根据定位影像进行曝光参数(如管电压、管电流)的自动调整。合理应用定位影像可以减少不必要的扫描,并确保曝光参数的最佳设置。

3. 扫描参数的设置　操作技师应根据受检者的具体情况制定个性化的扫描方案。选择合适的扫描协议可充分发挥CT设备的技术优势;根据受检者病史和问诊情况设置曝光参数,如呼吸配合不佳或婴幼儿受检者进行胸部成像时,可采用大螺距和最短扫描架旋转时间来减少扫描时间,提高图像时间分辨力达到抑制运动伪影的目的。

4. 图像重建参数的设置　重建参数的设置直接影响图像的信噪比、空间分辨力和密度分辨力等质量评价参数。在重建视野一定的情况下增加重建矩阵,会降低像素信号量,提高图像的空间分辨力但降低密度分辨力;对原始数据选择软组织算法重建图像,可降低图像噪声,提高密度分辨力但降低空间分辨力;对原始数据采用迭代算法重建图像,在一定程度上会改善图像的密度分辨力,可用于低剂量CT扫描。

5. 图像后处理　对获得的图像进一步加工,通过窗宽、窗位调节,图像重组和图像测量等图像后处理技术,获得组织信息显示更丰富的影像,为病变的准确定性、定位提供依据。

6. 影像观察　影像观察条件对影像显示有一定影响。用于观察CT影像的显示器在一定程度上影响组织间的视觉对比,应控制好影像的亮度和对比度。胶片打印时的合理排版和设置窗宽、窗位,有利于对影像信息的观察。

CT质量评价参数之间存在相互制衡的关系。临床操作应全面了解影响成像质量的因素,在临床工作中灵活调整各种成像参数,获得最佳影像并同时保证受检者剂量合理。

(杨　蓉　殷志杰　韩志刚　潘宇新　叶硕奇)

思 考 题

1. 理解扫描时间、扫描周期的临床意义。
2. CT图像噪声定量描述的方法有哪些?
3. 简述CT图像伪影的种类、表现形式和改善方法。

第九章　CT 设备安装与日常保养

CT 设备作为大型精密医学影像设备，经过多年的发展，已广泛应用于医院临床工作中，为疾病的诊断提供强有力的依据。CT 设备运行状况不良或发生故障，会给临床诊疗管理带来很大的影响，主要表现在以下 3 个方面：①从诊疗、检查方面讲，会影响 CT 的图像质量，进而影响对疾病判断的准确性，甚至造成误诊、误治；②从经济效益方面讲，当 CT 设备发生故障造成停机，修复需要时间和费用，同时也会影响其他科室相应诊疗业务的开展；③从社会效应方面讲，当患者来医院就诊时，因 CT 设备故障而无法进行检查可能延误病情，给医院的声誉造成不良影响。

因此，在 CT 设备安装初期就要全面考虑，要求选址恰当、患者就诊方便、保养维修便捷、机房温湿度条件符合设备正常运行要求等。CT 设备处于良好运行状态，对医院整体的诊疗活动意义重大，这涉及 CT 设备的安装与维护相关工作。

第一节　CT 的安装

根据制造商设备质量和故障跟踪调查记录显示，同一型号、同一批次出厂的 CT 设备，在使用寿命、开机率等方面可能存在差别，其中 CT 设备的机房工作环境、设备使用状况、日常保养状况及维修状况等，均可能对 CT 的性能指标造成极大影响。

一、安装的场地要求

CT 设备房的选址应当体现"以患者为中心"的服务理念，根据医院工作流程布局，整体规划，全局考虑，遵从下列基本原则：①方便患者就诊。CT 设备房一般应当位于医院门诊和住院部中心位置且设置在一楼。门诊或急诊往往会有一些外伤患者或脑血管意外的患者，病房中也经常会有危急症患者，需要快速明确诊断，紧急处置，因此要求能够快速便捷地将患者运抵 CT 设备房，缩短患者转运时间，方便患者就诊。目前越来越多的医院在急诊室单独配置一台或多台 CT 设备。②有利于影像科整体布局规划和影像管理系统的实施。现在影像科配置有多种影像设备,各种设备之间有着学科互补性,将影像科设备集中在一起,一方面方便患者就诊,另一方面也有利于影像管理系统的实施,便于图像管理和集中诊断,实现影像资源共享。③有利于 CT 设备的安装和维护。CT 设备为大型精密医学装备,机房选择应当注重防潮、防尘、防震。CT 设备一般比较沉重,安装在底楼层面可以降低楼层的负重和机房防护施工,同时方便安装与维护。④符合机房工作场所的防护要求。医用诊断 CT 设备房的设置必须充分考虑邻室及周围场所的防护和安全。

在经过前期的大型设备配置许可申请、可行性采购论证、招标定下机型后,厂方会安排场地工程师进行实地勘察,进行场地设计。一般要求机房结构坚固,面积随机器大小和相应辅助设备多少而异,高度以 3 m 为宜,根据《放射诊断放射防护要求》(GBZ 130—2020),CT(不含头颅移动 CT)机房内最小有效使用面积为 30 m²,最小单边长度为 4.5 m。

在进行机房建设时,首先需要进行环境影响评价和职业病危害放射防护预评估,申请《大型设备配置许可证》。机房装修及设备安装调试完成后,进行职业病危害控制效果放射防护评价及验收评审,然后申领《放射诊疗许可证》,设备投入使用。设备投用 3 个月内按设备不同进行备案或环境影响评价验收,最后申领《辐射安全许可证》。根据 2018 年颁布的《大型医用设备配置与使用管理办法(试行)》及《大型医用设备配置许可管理目录(2018 年)》规定,64 排及以上 CT 设备属乙类大型医用设备,由省级卫生健康行政部门负责配置管理,并核发配置许可证。根据 2021 年颁布的《社会办医疗机构大型医用设备配置"证照分离"改革实施方案》,社会办医疗机构乙类大型医用设备配置许可实行告知承诺制,自由贸易试验区内社会办医疗机构乙类大型医用设备配置由审批改为备案管理,均由省级卫生健康行政部门负责实施。

CT 主机机架底座部分要下挖并按照要求浇筑,能够承受机架有效负荷,防止机架下陷。同时根据机器安装要求,预留辅助用房和铺设电缆所用的电缆沟。电缆的铺设应避开交流电磁场(如变压器、电感器、电动机等),且信号线和电源线应屏蔽、分路铺设。必要时需要做有白铁皮衬里的电缆暗沟,上面加盖,且有防鼠害措施。电缆线若太长,应该波形铺设,不可来回折叠;若有光纤线缆,则应有相应保护以免折断。地面可以用 PVC 塑胶地板或者木地板等铺设,既可防潮,又可防尘。

CT 设备是放射源,整个机房的墙壁、楼板、门窗等都应该符合放射防护要求。《放射诊断放射防护要求》规定,CT 机房 X 线防护层应达到相当于 2.5 mm 铅当量的屏蔽防护铅当量,墙体可以采用 24 cm 厚的普通砖混结构,并用水泥灌缝或 16 cm 厚的混凝土,在墙体上要按照场地图纸设计要求准确设置预埋件并留好预留孔。

二、安装的工作环境要求

(一) 安全紧急装置

扫描室和控制室要装紧急断电开关,以便工作人员一旦发现机组情况异常,可就近立即进行断电操作,防止意外事故的发生。安全紧急开关应安置在离地 1.6～1.8 m 的墙上,防止人员靠墙引起误触碰。在扫描室、控制室离地 0.3 m 的墙壁上,须设若干个单相三线的电源插座,以便后期机器维修保养、局部照明和其他辅助用电设备或仪器使用。每组插座旁最好有单板空气开关控制保护。

(二) 环境要求

一般情况下,CT 扫描装置的环境工作条件应满足如下:①环境温度,扫描室为 18～22℃,控制室为 18～28℃;②相对湿度,扫描室为 40%～60%,控制室为 20%～80%;③大气压力,700～1 060 kPa;④空气净度,必须保证 CT 设备房的空气净度,以使电气设备能正常运行。静电感应可使灰尘吸附于零部件表面,既影响散热、光信号传输,又降低元器件的绝缘、耐压等电气性能。一般可通过空调过滤、风帘和排气风扇来保持与室外新鲜空气的交换,减少空气中的颗粒物。

此外,有些设备供应商提出:正常的工作环境温度与相对湿度相互关系还应满足特定曲线区域关系,即二者组合不得超出图中闭合曲线的范围(图 9-1)。

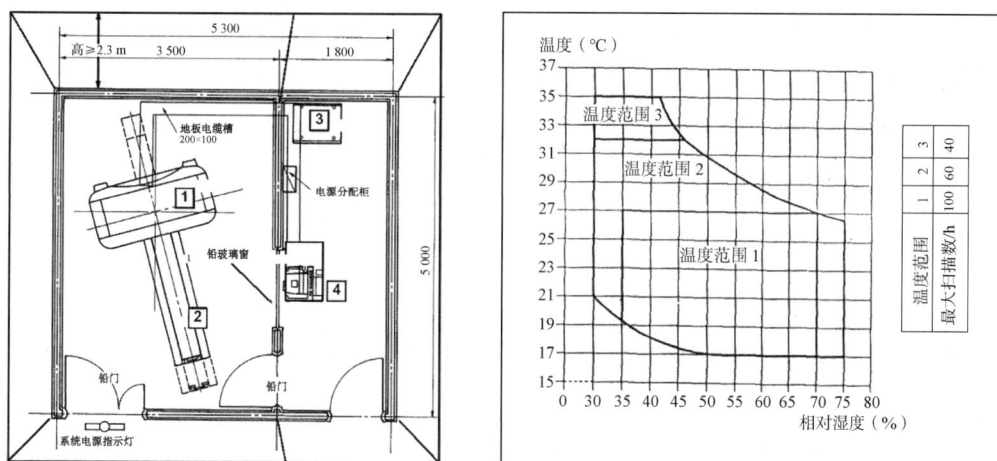

图 9-1　CT 设备房布局和温、湿度要求

左图:1 为机架;2 为检查床;3 为电源柜;4 为操作台。

为了保证 CT 设备在最佳的工作环境中运行,延长机器的使用寿命,各 CT 制造商对扫描室、控制室的温、湿度和空气净化度,又都有推荐的最佳条件(表 9-1)。

表 9-1　CT 机房温度和湿度要求

条件要求	温度(℃)	相对湿度(%)	温度变化率(△u/%h)
机器操作时	22±3	50,无凝水	6
停机时	15～35	10～60,无凝水	—

注:空气应达到 B2 级净化要求;若有计算机室,温度则设定在 18±2℃为宜。

因此,CT 设备房除配置空调、除湿机和通风机等外,还要配备温、湿度计等以监测机房环境。

(三) 电源要求

CT 设备电源不仅要求能够提供足够大的电源功率,还要求电源频率稳定,具体如下:

1. **供电要求**　CT 设备电源电压值的允许范围为额定值的 90%～110%;电源频率 50 Hz 或 60 Hz,频率值的允差为 ±1 Hz;电源容量由各企业标准规定。CT 设备所需的电源应尽量由配电间专用电缆提供,应保证专线专用,不可以和空调、电梯等其他感性负载设备共用同一变压器。为了确保 CT 设备的供电稳定,抑制脉冲浪涌干扰,一般需加接交流稳压器。若条件许可,建议每相安装一个滤波器。现在 CT 设备出厂时,通常会自带一套系统计算机用的不间断电源(UPS);若未配置 UPS,建议增购,以保障计算机系统正常工作,防止突然断电造成数据丢失、程序出错和零部件损坏。

2. **功率要求**　CT 设备系统电源干线容量应大于机组额定总功率的 10%～20%,并具有足够小的内阻。

3. **接地要求**　CT 设备必须有良好的接地装置,其电阻 $<4\Omega$,每隔半年需检查 1 次。接地端到所有被接地保护的金属零部件间的电阻必须 $<0.1\Omega$。

(四) 其他

机房布局要合理,不得堆放与诊断工作无关的杂物。机房门外要有电离辐射标志,并安设醒目的工作指示灯。

三、安装流程

(一) 开箱检验

设备到货后,要对运输情况进行检查,检查是否缺货、包装箱外观是否完好,并确认箱体是否按照标志正确放置,确认未受到雨淋、水浸,防侧倾标记未发生变色(有的包装箱侧面有"倾斜倒置记录标志",只要该箱曾经被倒置或大幅度倾斜,标志颜色就会变化),并拍照留存。

在确认运输无误后,方可开箱。在约定的开箱日期,组织设备管理部门和使用部门,以及供应商、厂家工程师等人员,进口设备还需要商检人员到场,一起开箱,检查箱内物品有无伤损,并做好记录。

(二) CT 主要部件的放置

CT 设备的主要部件包括扫描架和扫描床,其体积较大,安装前应按照机房的安排布局就位,不宜来回搬动,以免碰坏。设备部件的安装,按照利于工作和方便患者,以及机器正常运行的原则设计,根据机器的机械安装图,在扫描室地面上画好机架和床的位置,标明各部件的尺寸和相互关系及固定螺孔的位置,争取精确定位,一次搬运到位。注意机架扫描旋转轴和床面移动中心轴所构成的平面要垂直于基准水平面,细心对准后,用地脚螺丝固定。

(三) 扫描架、扫描床及控制台的安装

将扫描架平稳地移到目标位置,调整两端的底座使其水平,并用膨胀螺丝固定。安装扫

描床时,应先细心调准机架采样孔旋转轴、床面移动中心轴和床面水平(需通电调整扫描床完成后),再用膨胀螺丝固定。

控制台安装在控制室内,位置应便于操作人员通过观察窗口观察扫描架的面板显示屏、倾斜运动和扫描床升降、水平运动。安装扫描架、扫描床及控制台时,拆除各部件的固定挡块(运输时防止移动损伤)和支架(多为红色或黄色)。

(四) 铺设配线

设备就位后,按照安装手册进行机房实际布局,确定最佳布线方案,将各部件连接电缆连接到位,核实各连接电缆线的编号和标记,并检查各个连接件、螺丝等,确认连接紧密无松动,最后连接电源电缆。将电源线、信号线、地线分类布线捆扎。同时检查并确保:①电源线和电源柜符合设备要求;②接地电阻符合设备要求;③电源的电压、频率、功率符合设备要求;④电缆沟布置合理,各电缆的布线正确、合理;⑤各部件的接地线连接到总接地线处,并防止接地电流引起的干扰;⑥电源零线(中线)不能当地线用。

(五) 通电调试

机械安装完成后,确认电压、相序、地线等均正常,尤其是相序,一定要重点确认,否则可能使机架运动反转,损坏设备。通电试验,检查各运动部件是否运动正常。通电测试完成后进一步对机器性能参数进行调试和检测校准。

1. 通电调试的原则　先附件后主机、先低压后高压、先单元电路后整机。

2. 单元电路的通电调试　逐个进行,以防通电时一个电路的故障造成其他元器件的损坏。

3. 机械运动的通电调试　主要包括:①扫描床升降和平移运动;②扫描架倾斜角度的检查和调整;③定位灯准确性的检查和调整;④扫描架的旋转调试,特别是旋转均匀性;⑤视野选择的检查和调整;⑥准直器的检查和调整。

4. 整机调试　机械性能调试完毕后,必须进行整机调试后才能投入使用。调试前检查确认所有部件安装完成情况,主要包括:①所有系统软件和客户软件;②图像处理工作站;③网络连接;④不间断电源;⑤空调系统;⑥X线指示灯(控制台、扫描架前后和机房门的X线指示灯,以及机房门联锁装置)。

CT设备的调试工作基本上是通过运行测试软件来完成的。调试的主要内容包括:①X线的产生(包括X线管电压、电流、灯丝电压、X线管中心调整);②探测器的信号输出;③准直器校准;④扫描床运行;⑤图像显示系统;⑥激光相机。

注意在X线曝光前,首先进行X线管预热或X线管训练(从低电压到高电压,每挡电压从低电流到高电流,逐步进行,使X线管逐步加温到工作状态)。

上述调试完成后可利用CT设备附带的体模进行体模测试。体模测试前,要求进行空气校准,以保证体模测试数据的精准。体模测试主要测试CT值的均匀性和准确性,测试是否有伪影。测试时要求在水模图像中间和四周(中心及偏离水模边缘1 cm的12、3、6、9时钟位置)各设置一个感兴趣区,其CT值差异应≤4 Hu。CT值校正一般可通过CT设备的随机软件来校正。

整机调试完成,各项检查正常后,再对 CT 设备的各种功能,用相应的程序逐一扫描测试,若发现问题应及时调试。当全部功能达到技术标准时,方可对患者进行 CT 扫描检查。

5. 软件测试　根据选购配置的要求进行软件测试验证,如三维重建、血管重建、CT 灌注成像、心脏功能成像、肺功能分析、肺结节分析等。应用模型或志愿者扫描检查,并进行后处理。

(六) 验收

整机调试完成后,由医院设备科组织放射科、厂家、质检部门人员对设备各项性能指标进行验收。验收应根据招标文件和合同技术配置单中的各项功能(包括软件功能)进行,达到国家相关技术标准后方可投入临床使用。验收主要包括如下:

1. 电气环境验收　需要测量空气开关与交流接触器电流,电源进线端与设备进线端各节点间电压、电流,接地电阻值等。检查并确认电缆连接可靠、配电箱内中性线与地线没有短接、地线与中线没有混用、独立接地设备之间有等电位连接、空调与 CT 设备没有共用电源线和地线、空调温度传感器位置正确等。

2. 机械性能验收　主要包括扫描架、扫描床、X 线准直器、探测器系统等,其性能指标包括定位光精度、床运动精度、扫描架倾角精度等。

3. 电气性能验收　对剂量相关参数检测,主要包括曝光参数和 CT 剂量参数等。

4. 图像性能验收　主要包括空间分辨率、密度分辨率、噪声、CT 值准确性、均匀性、层厚等指标,图像性能是验收的关键和重点。

5. 功能软件验收　略。

6. 稳定性检查验收　检测 CT 在给定条件下形成的影像相对于一个初始状态(基线值)的变化是否符合控制标准。

四、方舱 CT 安装的特殊要求

方舱 CT 对工作环境、设备、工作流程、辐射安全、防疫安全等有一定要求,安装时要特别注意。

(一) 方舱种类

1. 标准集装箱方舱　长条形方舱,优点是简洁、建设容易,缺点是空间狭小。

2. 多功能方舱　CT 扫描室空间达到 30 m²,可以配置和扩展更多功能单元。

3. 高寒方舱　主要是为适应冬季气温达到 -30℃甚至更低的特殊高寒地区。

(二) 方舱选址

方舱 CT 的选址基本原则是符合防疫和辐射安全规定,远离人群,保障发热患者检查路径合理。机房地理位置相对独立、位置空旷,考虑风向、排水等因素。确定地址后,铺装水泥平台,确保方舱 CT 安装水平、稳固。操作室门靠近医务人员通道,患者通道与 CT 扫描间之间开辟专用通道,规划指定路线,减小通风暴露风险。隔室操作是防护安全的基本保证,能够完全由操作盘控制。另外,遥控扫描和两套独立紫外线消毒设备性能要可靠。

(三) 方舱 CT 主要结构

方舱 CT 的主要外部结构是方舱箱体。方舱箱体内设有隔开的扫描间和操作间;扫描间内放置 CT 扫描架、与 CT 扫描机架匹配的检查床及扫描设备;扫描间均设有隔离防护层;操作间放置有配电箱和用于实际 CT 扫描的控制设备。

由于方舱 CT 是由简易箱体组成,所以安装使用时,要特别注意防水、防潮及温度控制,严格按照 CT 设备正常运行时环境控制(主要是温度、湿度、通风、防尘)。

(四) 方舱 CT 安装注意事项

方舱 CT 箱体部分可使用非屏蔽性及屏蔽性墙板模块化拼接,现场完成组装;也可采用一体化方式,出厂时操作机房、CT 设备和系统集成安装到位(图 9 - 2)。箱体采用吊装或者自起降自动调平机构安装,升降过程箱体保持水平,安装后 CT 设备保持水平。方舱放置完成后,解除 CT 轴承及扫描床锁定后即可通电运行。CT 设备对震动敏感,需要对扫描机架、扫描床安装防震垫或防震底板等进行减震处理。方舱 CT 的铅玻璃及扫描间 6 个面防护等级需要满足《放射诊断放射防护要求》(GBZ 130—2020),设备质控需满足《X 射线计算机体层摄影质量控制检测规范》(WS 519—2019)。

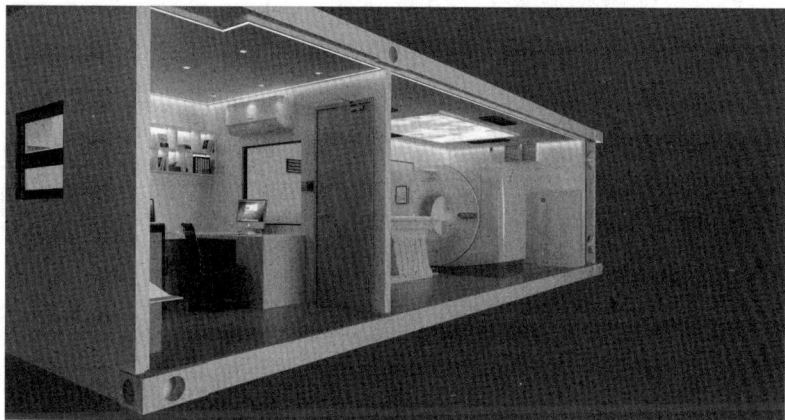

图 9 - 2　方舱 CT 外观示意图

五、小型移动 CT 安装要求

小型移动 CT 体积小、重量轻,可手动或电动移动,采用普通 220 V 交流电源或内部蓄电池启动扫描,辐射防护性较好,常用于重症监护病房、手术室、急诊室等场所。主要由扫描机架、检查床、控制台三部分构成(图 9 - 3)。机架内集成所有重要部件,包括低功率 X 线球管、高压发生器、固体探测器等。检查床能与机架对接固定,也可不使用检查床进行 CT 检查。小型移动 CT 整机安装,开箱后放置平整清洁地面即可通电调试运行。

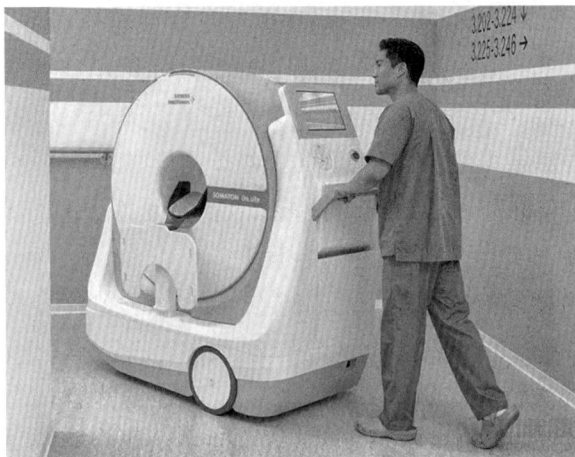

图 9-3 小型移动 CT 外观示意图

六、车载 CT 安装要求

车载 CT 安装迅速,转移灵活,应用于职业病筛查、偏远地区体检等常规用途;军事保障、抢险救灾、特勤等军事用途;重大传染病、突发公共卫生事件等特殊用途。依据《放射诊断放射防护要求》(GBZ 130—2020),车载式诊断 X 线设备不应作为固定场所的常规 X 线诊断设备。车载 CT 需满足《车载医用 X 射线诊断设备专用技术条件》(YY/T 0746—2021)要求。

(一) 车载 CT 分类

按承载力不同,可分为救护车型、客车型、卡车型、半挂式卡车型。救护车型安装小型移动 CT,客车型可安装 64 排以下 CT,卡车型及半挂式卡车型可安装 64 排及以上 CT。客车型、卡车型及半挂式卡车型与方舱 CT 类似,设有隔开的扫描间及操作间,部分卡车型及半挂式卡车型到位后可转换为方舱 CT。

(二) 车载 CT 场地要求

场地需满足车身承重、转弯半径等要求,地面平坦,没有坑洼或凹陷。选址避开人员停留和流动的路线。车辆周围 3 m 处设立临时控制区,边界上设立清晰可见的警告标志牌和电离辐射警告标志,区内不应有无关人员驻留。停车时确认线缆箱位置距离电源接入端小于线缆长度。

(三) 车载 CT 安装要求

(1) 出库前检查空调、除湿机、不间断电源状态及发电机油量,确认防护门、检查床等移动部件锁止、处于运输状态后方可行驶。

(2) 到达场地后接入外部 380 V 或 220 V 交流电源及地线,或应用自身发电机组供电,调平系统调平,解锁防护门、检查床等移动部件。

(3) 确认车厢空调、除湿机处于正常工作状态,扫描间和操作间温、湿度处于正常范围内,不间断电源电量为满电状态后启动 CT 系统。

（4）检查结束后,检查床退至零位并降到最低锁止,机架恢复到 0°位置,关闭系统和不间断电源,收回调平系统及线缆,确认移动部件锁止并处于运输状态后驶离。行车过程中保持空调正常运行。

（周晓军　杨玉龙　曹国全）

第二节　CT 设备的日常维护与保养

一、操作规范

CT 设备价格昂贵、结构复杂、模式繁多,任何操作必须谨慎,稍有差错就可能影响正常运行。一般来讲应遵循下列原则和规程：

（一）加强操作人员的技术培训,合理使用扫描参数

CT 设备操作人员必须经过专门的上机培训,具备专门知识和操作技能,熟悉 CT 设备的结构、工作原理、不同病变的参数选择等。应按国家的相关规定,操作人员经过专门的 CT 设备上岗培训并获得合格证书,掌握上机操作要领后才能上机操作。CT 设备针对不同的扫描对象和人体器官组织设置有不同的扫描参数组合。操作人员也可根据医院的具体情况,制定合适的参数组合,这样一方面可减少操作时间；另一方面也保证了图像的诊断质量和诊断的可比较性,同时也维护了机器的使用寿命。操作人员加强自身的业务能力训练,掌握操作技巧,灵活编排高、低剂量患者的交叉扫描顺序。合理选择扫描模式和窗宽、窗位,对提高疾病的诊断确诊率、患者的流通率,保证机器的完善率和开机率是十分有利的。

（二）严格执行开、关机操作顺序

制造商随 CT 设备发送的操作手册中一般对系统开机和关机的先后顺序作了详细规定,按顺序开、关机是 CT 设备能正常运行的必要条件。CT 设备结构复杂,部件众多,线路密集,信号频率高,在开、关机阶段有大量的程序要装载、启动或卸载退出,有许多数据状态信号和工作指令要传输、检测、应答、通信,而此时又是电源的不稳定阶段,接触器与继电器瞬间的开关动作,均会造成脉冲干扰和电流瞬态冲击。若开、关机动作不规范,必然加剧冲击的强度,易造成器件的毁损。另外,扫描后 X 线球管必须有散热降温的过程,突然关机会破坏这一过程,缩短球管的使用寿命。

（三）注意 X 线球管的预热

CT 设备上电载入应用程序后一般会进入一个 X 线管预热过程,这是因为 X 线球管曝光必须达到一定的工作温度,预热可保证它的升温梯度。突然施加高压会使球管因冷热骤变而造成球管靶面龟裂,或产生游离气体,降低 X 线管耐压性；同时还容易使冷却油炭化,绝缘

性能下降,进而引起管套内放电,造成恶性循环,缩短 X 线球管使用寿命。故必须重视 X 线管的预热,尤其是在夜间急诊扫描时。

(四) 防止电磁辐射干扰

CT 设备中包含了大量的处理器、A/D 转换器、传输器等大规模高集成芯片和可触发功率器件。大量的信息数据、状态和指令在系统内以高频方式快速传输。外界高频或低频干扰会影响这些信号发挥正常功能,造成程序中断、数据丢失和软件损坏。

(五) 加强防病毒措施

目前许多 CT 设备装备通用 PC 机的外设和板卡。必须加强机房的盘片和操作管理,禁止外来移动存储设备接入计算机使用,如 U 盘等。此外,还应及时更新和升级厂家推送的 CT 设备操作软件和程序,确保对软件漏洞的及时修复,同时获取最新的病毒库。

(六) 注意操作过程中的机器运行状况

扫描过程中要随时注意操作台和监视屏上各参数的变化和信息提示,观察患者的情况,及时发现异常,并及时采取相应措施。扫描期间严禁随意按键或用鼠标点击菜单,严禁调换成像参数和机器条件。注意扫描的间隔时间,禁止超热容量使用。

(七) 定期对机器进行性能校正

CT 设备的成像和检测器位置、性能参数、余辉时间、前置放大特性、球管输出特性、高压稳定等因素有关。这些因素在预处理阶段通过各种校正表的补偿而得到纠正。随着机器的使用、器件的震动、气候的变化,有些校正表不能适应新的情况,此时应重新造表以适应当前的偏差环境。空气校正、水的 CT 值测定、像素噪声是其中几项实用的,同时又是较易操作的校正。

(八) 机器工作状况日记及机器档案

CT 设备日常工作状况记录对维护机器良好的运行状态,保证开机率是十分有用的,还可作为设备宕机时故障判别和故障诊断的第一手资料。

工作状况记录一般应包括下列内容:①当日的机房温度、湿度和电源情况;②当日患者的数量、扫描模式(可参阅患者登记记录);③机器使用状况(若有故障出现,要写明出错信息时间、处理措施和结果);④机器清洁或保养情况。

机器维修档案应包括:①机器安装交接后的原始测试图像和安装交接记录,以便日后参照、对比;②机器维修记录,包括时间、原因、维修人员及维修后效果;③机器零部件更换记录,包括时间、部件序列号及版本号(包括软件及固化软件)、更换理由(出错提示、故障情况及故障判断)。

二、日常维护

(一) 工作环境保持

保持扫描室、操作室、计算机室和设备间的干净卫生,避免有害气体侵袭。保持 CT 设备机房规定的温度和湿度,机房要安装空调或专用除湿机。

每日对 CT 设备清洁,在断电情况下,应用柔软纱布擦拭,尽量不用水或少用水(北方地区冬季除外),不使用腐蚀性清洁剂,不要让液体渗入系统内。

对患有比较强烈传染性疾病(如 COVID‑19)患者检查后,需消毒处理,应用 75% 乙醇或厂家推荐消毒剂擦拭设备表面,不可使用腐蚀性消毒剂,谨慎使用喷雾消毒装置,防止消毒剂渗入设备内部。空气采用无/低臭氧型紫外线灯在无人状态下消毒,或人机共处空气消毒器持续消毒。地面应用 1 000 mg/L 的含氯消毒液擦拭消毒。

(二) 机械部件保养

CT 设备的机械运动部件(如检查床、扫描机架、球管与探测器等)运行,均是在计算机中央系统控制操纵下运行的。运行状态的好坏对 CT 设备的正常工作影响较大,因此这些机械部件的保养显得十分重要。

(1) 应经常检查 CT 检查床的水平、垂直运动自由度,观察有无摩擦、卡死现象,对升降和进退的轨道适时涂上润滑油,以减少摩擦和磨损。

(2) 为了防止部件的电镀部分生锈,应经常用油布擦拭,然后用柔软的干布擦净,避免碰撞喷漆或烤漆部位,以免漆皮或镀层脱落、生锈。

(3) 经常检查扫描机架的活动情况,如检查正负倾斜运动时是否均衡匀速,运动声音是否正常、有无卡壳现象。必要时对扫描机架的倾斜运动轴涂抹润滑油,防止磨损,提升灵活度。

(4) 对扫描机架内球管和探测器运行的旋转轴、视野调节轨道应该经常检查,看有无磨损、断裂,并涂上润滑油。

(5) 应经常检查 CT 设备各部件的紧固件(如螺丝、螺母、销钉等)是否有松动或脱落现象,如有则应及时加以紧固,特别是扫描机架内及影响机器安全稳定的螺丝等紧固件。紧固件的替换和紧固的力矩要严格按用户手册规定实施。

(6) 所有的传动和平衡用零部件(如滑轮、轴承、齿轮变速装置、传动装置、各种轨道及钢丝绳等)要仔细检查,及时按要求更换已损坏或即将损坏部件,并精心调整、加注推荐的润滑油剂,使其传动平稳、活动自如、噪声减小。

对 CT 设备中运动频繁的轴承、轨道、滑轮等要重点检查。机械故障往往是逐渐形成的,从局部的损伤发展到整件的损坏,以致 CT 设备停止运行。在检查中不仅要查出有明显损伤的部件,更重要的是查出有隐伤的部件,以防患于未然。必要时可调整运动部件间的相互位置,以保证机械运动正常进行,延长 CT 设备的使用寿命。

(三) 电气部件保养

电气部件的保养涉及 CT 系统的安全和机器性能。主要任务如下:

(1) 检查电源线的绝缘层是否老化、破损或过负荷烧焦等,电缆外皮有无破损,光纤有无折断等,若有应立即用同规格线缆更换。

(2) 检查接地装置是否完好,若有则应更新连接导线,按规定校验。若测得接地电阻明显增大或超过规定数值,则应进一步检查各导线的连接,必要时直接检查接地电极。

(3) 检查计算机、扫描机架内、检查床等部件间的连接线缆是否完好,有无破损、断路和短路现象,有无接插件连接松动、铺设不当的情况,若有则应及时更换,以防故障扩大。

(4) CT 设备运行一段时间后,各元器件的性能会发生一些改变。在电路检查中要注意测量各部分的电源数值及纹波。定期检查与校正部分重要电路,如氙气探测器的压力状况、数据采集系统各通道的增益及线性状况、机架旋转速度的控制电路等。经常监视电源状态,调整稳压电源的工作状态,确保 CT 设备所需的稳定工作频率和工作电压,以免受外界突变电压的影响。

三、定期保养

CT 设备的保养一般按天、周、月、季度、半年和年度等周期进行,可视医院的患者情况、机器的运行状况和医院的维修技术力量等具体情况来定,每次保养须做好详细的保养记录。在 CT 设备保修期内或另外购买设备保修,合同中一般约定由厂方工程师或第三方公司工程师负责对设备进行定期保养,保养记录提供给医院存档。

1. 日保养　除日常清洁外,每天开机进行 X 线管预热、空气校准,观察温(湿)度计显示情况以确定是否需调节空调,观察系统时间是否准确。

2. 周保养　每周检查供电电源、空调、排风扇是否正常。对操作控制台、扫描机架、检查床、后处理工作站等进行一次检查:①操作控制台各技术选择键是否灵活,鼠标、键盘是否灵敏,显示器的对比度、亮度是否正常;②检查扫描机架的操作键(按钮)是否灵敏有效;③检查床升(降)和进(退)运动是否正常,有无异常声音。

3. 月保养　主要工作:①清洁操作控制台、扫描机架、检查床、图像后处理工作站内部灰尘,可用带毛刷的吸尘器抽吸;②检查扫描机架内主要部件有无异常,如 X 线管是否有渗油或漏油现象,高压插座、高压电缆是否紧密固定,X 线管冷却系统、高压发生器、探测器运行是否正常,清洁滑环碳刷(电刷);③检查设备运动或传动部分并进行相应的保养,如轴承、滑轮、轨道的润滑,钢丝绳有无破损,机械触点锈迹是否需要清除等;④检查各紧固件是否牢靠、连接导线是否松动或脱开。

4. 半年保养　主要工作:①检查并调整操作控制台、扫描机架和检查床的机械运动状况;②对运动和传动部件进行紧固和调整,必要时更换相应的零部件;③接地电阻的检查和测量;④集成电路板引脚的清洁;⑤扫描机架、机柜进风口过滤网的清洁、更换;⑥检查接触器触点是否生锈、熔化,保险丝是否氧化,必要时更换。

5. 年度保养　每年的年度保养和检修是 CT 设备良好运行的保障。CT 设备经过一年的运行,某些机械部件、电子元器件会出现不同程度的磨损、老化,设备的性能、参数可能会出现偏差,因此检测和校准是年度保养的重要内容。年度保养主要包括:①观察 X 线管管套是否渗油或漏油,管电压、管电流输出是否准确,测量阴极灯丝电压是否正常,评估 X 线管的真空度是否下降;②检查探测器的性能是否稳定,如探测器的吸收能力、均匀性等;③检查扫描机架的主轴承的磨损状况,并加润滑剂,碳刷(电刷)是否需要更换;④全面检查整套设备的机械运动部件,评估检查床各运动、传动部件磨损情况并加以润滑;⑤高压插座、高压插头表面是否有积碳,更换硅脂和绝缘垫;⑥重新进行各种校验表的重建和机器位置的校验调整。

（周晓军　杨玉龙　曹国全）

第十章　CT 设备维修

CT 设备部件众多、线路复杂、相互间关系密切。维修时，既涉及硬件的故障排查与维修更换，又包括对软件进行运行日志和故障代码的检查，以及对影响图像性能的参数校准和检验等方面。

第一节　CT 设备故障检修原则与方法

CT 设备的维修工作复杂，通常可分为预防性保养和故障检查修理两种。为了保证 CT 设备运行的安全、可靠，应确保 CT 设备的维修工作由设备厂商认证的具有维修资质的工作人员进行。

预防性保养是指在 CT 设备尚未出现故障时，对 CT 设备进行的综合性检查及局部养护，达到保养 CT 设备、延缓部件的损耗，保持或改进系统运行状况和使用安全的目的。预防性保养主要针对有损耗特性的部件或子系统进行，如 X 线管、滑环系统及碳刷板等。预防性保养可分为有计划的预防性保养和基于运行状况的预防性保养。有计划的预防性保养由 CT 设备厂商基于设备的可靠性工程设计进行，通过制定经济可行的保养计划，将可能由于运行损耗产生故障的部件和子系统，在故障发生前进行检修，预防故障的发生；而基于运行状况的预防性保养是一种更为灵活的方式，它是在部件或者子系统表现出明显的性能下降或者功能降级，但是并未导致 CT 设备故障时，即进行的保养活动。无论是哪种预防性保养，其目的都是通过提前计划的检修活动，避免设备故障带来的经济和时间上的损失，同时也避免了运行时的宕机给患者带来的重复接收剂量的风险。

对于有计划的预防性保养，从内容上可以分为：①目视检查和清理工作，一般每半年进行一次，其保养内容主要包括功能检查、部件及子系统的目视检查及清理、碳刷板的检查及更换等。②全面的设备检查和保养，一般每年进行一次，其保养内容除了包括每半年一次的目视检查和清理工作外，还包括更加全面细致的功能检查、漏电流测试、运动电机及导轨的润滑、旋转皮带张紧度的调节、旋转部件力矩的检查、冷却系统的检查和清理、滑环系统的检查和清理等。

对基于运行状况的预防性保养,常见的项目包括不间断电源电池的更换(以电池衰减程度作为判断依据)、X线管的提前更换(以X线管的输出电流衰减程度、旋转阳极轴承的磨损程度等作为判断依据)等。对于CT设备出现故障要谨慎地进行检查和修理,切忌盲目动手,避免使故障加重。

一、CT设备故障产生原因

CT设备作为大型的医学影像设备系统,完成患者的体层扫描工作需要3个方面的因素共同协调,即CT设备、操作人员、系统运行环境。这3个因素中任何一个出现问题,均可导致CT影像设备系统出现故障。作为普遍规律,这3个因素出现问题的概率基本相等。

(一) CT设备质量原因

1. 零部件寿命　无论国产还是进口,任何机器、任何部件都有一定的寿命。如CT设备的X线管,在长期工作中,因阳极不断蒸发的金属附着在管壁上,或阴极灯丝因点燃而逐渐变细、内阻增大,发射电子的能力减低,都会造成X线管衰老,故CT设备的X线管受曝光次数的限制。此种情形属于正常性损坏,无法修理,只有更换。此外,继电器触点的损坏、轴承的破裂等,很难用某一规定的使用时间来衡量,但可通过正确的使用和维护,延缓其老化过程,延长使用年限,并有计划地在定期保养期间将其更换,从而不影响CT设备的正常使用。

2. 设计、工艺、制造缺陷　有些CT设备,特别是早期的CT设备,由于工艺技术的不完美,设计考虑欠周全、零部件的选型不合理、零部件制造的质量控制不严密等,使一些元器件工作寿命短,质量不易控制,常发生故障,如电容漏电、绝缘击穿、接插件松动等。软件程序的设计缺陷也会造成CT系统的故障。

(二) 操作人员原因

1. 操作不当　由于操作人员对机器不熟练、部门管理制度不严、不遵循操作规程等原因造成机器损坏。如X线管在不加预热的情况下便直接连通高压进行扫描,这样会使其突然升高温而造成X线管阳极靶面烧伤发生龟裂,轻则使CT的图像质量变差,重则降低X线管的使用寿命;有时操作人员疏忽造成操作台进水,轻则停机,重则造成短路而损坏;不注意程序的提示和导航信息,没有按操作规程输入合法信息,造成系统死机和故障。还有,意外按下床边紧急开关造成的假故障:显示CT机无法工作,扫描架不转,开关机几次后扫描架的指示灯仍提示CT机被紧急停机。解除此类故障的做法是拉回床边紧急停机开关,并按住控制台键盘上的复位键即可使CT机恢复正常工作。

2. 性能调整欠佳　CT设备是高精密医疗器械,在安装和检修调整机器过程中,必须按照机器说明书中的技术要求逐步调试和校准,如扫描床的进出速度、互锁和极限位置、射束的硬化校正、通道校正准直器、探测器位置的对准、球管焦点的定位、CT值校准、高压波形的测试调整等,都应细致认真对待,若调整不当,轻则工作不稳定,重则使元器件寿命缩短,甚至无法正常进行扫描工作。若致电流过大,或电压过高,则易导致元器件的损坏。调整欠佳最直接的后果是 CT 的图像质量下降、伪影增多,影响临床诊断的效能。

3. 保养维修不及时,或采用了非原装的备件　操作人员对 CT 设备的日常保养十分重要,需经专门培训、固定专人负责。如继电器触点不清洁,机器内的灰尘没及时清除,高压电缆插头硅脂或变压器油没及时添加或更新,机械部件位置偏移、固件松动,运动部件的润滑欠佳,计算机柜内的空气过滤网清洁不勤,均会造成设备故障;高压电缆过度弯曲或受潮,会使其绝缘强度降低,造成高压击穿等都会造成机器故障,以致 CT 设备不能正常使用。

(三) 环境原因

1. 电源质量的影响　CT 设备对供电要求十分严格。由于电源质量不良,如频率控制不严、电压忽高忽低,除影响机器的正常使用外,还影响机器的使用寿命。如机器扫描中,磁盘机、磁带机高速旋转,磁头正浮在盘面上读取数据,突然停电或换闸,就有划坏磁道、破坏软件工作的可能,也会造成设备多处损坏,给修复带来极大困难。电源作为功率输出设备,输入电压存在问题、电源自身散热不良,均可能导致电源损坏。而电源本身故障又可引起其供电设备或电路板的损坏,造成继发故障。上述原因共同导致 CT 设备电源故障的范围广、故障率高、损失大。

2. 温、湿度等外界环境因素的影响　温度、湿度没有达到 CT 设备运行环境要求,会影响元器件的散热和工作点飘移,使其难以按规定程序执行指令和任务。湿度过低,易使零部件结构产生扭曲、断裂等几何形变,产生静电;而湿度过高又易使机械部件生锈,电器设备及元器件绝缘能力降低、性能变坏,从而使 CT 设备的性能指标降低,引起机器故障。电磁屏蔽的不良,会使 CT 设备易受外界电磁场干扰,造成程序运行故障。此外,探测器模块是已知的对温、湿度极为敏感的部件,温度、湿度范围的异常可能导致采集信号的失真,严重时甚至导致探测器模块发生不可逆的损坏。

二、CT 设备故障检修原则

同所有其他医用电气设备一样,CT 设备维修及故障寻找方法通常有两种:①根据线路进行理论分析;②根据以前的维修记录进行分析。前者称为线路理论分析法,后者称为故障类型分析法。在 CT 设备的维修实践中,这两种方法通常并用。

故障诊断寻找应从大到小,即从部件、功能单元、电路板逐层、逐级进行。维修人员不仅要具备设备厂商授予的维修资格及丰富的设备维修知识,在故障排查过程中,还应多分析思考、多观察对照,从而找出故障产生的原因并修复。在修理过程中应尽量利用各种有效的信息,包括设备的运行日志和故障信息、故障排查手册、用户手册、CT 设备诊断软件、在线导航软件、维修记录等。故障检修的原则如下:

(一) 确定维修人员职责

CT 设备检修时必须由设备厂商授权具有 CT 设备专业知识和一定实践经验的工程技术

人员负责。维修人员熟悉 CT 设备结构和线路,具备一定的电路基础和电子线路的理论知识,懂得常用测试仪表的正确使用与操作方法,了解检查 CT 设备故障产生原因的基本方法,并有严肃认真的工作态度。

(二) 先调查后动手

当 CT 设备发生故障时,首先观看终端显示屏上的错误报告信息,使操作者了解发生故障的前后情况,查阅 CT 设备日常运行记录,然后结合故障现象动手检查。

(三) 先软件后硬件

CT 设备软件中设置各种校验程序,其中包括故障诊断软件。发生故障时,运行这些故障诊断程序,可提示故障部位、性质及其相关信息,追根求源,便可找出故障。

(四) 先外后内

先检查机器外部元器件、指示灯信息,以及各开关旋钮的位置或参数设置是否正确,查看软件故障记录状态显示和故障诊断提示,然后打开机器内部进行检查。

(五) 先静后动

在不通电的情况下,用眼观、鼻闻、耳听及万用电表检测等,静态观察 CT 设备的位置、气味、颜色等情况。工作环境如温度、湿度、电源电压等是否正常,然后接通电源,逐步认真分析和测量,找出故障发生的位置和原因。

(六) 先读图后动手

检修者一定要认真阅读和理解所检修 CT 设备的说明书和相关资料数据,掌握各种软件操作程序,弄清机械的结构原理、电路的工作原理。机器发生故障时,先读懂故障部位的电路原理图,最好以流程图的形式逐步列出,特别是信息的流程、状态、逻辑关系、测试点的位置等,对继电器的工作状态进行分析,找到发生故障的原因,然后动手找出、排除故障。

(七) 制定检修计划

综合分析,制定检修计划,切忌无计划地"盲动"检修。检修完毕,应对 CT 设备进行综合校验和必要的调整,并填写检修记录。比较严重的故障维修计划方案大体包括:①故障原因分析;②故障范围判断;③环境要求;④维修安全措施;⑤现场工具、仪器配备和量程设置,备用替换件;⑥检修现场情况记录等。遵循上述原则,可少走弯路,加快检查和排除故障的速度,提高检修工作的效率。

三、CT 设备故障检修方法

在 CT 设备故障检修中,碰到的故障性质、现象、繁简程度、范围大小千差万别,各不相同,这就需要根据不同情况,对症下药;采取有效的检测手段,"准而快"地查出故障所在。在检修 CT 设备时常用的查找故障方法有以下几种:

(一) 程序检修法

利用 CT 设备故障检测程序进行故障判断提示和执行步骤,缩小故障的查找范围和指引检测方向。

(二) 排除法

故障产生可能由多种个原因造成,可利用 CT 设备故障诊断程序运行不同的部件功能检测,将这些可能性一一排除。

(三) 割离法

将可能引起故障的几个功能部件用断开线缆连接的方式人为地割离,然后缩小范围分块进行功能检测。

(四) 原理分析法

依据线路原理检测故障,掌握机器的功能原理,使故障检测少走弯路。CT 设备中显示的故障检测引导有不太适用于现场的特殊情况,必须经过自身的逻辑判断,理顺思路,从而做到有的放矢。

(五) 机器档案检查法

通过检查工作日记和机器档案来检测故障原因。机器的某一参数改变或更换了部件、升级了某个软件或固化程序,造成机器的配置改变,可能是故障发生的原因。

(六) 运行环境检测法

在很多情况下 CT 设备故障的出现是因为外界条件没有满足它本身正常运行的条件。观察故障发生时周围的环境因素是否发生了异常,例如电源、温度、湿度、外界干扰、通风情况等,只要调节运行环境,即可使机器恢复正常。

(七) 代替法

用已证实功能正常的零部件或电路板替换怀疑有问题的零部件或电路板,观察故障能否被排除。

(八) 直接观察感触法

利用人的眼、耳、鼻、手等感官,来发现较明显的故障。例如接线松动或脱离,指示灯显示是否正确,元器件外形及颜色是否正常,变压器有烧焦气味,高压电缆有击穿痕迹,球管漏油,运动速度异常有噪声等故障。

(九) 信号注入法

利用逻辑测试笔或信号发生器输出各种不同频率的信号,加到故障待排元件的输入端,在输出端用示波器观测其波形的变化。此法对因放大器和逻辑电路引起的故障查找帮助很大。

(十) 测量法

用万用表、计时器、示波器等进行测量,将所测数据与原资料进行对比,以便迅速准确地判断故障所在。

(十一) 远程维修诊断法

利用网络实现故障检测和维护工作得到维修中心的远程技术支持。

四、CT 设备故障检修注意事项

(一) 安全

遵照安全操作维修规程应避免在带电的情况下检测 CT 设备内部器件;必须带电检修时应尽量减少通电部件范围,如关闭运功部件等。所用检修工具,如仪表测试笔、接线夹、螺丝刀等,尽量用随机配备的专用工具,其金属暴露部分少,可避免造成短路。如无专用工具,可在普通工具上加装绝缘套管。不要在电气部件放电危险的情况下打开机架,防止电容的电击危险。

(二) 防静电

电子线路板等电子器件的测量维修要尽量佩戴静电防护手环,避免电子元器件损坏。

(三) 检修 2 号工具

所用机械检修工具,如力矩扳手、套筒等规格和用力大小要遵照用户手册规定,以免影响定位的精度和机械寿命。检修用仪表要注意使用环境、量程、方法,保证一定的精度,避免测量误差过大,影响检修工作。

(四) 零部件安装复位

凡拆下的线缆、接插件均应做好记录并加以标记,以免复原时出现错线、错位,造成新的故障;对需要调节的元器件,调节前后应做好位置和测量记录,以免错乱;对拆下的零件、螺母、螺钉等要分别放置,检修后应及时装回原处,不可出现多或少的情况。

(五) 试验要慎重

当遇到短路故障时,例如 CT 设备高压击穿、机器漏电、电流过大等情况,应尽量避免过多的重复试验;非试验不可时,应采取相应预防措施,谨慎从事,防止将故障扩大。

(李　伟)

第二节　CT 设备故障分类与检修流程

CT 设备在日常使用过程中由于各种情况造成某些元器件损坏及机器故障,使设备性能下降或停机。尽管原因多种多样,现象也五花八门,但故障可归纳为机械故障、电器故障和计算机软件故障 3 大类。①常见的机械故障有传动部件失控或卡死;长期使用后磨损造成机械精度改变,部件弯曲、断裂,固定件(如螺钉、螺母、铆钉、键等)松动或脱出,部件运行声音异常等。②电器故障基本分为开路故障、短路故障、漏电故障,电路功能故障(如时序、相位、逻辑组合等异常)。③常见的计算机软件故障是软件被破坏,致使 CT 设备不能正常工作或停机,以及部分软件参数改变,出现异常图像,需要对软件中的有关参数进行校正或系统重装。

一、CT 设备故障分类

提到故障,需要先分清"故障""错误"及"失效"等名词的含义与相互关系。借用 ISO 26262 的定义方式,它们各自的含义与相互间的关系描述如下:①故障(fault)是指可引起部件或相关项失效的异常情况,分为永久性故障和非永久性故障;②错误(error)是指计算的、观测的、测量的值或条件与真实的、规定的、理论上正确的值或条件之间的差异;③失效(failure)是指部件按要求执行功能的能力终止。

以 CT 设备的数据传输天线间隙故障来举例说明。由于该故障导致数据传输过程不稳定,有丢帧产生,这是一个错误;由于产生的丢帧数过多超出了规定的阈值(可用帧数无法满足可用于图像重建的最小要求),系统要求中止扫描,这是一个失效。由此可知,故障排查的实质是根据 CT 设备所表现出的失效模式及错误信息,并结合相关的知识和经验来定位故障的过程。CT 设备的故障按照发生的频次分类,可以分为永久性故障和非永久性故障。其中部件的损坏或功能逻辑的错误会造成永久性故障;而非永久性故障又可分为间歇性故障和瞬态故障,例如 X 线管的间歇性打火是间歇性故障,而设备间的网电源瞬间波动属于瞬态故障。

按照故障是否可自行恢复来分,可以分为如下:①系统警告,如暂时性温度超标,不会造成系统故障,待条件恢复后警告会消失。此时应提醒使用者谨慎使用。②可自行恢复故障,如控制系统的通信随机性不稳定,可通过重启系统进行恢复。③不可自行恢复故障,如机械故障或高压系统故障,需要专业人员进行故障排查。

作为大型医疗影像设备,CT 设备的构成较为复杂,部件数量多。如果将为了执行某项或者某几项功能而协同工作的部件进行分类,按照其功能大致可以分为多个功能模块或子系统(注意:不同厂商会存在差异):机械系统、控制系统、高压及 X 线系统、数据-图像链系统、采集工作站系统、人机交互系统、固件控制软件、重建及后处理软件(图 10-1)。

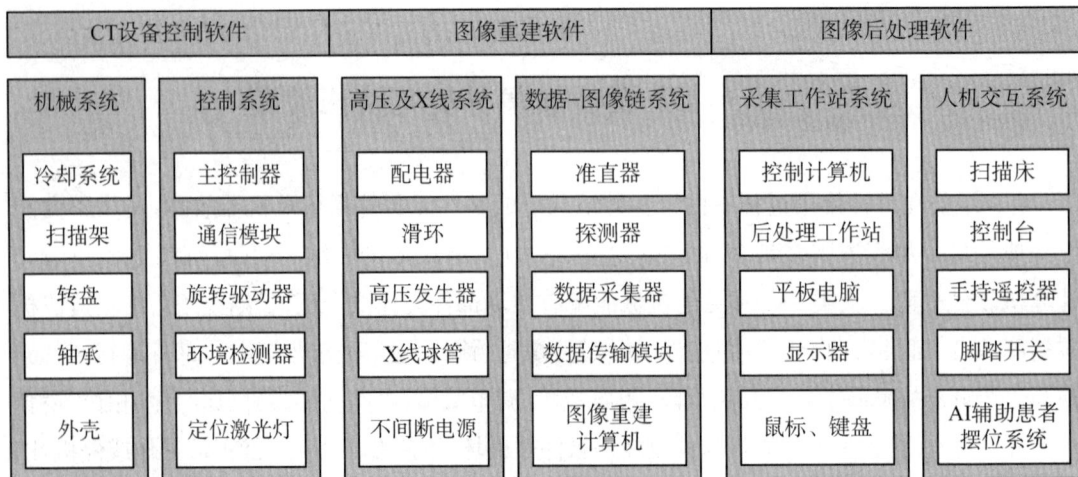

CT设备控制软件		图像重建软件		图像后处理软件	
机械系统	控制系统	高压及X线系统	数据-图像链系统	采集工作站系统	人机交互系统
冷却系统	主控制器	配电器	准直器	控制计算机	扫描床
扫描架	通信模块	滑环	探测器	后处理工作站	控制台
转盘	旋转驱动器	高压发生器	数据采集器	平板电脑	手持遥控器
轴承	环境检测器	X线球管	数据传输模块	显示器	脚踏开关
外壳	定位激光灯	不间断电源	图像重建计算机	鼠标、键盘	AI辅助患者摆位系统

图 10-1 CT 系统功能模块

每一个功能模块或子系统又由若干个部件组成,例如在功率及X线系统中,包含滑环、高压发生器、X线球管及球管冷却单元;而图像数据链路则由束线器、探测器、滑环(传输与接收天线)及图像重建计算机组成。CT系统能够扫描并获得具有临床价值的图像,与这些功能块以及部件的正常运转分不开。当某一功能块或某一部件的功能发生偏差时,CT系统即表现为功能异常。此时,使用者应立即停止临床使用,并呼叫具备专业技能的CT设备服务工程师进行故障排查。只有得到CT设备服务工程师确认后,方可恢复临床功能。

CT设备常见的故障按照发生的功能模块分类可以分为:①机械故障,如轴承损坏、螺丝松脱;②电源系统故障,如CT机架无法上电开机;③X线扫描故障,如高压发生器无法正常输出,又如球管旋转阳极轴承卡死;④数据链路系统故障,如束线器零位检查报错、图像伪影;⑤控制系统故障,如系统无法加载固件,系统控制安全保护回路故障;⑥软件故障,如系统操作界面无法载入、扫描界面崩溃等。

二、CT系统错误代码组成与分析

CT系统对于事件进行的记录称为事件代码,每一条事件代码应当包含如下属性。

(一)严重度

严重度(severity)包括3个级别,从低到高分别是信息、警告和错误。其中信息可以是当前系统运行状况的记录,如扫描机架内的温度、扫描机架的转速、X线球管扫描功率等。警告是系统的状态暂时性有偏差,但尚不需要采取纠正措施,例如扫描机架温度超出正常规定的范围,但是还处在警戒线之内。对于维修工程师来说,警告代码也可以作为故障排查的辅助依据。错误是部件或者子系统在运行过程中检测出与规定值的偏差。当错误代码产生时,为了安全的目的,系统会中止当前的任务。

(二)类型

事件代码类型(type)可以是与服务相关,也可以是与开发相关。与服务相关的事件代码用来为故障排查提供方便。对于严重度为错误的服务相关的事件代码,往往还包含引导进行故障排查的步骤。而与开发相关的事件代码只是为开发者提供相应的信息。

(三)日期和时间

用来记录该事件发生的日期和时间(date/time)。对于同一事件触发的多条代码,可以通过精确的时间来判断触发的先后顺序。

(四)信息编码

信息编码(message ID)是事件代码的唯一编号,用来标记和区分不同的事件代码。

(五)部件名称

报告该事件的部件名称(component name)。

(六)信息文本

信息文本(message text)提供了该事件代码的简短描述,用来说明为何上报该条代码。

（七）信息详解

信息详解(information)提供了该条事件代码的详细描述,用于详细描述为何上报该条代码。

（八）解释信息

解释信息(explanation)提供事件代码更加详细的解释,方便读者更加深入了解该事件。

（九）执行动作

执行动作(action)对于服务相关的警告和错误代码,指引维修工程师应当如何行动以消除当前的偏差。

如图 10-2 所示,为某 CT 设备的一条事件代码。从该信息的严重度、类型上可以看出这是一条错误代码,该代码为维修工程师提供故障排查指导工作。从代码的部件名称及信息文本中可以看出,该代码的产生与扫描机架倾斜功能的报错相关。从解释信息中可以看出该代码的产生是由于倾斜角度偏差超出范围。由执行动作信息中可以看出,当发生该类问题时,维修工程师应当首先尝试重新执行倾斜角度校准程序;如果问题尚未解决,则尝试重新安装倾斜角度传感器;如果问题复现,则应更换倾斜角度传感器。

Severity	Error
Type	Service
Date/Time	2022-10-05 14:28:59.862
Message ID	CT_TIL.CT_TIL_E_253
Component Name	CT_TIL
Message Text	0x01 0x00 0x00 0x00 Tilt wrong offset
Information	Parameter 1: Cause
	0x01 = T3F received with default offset 0x5A5A5A5A
	0x02 = tilt new adjust offset value outside allowed range (invalid adjust command)
	Parameter 3-4:
	-　　Invalid tilt adjust offset value [0.01 deg] (for Parameter 1 = 0x02)
	Related values of parameter tables
	T3D: TiltAllowedAdjustPosRange
	T3F: AdjustOffset
Explanation	The PHS process on the aCTimas has detected a missing tilt adjustment during start-up or an invalid tilt position offset during adjustment.
Action	1.　Perform tilt adjustment.
	2.　Re-Install the tilt sensor.
	3.　Replace the tilt sensor./

图 10-2　CT 系统错误信息示例

三、CT 设备故障检修流程

CT 设备作为较为复杂的医疗器械,在设计的寿命期间难免出现故障。一般地说,CT 设备的机械故障比较容易被发现,如轴承损坏可以通过转动转盘时发出的异常响声来判别。而对于电子电气设备发生的故障,则不容易定位和排查,因此需要借助 CT 系统表现出的失效模式(如扫描中断、图像伪影等)及产生的错误代码,并结合 CT 设备的运行日志及工程师的知识和经验来判断。这类故障和错误较为常见。对于 CT 设备专业服务和检修人员,CT 设备故障的分析流程一般可以总结如下:

（1）发现并识别失效模式：典型的 CT 设备失效模式包括扫描中断、图像伪影、图像无法重建、特定的扫描方案无法加载等。

（2）读取错误代码及设备的运行日志：初步判断可能的故障原因和发生的位置（部件），如错误代码指示扫描过程由于打火中断，则故障很可能发生在 X 线球管或者高压发生器或者高压箱端；如错误代码提示无法移动扫描床，则故障可能是由于主控制器与扫描床间的通信问题，或者扫描床的故障。

（3）尝试通过重启系统或者重置该部件，观察该失效是否复现。如能复现，需要做进一步故障排查；如果机器重新进入正常状态，则故障属于间歇性故障或瞬态故障，需要持续观察。

（4）故障排查：如故障无法通过重启系统或重置部件进行解决，则需要故障排查。对于提供了故障诊断功能软件的设备，可以通过执行相应的测试功能进行排查。如系统内置的高压测试，可以用来对打火等问题进行检验和定位；如系统内置的示波器功能，可以对通信信号进行检查；对于提供 LED 指示灯的部件，可以通过状态指示灯提示进行排查；如果错误涉及多个电子电气部件，还需要按照接线图，逐点进行故障的定位。

（5）更换部件：定位故障部件后，按照更换指导书进行部件更换。针对新换部件，按照指导书执行相应的校准和调试流程，如有必要，进行验收测试。测试结束后，方可移交给临床使用。

（李　伟　朱家鹏　卢佳慧）

第三节　CT 设备常见故障分析

目前，CT 设备型号繁多，结构千差万别，因此，CT 设备维修首先应针对具体机型，参考说明书所列出的步骤和注意事项，进行定期检查和维修。

一、高压及 X 线系统故障分析

高压及 X 线系统故障是 CT 的常见故障，其典型的故障类型包括电压故障（如打火）、电流故障（如灯丝电流过低）等。当打火较为频繁时，可能发生扫描中断，或扫描无法进行。以典型 CT 设备为例，与打火故障相关的故障代码包含如下：①XRA_E_260：Tube voltage (cathode side) is too high（球管阴极端电压过高）；②XRA_E_261：Tube voltage (anode side) is too high（球管阳极端电压过高）；③XRA_E_270：Too many arcing（打火过多）。

打火故障可能由高压发生器的故障导致，也可能由球管的故障导致。当故障发生时，应当结合 CT 设备的失效模式，并仔细阅读故障代码及错误信息，结合高压及 X 线系统的功能模块图（图 10-3），并按照故障信息提示的步骤，或遵照故障诊断手册进行故障排查工作，直至故障解决，系统恢复正常。

当系统由于打火问题而频繁中断扫描时，系统的"服务"界面提供了一套便利的故障排

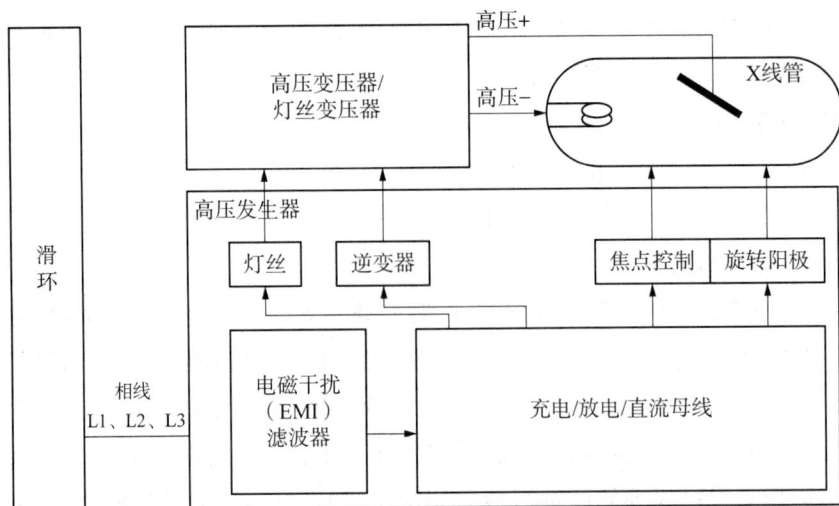

图 10 - 3　CT 设备高压 X 线系统功能模块图

查测试流程,方便服务工程师进行故障排查,找到故障根源。其大致流程分为 3 步:即球管高压检验测试(HVC Tube 测试)、带插头的高压检验测试(HVC with Plug 测试)及单脉冲测试(Single Pulse 测试)。其中 HVC Tube 对于高压路径进行测试,如果测试结果通过,则表明部件的高压控制功能良好;如果测试未通过,则需进行 HVC Plug 测试,以判断打火的原因在于 X 光球管,还是高压发生器;如果 HVC Plug 测试未能通过,说明故障发生在高压发生器端,则需进行 Single Pulse 测试以区分故障发生在高压发生器的高压发生器端还是高压变压器端。故障排查流程见图 10 - 4。

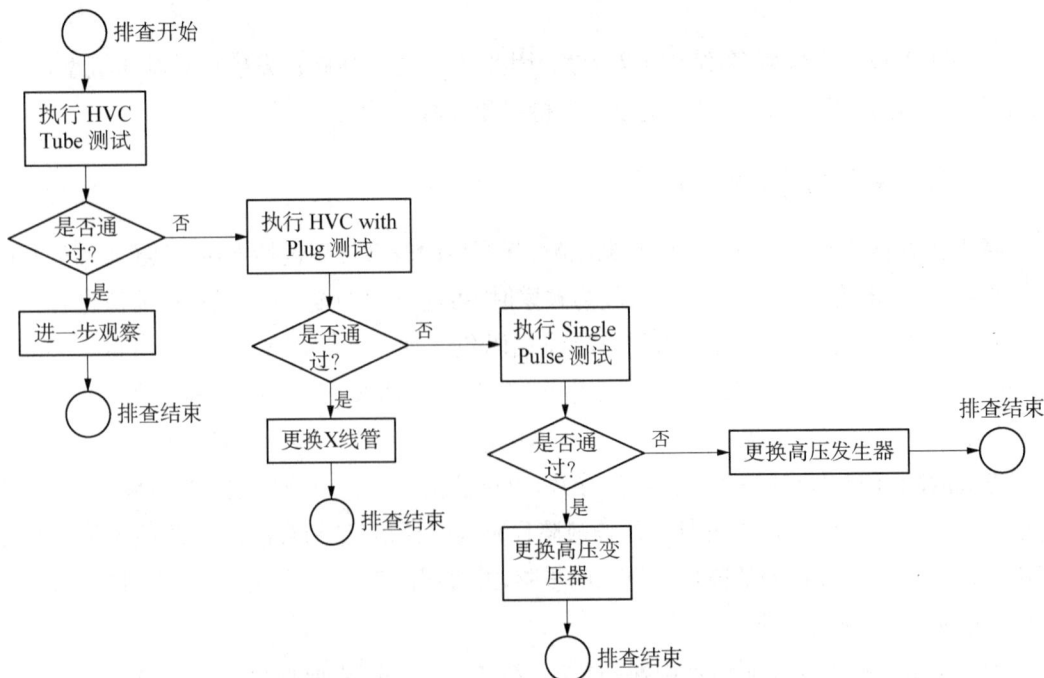

图 10 - 4　CT 设备电压降低问题故障排查流程

（一）HVC Tube 测试步骤

（1）通过 Settings->Administrator Portal 进入"服务"模式。

（2）通过 Diagnose->Test Tools，找到 Tube/Generator。

（3）选择 HVC Tube，进入相应的测试程序。

（4）选择需要进行测试的电压等级，执行测试程序。

（5）如果测试未通过，则进入 HVC Plug 测试环节。

（二）HVC with Plug 测试步骤

（1）HVC with Plug 测试需要用到特殊的测试工具 dummy plugs（图 10 - 5）进行测试，目的是将 X 线管与高压发生器分隔开来。

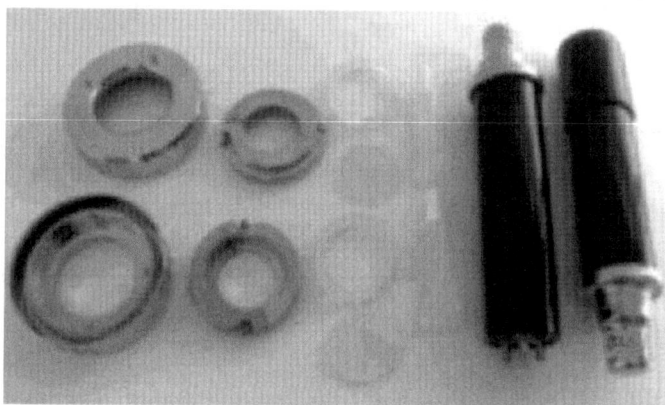

图 10 - 5　用于 HVC with Plug 测试的测试工具 dummy plugs

（2）按照故障诊断手册，将 dummy plugs 接在高压发生器输出端。

（3）通过 Settings->Administrator Portal 进入"服务"模式。

（4）通过 Diagnose->Test Tools，找到 Tube/Generator。

（5）选择 HVC with Plug，进入相应的测试程序。

（6）选择需要进行测试的电压等级，执行测试程序。

（7）根据测试结果，执行如下措施：①如果测试通过，则故障的原因在 X 线球管上，需要更换 X 线球管；②如果测试未通过，则故障的原因在高压发生器上，需要执行 Single Pulse 测试，目的是进一步确认故障是发生在高压发生器上还是高压变压器上。

（三）Single Pulse 测试步骤

（1）通过 Setting->Administrator Portal 进入"服务"模式。

（2）通过 Diagnose->Test Tool，找到 Tube/Generator。

（3）选择 Single Pulse Test，进入并执行测试程序。

（4）如果测试通过，则故障的原因很可能发生在 HVT 上，需要更换高压变压器。

（5）如果测试未通过，则故障的原因很可能发生在高压发生器上，需要更换高压发生器。

高压及 X 线系统另一类常见故障包括电压不平衡、电压过低或者电压过高,这一类问题也可导致扫描中断。以典型 CT 设备为例,与网电源电压过低相关的故障代码包含:①XRA_E_328:Line input (L1 voltage) is below the minimum threshold (173Vac)(L1 电压低于阈值下限);② XRA_E_330:Line input (L2 voltage) is below the minimum threshold (173Vac)(L2 电压低于阈值下限);③XRA_E_332:Line input(L3 voltage)is below the minimum threshold (173Vac)(L3 电压低于阈值下限)。

这一类故障的典型原因是电网的波动。当系统处于非扫描状态时,如果某一相或某几相电压低于 173V,并且持续时间超过 20 ms 时,系统就会提示该类错误。为了便于维修工程师进行故障诊断和排查,借助通信的示波器功能,可以极大提高排查的便利性,减少宕机时间。图 10-6 是 CT 设备配电系统功能框图。

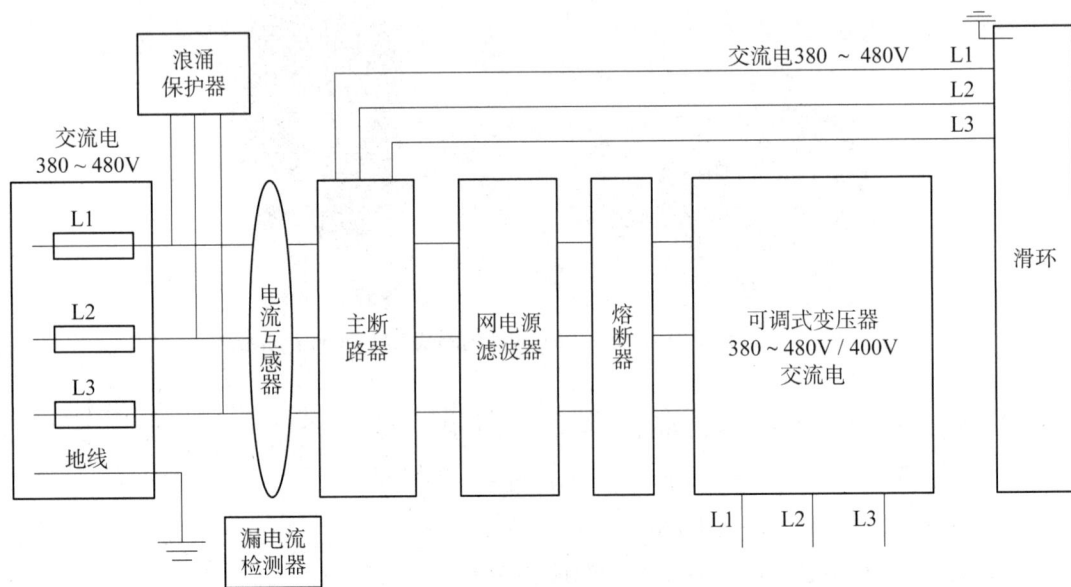

图 10-6　CT 配电系统功能框图

(四) 故障排查流程

(1) 通过 Settings->Administrator Portal 进入"服务"模式。

(2) 通过 IDTWeb 进入界面,在 Analyzing 页面中,点击 Add Scope,添加示波器功能。

(3) 在 Scope Configuration(示波器配置)选项卡中,依次执行下列操作:①在左侧 Data Sources(信号源)中,选择 XRS_A,代表选择高压及 X 射线系统的数据;②在 Data Sources(数据源)下方,选择 mainsPhasesXrs_A,即对主电网数据进行监控;③在 Scope Location(示波器信号观测点)中,选择 XRA_A OUT;④配置信息如图 10-7 所示,设置完成后,选择

"OK",进入下一步。

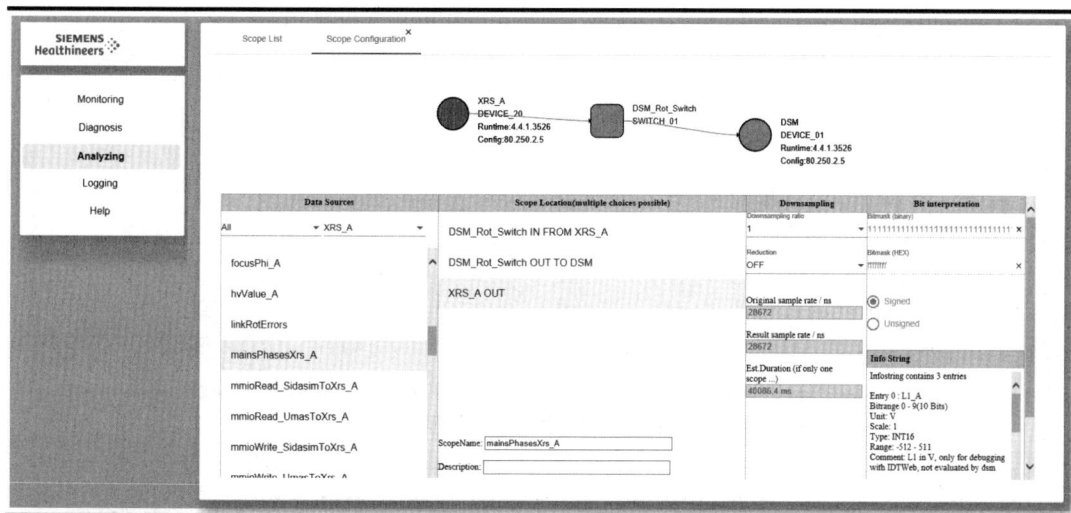

图 10 - 7　IDTWeb 及示波器配置界面

（4）在 Scope List（示波器列表中），点击 Trigger，进入触发设置界面（图 10 - 8）。

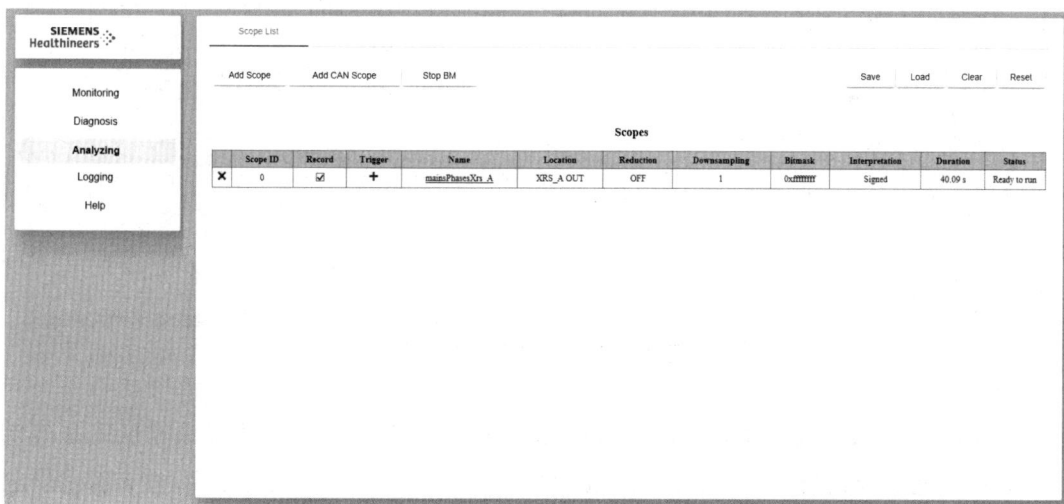

图 10 - 8　示波器列表界面

（5）在 Trigger Configuration（触发设置）界面中，设置触发信号为 L1_A；设置触发条件为>50 V；设置预触发时长为 100 ms；设置后触发时长为 2 s，点击 OK（图 10 - 9）。

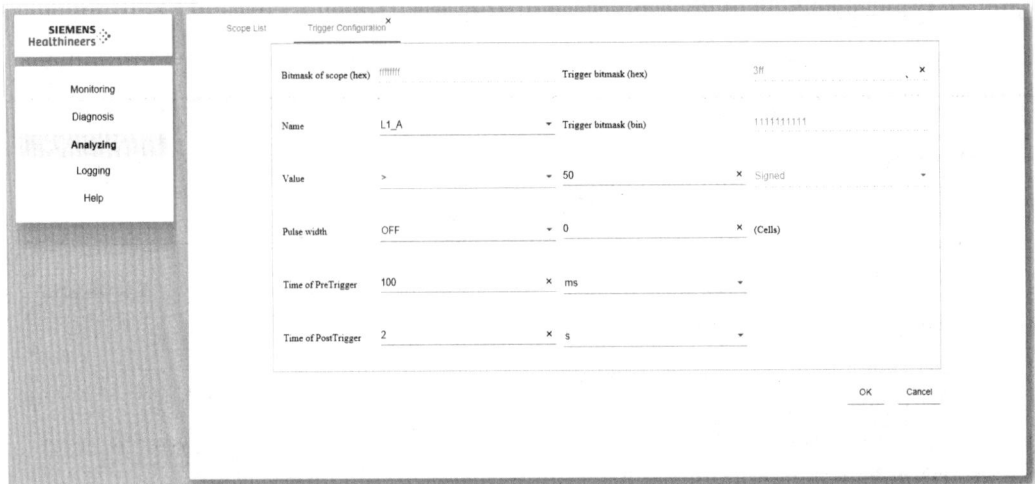

图 10 - 9　触发设置界面

（6）在 Scope List（示波器列表）界面中，点击 Start，开始捕捉波形（图 10 - 10）。

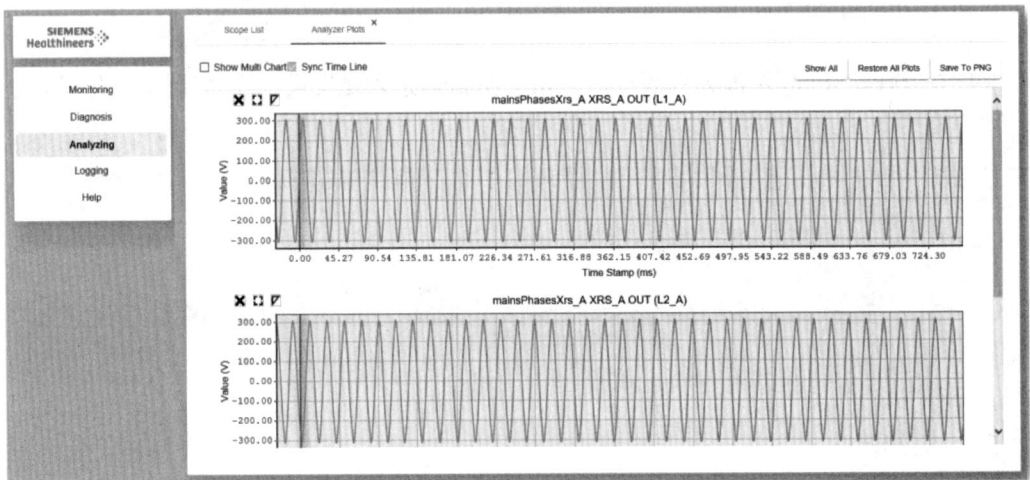

图 10 - 10　示波器波形界面

此时，示波器会获取三相电压信号，观察每一相电压情况，如果存在某一相低于阈值并持续时长超过 20 ms 的情况，检查该相的接线处是否有良好的接触；如有需要，检查医院供电电网情况。

二、扫描床常见故障分析

患者扫描床系统通常分为水平运动控制系统及垂直运动控制系统。操作者通常需要通过操作 CT 扫描机架上的控制面板或者手持式遥控器来操作扫描床的水平或垂直运动。当水平或垂直运动无法执行时，需要结合故障代码和错误信息，以及相关硬件的状态指示灯来判断故障原因。以典型 CT 设备为例，其运动无法执行的常见的故障代码包含如下：PHS_

E_558。

患者扫描床垂直运动系统的功能框图如图 10-11 所示,其运动由扫描床控制器进行控制,扫描床控制器通过 CAN 通信方式连接垂直电机控制器。当运动信号发送给垂直电机控制器后,垂直电机控制器通过端口 X1 将三相电供给运动电机,使电机开始工作。如果由于电机垂直控制器本身的故障无法与扫描床控制器进行通信,则扫描机架主控制器下发的运动控制命令就无法通过扫描床控制器到达垂直电机控制器,从而导致运动控制失败。

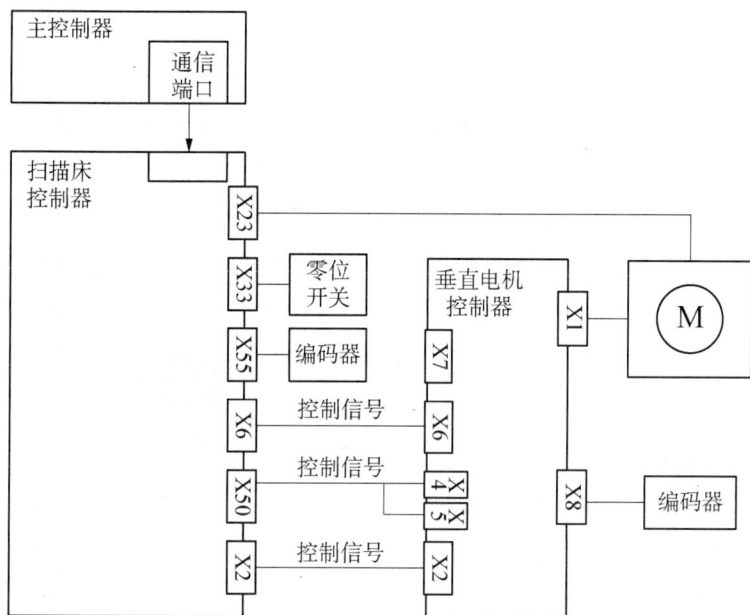

图 10-11 CT 产品垂直运动系统

检查垂直电机控制器状态灯:拆除扫描床底部外壳,暴露垂直电机控制器。垂直电机控制器有 3 个状态灯,当垂直电机控制器功能不正常时,其状态指示灯会以一个特定的顺序闪烁,每一种闪烁状态对应一种错误信息。垂直电机控制器如图 10-12 所示,其中红色方框为状态指示灯。

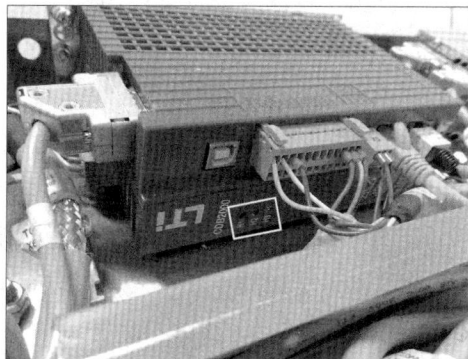

图 10-12 垂直电机控制器及其状态指示灯

根据状态灯的闪烁顺序和闪烁次数,并参照表 10 - 1,判断垂直电机的状态。

表 10 - 1　垂直电机控制器状态灯

H1 (红)错误指示灯	H2 (黄)准备指示灯	H3 (绿)通电指示灯	功能/影响
熄灭	熄灭	熄灭	无电源输入
熄灭	熄灭	长亮	24VDC 电源供给运动控制器
熄灭	长亮	长亮	运动控制器运动使能状态
熄灭	闪烁	长亮	运行状态
闪烁	熄灭	长亮	错误状态

当运动控制器处于故障状态时,红色状态指示灯以特定的顺序和次数进行闪烁,闪烁的次数显示故障的具体原因。例如,故障灯闪烁次数为 16 次,参照故障排查指导书,说明该故障类型为 CAN 通信故障,可按照以下顺序进行故障排除:

(1) 检查垂直电机控制器到扫描床控制器板间的接线与接口情况,检查是否有松动,如有必要,重新插拔接线。

(2) 重启 Somaris/10 系统软件,待系统重新启动后,检查故障是否恢复。如仍未恢复,进入下一步。

(3) 在 Somaris/10 Diagnose 界面,在 Test Tool 中选择 Start. Controller→PHS→Table Selftest,执行扫描床自检程序。如果未能通过,执行下述操作。

(4) 在 Somaris/10 Install 界面,在 Firmware Update 界面下,执行固件版本检查,即升级程序,检查是否因固件版本不匹配所致。

(5) 如问题经由上述步骤诊断排查后仍未解决,则更换垂直电机控制器。

三、图像伪影故障分析

图像伪影是 CT 系统中的常见故障类型之一,严重的伪影会引起图像质量的严重下降,从而导致图像无法用于诊断;而轻微的伪影则可能引起误诊。伪影从形态上划分可以分成环形伪影、线形伪影、黑斑或者白斑伪影等。从伪影产生的原因上可以分成运动伪影及金属伪影等。有些伪影可以在 CT 系统出厂校准时进行校正,但是还有些伪影则是在系统运行参数或者部件的功能出现偏差时出现。此时,需要针对伪影出现的形态,进行相关的故障分析和排查,找到产生伪影的原因。

环形伪影主要由探测器的灵敏度不一致造成,主要出现在图像的高对比度区域,并有可能向低对比度区域发散,这将导致图像质量下降(图 10 - 13)。探测器以弧形或弧面排列,且采用旋转-旋转方式对数据进行 360°采集。因此,当探测器通道出现错误时,扫描机架每次旋转都进行错误探测器读取,重建图像会出现集中于旋转轴的清晰环状伪影。这种伪影主要包括单环伪影、多环伪影和环带伪影。

单环伪影是由于某单个探测器通道出现问题造成的,环的大小与损坏探测器位置相关,

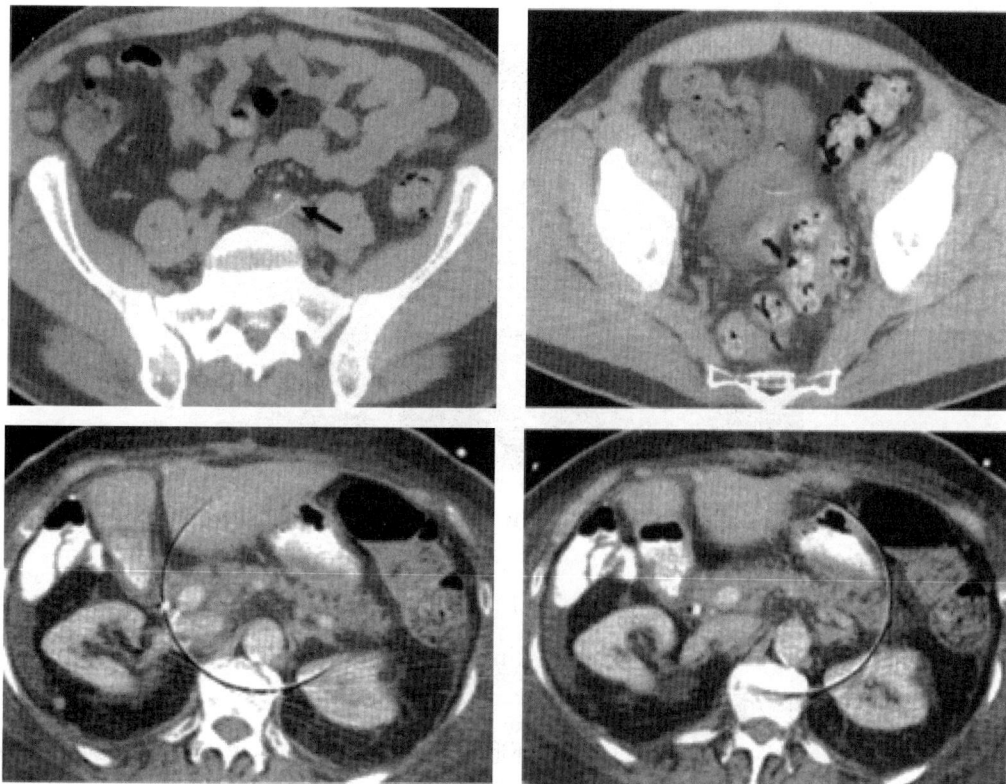

图 10 - 13　腹部 CT 平扫图像中的环形伪影

反投影图像形成圆环,与发生错误的通道的投影线相切;当数据采集仅仅为一个独立角度的投影时,错误通道形成的图像为一条直线,当采集多个角度的投影时,它们共同作用使得最终的图像为圆环或者圆弧。一个探测器通道出现问题,重建图像上形成一个圆环;多个探测器通道出现问题,重建图像上形成多个圆环;相邻的几个探测器通道均出现问题时,重建图像上形成环带。

要排除造成和引起环状伪影的此类故障,必须找到其产生的原因。在排除故障过程中,有时可能几个因素互相牵制或同时存在,必须按一定的程序,逐步查找,直至最后排除故障,使图像恢复正常。值得注意的是,环状伪影虽与射线硬化相关,可通过使用滤过 X 线束而减少伪影,但解决环状伪影首要的可能是使用软件进行探测器的校准,仔细检查扫描条件及常态化校准能在一定程度上降低环状伪影的发生概率。

不同于成像光路上其他因素引起的伪影,坏通道引起的伪影更加容易辨识,即其无效信号始终处在探测器的通道方向的固定位置,因此当重建成图像时,其伪影呈现环状。同时,由于坏通道几乎没有信号,因此在重建的图像上往往表现出一个亮环。通过分析亮环的直径和出现的位置,可大致判断第几个探测器通道出现问题,从而判断有问题的模块。

以典型 CT 设备为例,提供了针对环形伪影的分析和故障排查工具 ROI/Ring(图 10 - 14),通过该工具,使用者可以方便地找到引起环形伪影的有问题的探测器通道。

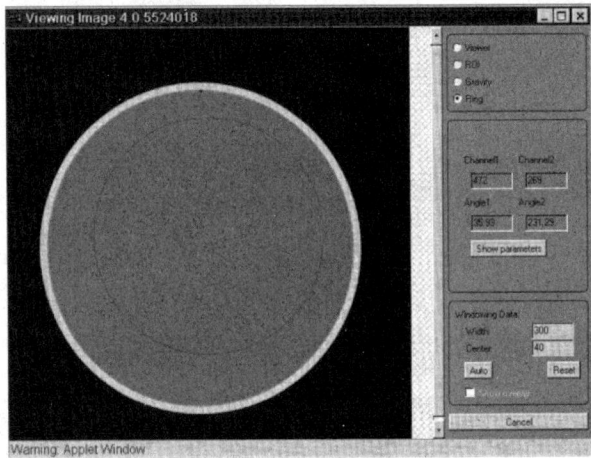

图 10 - 14　ROI/Ring 工具界面

（1）通过 Settings→Administrator Portal 进入"服务"模式。

（2）通过 Tool Menu 选择并进入 ROI/Ring 工具。

（3）选择带有环形伪影的图像。

（4）在右上角的选项中选择 Ring，编辑环形标记的位置与大小，其与图像中的环状伪影重合。

（5）界面的右侧显示出环状伪影对应的探测器通道。

四、电源故障分析

CT 设备是大型精密设备，对电源电压、相序等也有很高要求，一旦电压波动在允许范围之外，同样会引发故障。

电源分配箱接线柱不良可以引起故障。以典型 CT 设备为例，故障现象：在正常扫描患者时，Gantry 突然停止旋转，同时可听到较大的马达刹车声，计算机提示"RESET"。按常规执行 RESET 程序无效，须调用 SYSTEM-RUN 程序中的 Startup-warmup，执行 go 后，使 Gantry 旋转，再取消 Warmup 指令。这样做相当于将 Gantry 从静止态送入旋转工作状态，并须重新输入患者有关参数。

故障分析和检查：①查故障报告中提示为 EM0102 错误，此错误是由主控制板（Master Board）发出的，其原因为：扫描床位置不正确，接触不良，软件处理错误，电源电压波动等。②首先检查患者床控制板各组电压及有关参数，并进行运动试验正常。③检查 Gantry 中 7 组相关接触器的工作状态，其中 6 组工作正常，发现 K5 异常，该接触器在进入正常扫描模式时应得电并吸合工作，而此时仅抖动一下便断开；查 K5 的受控电路为旋转控制板（ROT），更换 ROT 板后，现象依旧，证明 ROT 板工作正常。④检查 ROT 板的受控电路是主控制板（Master），测量 Master 板各参数正常，而 Master 板又受控于电源分配箱的控制。⑤检查电源分配箱各保险丝工作正常,但从稳压电源至电源分配箱接线柱处有烧焦的痕迹,经分析为接线柱螺丝松动导致接触不良而产生弧光放电。更换新的接线柱,彻底清洁接线后,重新拧紧接线夹,开机工作正常。

五、环境故障分析与处理

CT设备是精密的医学影像设备,其对环境的要求较高,一般要求扫描室温度在20~28℃,湿度控制在30%~70%。由于扫描室患者进出等导致环境条件发生改变,也极易引发故障。

因为探测器的材料特性对工作温度有要求,温度过高或过低都会使其输出特性发生畸变,如果长期温度过高还会加速其老化,所以机器设计了温度保护机制。当数据管理系统(DMS)的温度上升至42±2.8℃,位于DMS左侧母板的温度开关就会运动,产生一个关闭电源PS1的信号,使其停止输出,此时,探测器模块都停止工作;当温度下降到32±2.8℃时,温度开关断开,电源关闭信号移除,电源PS1重新开始工作,DMS恢复工作。

因机房温度超限引起的故障,以典型CT设备为例,故障现象为CT系统报错,提示采集系统错误,不能进行扫描。进入机房,发现温度过高,设备错误日志errlog中报"ACQ_not_ok",检查event log,发现错误信息:"Fiber optic was disconnected"。因机房温度过高,怀疑DMS的电源PS1因温度保护而被关闭。测量DMS左侧母板的温度开关(图10-15),开关处于闭合状态,停机并采取降温措施,机器恢复正常工作。

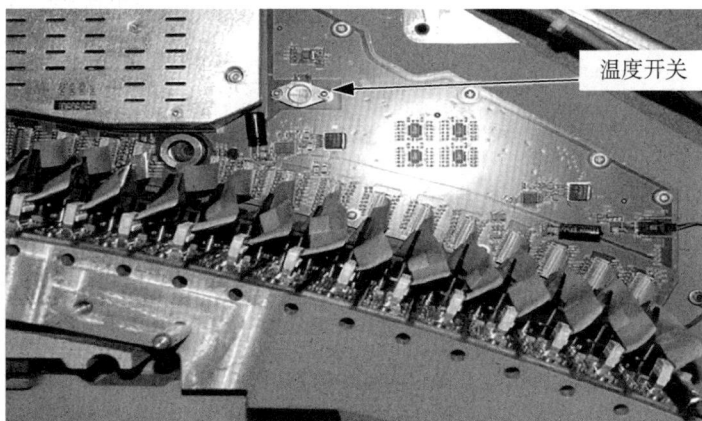

图10-15　探测器过温保护开关

因机房灰尘太大也可以引起设备故障。以典型CT设备为例,故障现象提示高压系统故障,准备关机重新启动时,机架无法关闭。查看errlog发现机架报错信息:"S_GENERATOR_MONITOR_XRAY_TUBE_HOUSE_SW_ERROR"。提示球管温度过高使过温开关闭合。检查机房温度正常,机架前盖发现温度很高,而机架后盖温度未发现异常,初步判断是机架的散热系统失效引发故障。打开机架前盖,球管探试温度很高,热交换器散热片温度也很高,而且风扇吸入风力较小。

工作时,机架中主要的发热部件是球管,球管油冷系统为其降温。球管油冷系统通过油泵将球管中的热油送到热交换器中,再将热交换器中通过风冷降温之后的冷油送回球管。机架分前部和后部两个相对独立的空间,球管在机架的前部,工作时前部底板的风扇通过滤网将机架外的冷空气吸入前部空间,球管热交换器风扇使大量的冷风穿过热交换器的散热片,经过冷热交换后,热油变冷油送回球管,冷空气变热空气排到机架后部,阴阳极高压模块的风扇使高压模块降温并将热风排到后部,汇聚到后部的热空气再由位于机架后部顶板的两个大风扇排出机架。

检查时,机架前部底板两组风扇工作正常,油冷系统的油泵工作正常,阴阳极高压模块风冷工作正常。打开机架后盖,热交换器风冷风扇工作正常,后部顶板两个大风扇工作也正常,因此怀疑风道被堵。检查发现机架底板的两个进气滤网脏堵,热交换器的散热片同样也存在脏堵,将两者清理之后,机器工作正常。

当底板的滤网被堵住,冷空气不能进入前部空间,再加上球管散热器片缝隙被堵,使其热交换失效,双重原因使球管的温度迅速升高;当球管内油温上升到80℃以上时,油冷系统的油温保护开关就会闭合,系统开始高压报错,不允许继续扫描。只有等到油温降到80℃以下之后机器才能扫描,油温降到40℃以下之后机架才能关机。如果强行关机将会对球管造成很大的损害,因此,该例故障中出现高压报错后机架无法关闭现象。

(朱家鹏 李 伟 卢佳慧)

主要参考文献

[1] ARAN S, SHAQDAN K W, ABUJUDEH H H. Dual-energy computed tomography (DECT) in emergency radiology: basic principles, techniques, and limitations [J]. Emerg Radiol, 2014, 21(4):391 - 405.

[2] BALAKRISHNAN G, ZHAO A, SABUNCU M R, et al. VoxelMorph: a learning framework for deformable medical image registration [J]. IEEE Trans Med Imaging, 2019, 38(8):1788 - 1800.

[3] BEUTEL J, KUNDEL H L, METTER R L. Handbook of medical imaging [M]. Washington: SPIE Press, 2000.

[4] CHEN X, OUYANG L, YAN H, et al. Optimization of the geometry and speed of a moving blocker system for cone-beam computed tomography scatter correction [J]. Med Phys, 2017, 44(9):e215 - e229.

[5] CHOI K, LIM J S, KIM S. StatNet: statistical image restoration for low-dose CT using deep learning [J]. IEEE J Sel Top Signal Process, 2020, 14(6):1137 - 1150.

[6] DOLZ J, COPINATH K, YUAN J, et al. HyperDense-Net: a hyper-densely connected CNN for multi-modal image segmentation [J]. IEEE Trans Med Imaging, 2019, 38(5):1116 - 1126.

[7] EPPENHOF K A J, LAFARGE M W, VETA M, et al. Progressively trained convolutional neural networks for deformable image registration [J]. IEEE Trans Med Imaging, 2020, 39(5): 1594 - 1604.

[8] EPPENHOF K A J, PLUIM J P W. Pulmonary CT registration through supervised learning with convolutional neural metworks

[J]. IEEE Trans Med Imaging, 2019,38(5):1097-1105.

[9] HAN X F, LAGA H, BENNAMOUN M. Image-Based 3D object reconstruction: state-of-the-art and trends in the deep learning era [J]. IEEE Trans Pattern Anal Mach Intell, 2021,43(5):1578-1604.

[10] HE J, YANG Y, WANG Y, et al. Optimizing a parameterized plug-and-play ADMM for iterative low-dose CT reconstruction [J]. IEEE trans Med Imaging, 2018,38(2):371-382.

[11] HENDEE W R, RITENNOUR E R. Medical imaging physics [M]. New York: Wiley-Liss Inc, 2002.

[12] HU Y, MODAT M, GIBSON E, et al. Weakly-supervised convolutional neural networks for multimodal image registration [J]. Med Image Anal, 2018,49:1-13.

[13] HYATT A P. Computed tomography: physical principles, clinical applications, and quality control [J]. Radiography, 2009,15(4):357-358.

[14] JARRETT C. Computed tomography: fundamentals, system technology, image quality, applications [Book Review] [J]. IEEE Engin Med Biol, 2007,26(2):12.

[15] JIANG H. Computed tomography: principles, design, artifacts, and recent advances [M]. Washington: SPIE Press, 2009.

[16] KALENDER W A. Computed tomography: funclamentals, system technology, image quality, application [M]. Erlangen: Publicis Corporate Publishing, 2005.

[17] KALENDER W A. Computed tomography:fundamentals, system technology, image quality, applications [M]. Erlangen: Publicis Publishing, 2011.

[18] KANG E, MIN J, YE J C. A deep convolutional neural network using directional wavelets for low - dose X - ray CT reconstruction [J]. Med Physics, 2017,44(10):e360-e375.

[19] KHENED M, KOLLERATHU V A, KRISHNAMURTHI G. Fully convolutional multi-scale residual DenseNets for cardiac segmentation and automated cardiac diagnosis using ensemble of classifiers [J]. Medical Image Analysis, 2019,51:21-45.

[20] LEE H, LEE J, KIM H, et al. Deep-neural-network-based sinogram synthesis for sparse-view CT image reconstruction [J]. IEEE Trans Radiat Plasma Med Sci, 2018, 3(2):109-119.

[21] LITJENS G, KOOI T, BEJNORDI B E, et al. A survey on deep learning in medical image analysis [J]. Med Image Anal, 2017,42:60-88.

[22] LI Z, CAI A, WANG L, et al. Promising generative adversarial network based sinogram inpainting method for ultra-limited-angle computed tomography imaging [J]. Sensors, 2019,19(18):3941.

［23］NIE D, WANG L, GAO Y Z, et al. STRAINET: spatially varying stochastic residual adversarial networks for MRI pelvic organ segmentation［J］. IEEE Trans Neural Netw Learn Syst, 2019,30(5):1552 - 1564.

［24］SCHLEMPER J, OKTAY O, SCHAAP M, et al. Attention gated networks: Learning to leverage salient regions in medical images［J］. Med Image Anal, 2019, 53:197 - 207.

［25］SEERAM E. Computed tomography: physical principles, clinical applications, and quality control［M］. Philadelphia: Saunders, 2015

［26］SHIRI I, AKHAVANALLAF A, SANAAT A, et al. Ultra-low-dose chest CT imaging of COVID - 19 patients using a deep residual neural network［J］. Eur Radiol, 2021,31 (3):1420 - 1431.

［27］SPRAWLS P. Physical principles of medical imaging ［M］. Maryland: Aspen Publishers, 1993.

［28］WANG G, HE T, LI X, et al. Review of parallel computing techniques for computed tomography image reconstruction［J］. Curr Med Imaging Revs, 2006,2(4):405 - 414.

［29］WILLEMINK M J, DE JONG P A, LEINER T, et al. Iterative reconstruction techniques for computed tomography part 1: technical principles［J］. Euro Radiol, 2013,23(6):1623 - 1631.

［30］WILLEMINK M J, LEINER T, JONG P A D, et al. Iterative reconstruction techniques for computed tomography part 2:initial results in dose reduction and image quality［J］. Eur Radiol, 2013,23(6):1632 - 1642.

［31］WOLTERINK J M, LEINER T, VIERGEVER M A, et al. Generative adversarial networks for noise reduction in low-dose CT［J］. IEEE Trans Med Imaging, 2017,36 (12):2536 - 2545.

［32］ZHU B, LIU J Z, CAULEY S F, et al. Image reconstruction by domain-transform manifold learning［J］. Nature, 2018,555(7697):487 - 492.

［33］曹其智. 医学成像系统［M］. 杭州:浙江大学出版社,2002.

［34］陈海燕,杨永波,刘璐璐,等. 光子计数探测器 CT 初步临床应用的研究进展［J］. 中华放射学杂志,2022,56(2):213 - 216.

［35］陈武凡. CT 原理与技术［M］. 北京:科学出版社,2015.

［36］崔世民. 计算机体层成像［M］. 北京:人民卫生出版社,2003.

［37］冯开梅. 医学影像设备学［M］. 北京:人民卫生出版社,2016.

［38］郭俊渊,唐秉航. 多层螺旋 CT 原理和临床应用［M］. 成都:电子科技大学出版社,2003.

［39］郭艳芬,崔喆,杨智鹏,等. 基于深度学习的医学图像配准技术研究进展［J］. 计算机工程与应用,2021,57(15):1 - 8.

[40] 韩丰谈,朱险峰. 医学影像设备学[M]. 北京:人民卫生出版社,2010.

[41] 黄力宇. 医学成像的基本原理[M]. 北京:电子工业出版社,2009.

[42] 吉强,洪洋. 医学影像物理学[M]. 北京:人民卫生出版社,2010.

[43] 姜远海. 临床医学工程技术[M]. 北京:科学出版社,2002.

[44] 李林枫. 医学影像设备管理[M]. 北京:人民卫生出版社,2002.

[45] 李真林,雷子乔. 医学影像设备学[M]. 北京:人民卫生出版社,2017.

[46] 李志鹏,丛鹏,邬海峰. 代数迭代算法进行 CT 图像重建的研究[J]. 核电子学与探测技术,2005,25(2):184 - 186.

[47] 刘杰,施寅,阮秋琦. CT 快速图像重建算法研究[J]. 中国医学物理学杂志,2003,20(3):149 - 150.

[48] 吕东辉,庄天戈,严壮志. 体积 CT 中的图像重建算法研究综述[J]. CT 理论与应用研究,2000,9(4):12 - 18.

[49] 罗述谦. 医学图像处理分析[M]. 北京:科学出版社,2003.

[50] 莫华,龙莉玲. X-CT 图像重建的卷积反投影图解法[J]. 中国医学物理学杂志,1999,16(3):143 - 145.

[51] 潘屏南,等. 现代大型医用设备[M]. 北京:中国医药科技出版社,2002.

[52] 施俊,汪琳琳,王珊珊,等. 深度学习在医学影像中的应用综述[J]. 中国图象图形学报,2020,25(10):1953 - 1981.

[53] 石明国. 医学影像设备学[M]. 北京:高等教育出版社,2008.

[54] 石明国. 中华医学影像技术学:影像设备结构与原理卷[M]. 北京:人民卫生出版社,2017.

[55] 王鸣鹏. 实用 CT 检查技术学[M]. 北京:科学技术文献出版社,2002.

[56] 王学兵. 东芝 Aquilion16 CT 扫描床水平运行系统工作原理及应用[J]. 中国医学装备,2012,9(10):89 - 90.

[57] 邢苏霄,陈金玲,李锡超,等. 基于深度学习的单图像超分辨率重建综述[J]. 计算机系统应用,2022,31(7):23 - 34.

[58] 徐跃,梁碧玲. 医学影像设备学[M]. 3 版. 北京:人民卫生出版社,2010.

[59] 亚历山大·C. 马利瑞安. CT 成像:基本原理、伪影与误区[M]. 天津:天津科技翻译出版有限公司,2015.

[60] 杨鸿杰,徐巧枝,于磊. 基于深度学习的多模态医学影像分割研究综述[J]. 计算机应用研究,2022,39(5):1297 - 1306.

[61] 余建明,曾勇明. 医学影像检查技术学[M]. 北京:人民卫生出版,2016.

[62] 张朋,张兆田. 几种 CT 图像重建算法的研究和比较[J]. CT 理论与应用研究,2001,10(4):4 - 9.

[63] 张卫东,袁荣国,陈敏. 东软双排螺旋 CT 扫描床水平运动故障分析[J]. 医疗卫生装备,

2013,34(3):144.

［64］张学龙.医学影像物理学教程［M］.北京:科学出版社,2013.

［65］张泽宝.医学影像物理学［M］.北京:人民卫生出版社,2006.

［66］中华医学会影像技术分会,中华医学会放射学分会.CT 检查技术专家共识［J］.中华放射学杂志,2016,50(12):916－928.

［67］庄天戈.CT 原理与算法［M］.上海:上海交通大学出版社,1992.

图书在版编目(CIP)数据

医用 CT 技术及设备/姚旭峰主编. -- 2 版. -- 上海:
复旦大学出版社,2025.6. -- ISBN 978-7-309-17904-0

Ⅰ. R814.42

中国国家版本馆 CIP 数据核字第 2025V2D012 号

医用 CT 技术及设备(第 2 版)
姚旭峰　主编
责任编辑/贺　琦

复旦大学出版社有限公司出版发行
上海市国权路 579 号　邮编:200433
网址:fupnet@ fudanpress.com　http://www.fudanpress.com
门市零售:86-21-65102580　　　团体订购:86-21-65104505
出版部电话:86-21-65642845
常熟市华顺印刷有限公司

开本 787 毫米×1092 毫米　1/16　印张 16.25　字数 355 千字
2025 年 6 月第 2 版第 1 次印刷

ISBN 978-7-309-17904-0/R · 2164
定价:58.00 元